[体育・スポーツ・健康科学テキストブックシリーズ]

◆

スポーツ栄養学
―理論と実践―

田口　素子　編著

◆

CHI
市村出版

【編著者】

田口　素子　　早稲田大学スポーツ科学学術院　教授

【著　者】

髙田　和子　　東京農業大学応用生物科学部栄養科学科　教授

浜野　　純　　立命館大学大学院スポーツ健康科学研究科

石橋　　彩　　日本学術振興会　特別研究員（東京大学　大学院総合文化研究科）

石津　達野　　早稲田大学総合研究機構スポーツ栄養研究所　研究助手

松本　　恵　　日本大学文理学部体育学科　教授

佐藤　晶子　　新潟医療福祉大学健康科学部健康スポーツ学科　准教授

鈴木いづみ　　とちぎスポーツ医科学センター　嘱託非常勤職員

村田　浩子　　十文字学園女子大学人間生活学部健康栄養学科　准教授

御所園実花　　早稲田大学スポーツ科学学術院　助手

［初出順］

はじめに

　スポーツ栄養学の実践領域では，この10年間の間に新しい国際コンセンサスがいくつか提示され，国内でもきちんと編集されたスポーツ栄養関連書籍も出版されている．種目や年代などを問わず適切なエネルギーと栄養素摂取がコンディショニングと競技力向上に必要不可欠であることは，今やスポーツ現場でも常識となった．2014年に出版されたこれまでのテキスト『体育・スポーツ指導者と学生のためのスポーツ栄養学』（市村出版）では，当時のエビデンスを踏まえたうえで，スポーツ現場で活用するための実践的な知識や方法が紹介されている．しかし，スポーツ栄養関連の研究が国内外で盛んに行われるようになり，日本人選手を対象とした新しい知見も出てきていることから，新たなエビデンスを加えた新しいテキストを上梓することとした．

　これまでのテキストは15回授業において毎回1章ずつ説明するということが想定されてまとめられていた．本書では今後導入が進むと考えられる100分授業を考慮し，前半と後半の50分で異なる授業形態を組み合わせた授業でも展開しやすいようにこれまでに網羅されていなかった内容のChapterも加え，自由に組み合わせて説明できるようにした．また，「スポーツ栄養学」を受講する学生は「基礎栄養学」や「基礎生理学」などの関連科目を受講していることを前提とし，基礎的な説明よりもスポーツに特化した内容でまとめることとした．さらに，理論を学ぶだけでなく，コンディショニングと競技力向上のために役立ててもらえるようにすぐに活用できる付表も添付し，指導者や体育系の学生として心得ておくべきこと，あるいは選手に指導すべきこと，という観点からまとめた今までにないテキストである．

　本書は，公認スポーツ栄養士としてサポート経験があり，かつ日本人選手を対象とした論文を執筆されている実践的な視点を持ったスポーツ栄養研究者の方々に執筆していただいた．各Chapterともこれまでにコンセンサスが得られている内容に加え，日本人選手を対象としたご自身のデータも含めて解説をお願いした．体育・スポーツ系の指導者や学生の皆さんだけでなく，公認スポーツ栄養士を目指している栄養系の方々にも本書を精読いただき，スポーツ栄養学の最新知識を得るとともに，スポーツ現場における実践のために生かしていただければ幸いである．

　最後に，コロナ禍の影響も受けたタイトスケジュールの中で，本書の出版に最善を尽くしてくださった（有）市村出版の市村近社長に，心よりの敬意を表し感謝を申し上げる．

2022年6月

編者　**田口　素子**

スポーツ栄養学―理論と実践―

目　次

はじめに…………………………………………………………………………………………… *i*

| Chapter 1 | スポーツ選手の栄養アセスメントと |
| | サポートスタッフの活用 …………………… 田口　素子…… 1 |

1. 本書の対象とするスポーツ選手 ………… 1
2. スポーツ選手の栄養アセスメント ……… 1
3. スポーツ選手の栄養アセスメントの
   流れと特徴 …………………………………… 2
4. アセスメント結果を栄養・食事管理に
   活かす ………………………………………… 3
5. ヘルスプロフェッショナルとの連携 …… 4

(1) 公認スポーツ栄養士 ……………………… 4
(2) スポーツドクター ………………………… 4
(3) スポーツトレーナー ……………………… 4
(4) スポーツファーマシスト ………………… 5
(5) スポーツメンタルトレーニング指導士や
   臨床心理士 ………………………………… 5

| Chapter 2 | スポーツ選手のエネルギーニーズ ………………………… 田口　素子…… 6 |

1. スポーツ選手の1日の総エネルギー消費量と
   その構成要素 ………………………………… 6
(1) スポーツ選手の1日の
   総エネルギー消費量 ……………………… 6
(2) 安静時代謝量 ……………………………… 6
(3) 食事誘発性熱産生（DIT）……………… 9
(4) 身体活動によるエネルギー消費量 …… 10
2. スポーツ選手のエネルギー不足状態の
   早期発見と対策の重要性 ………………… 12

(1) スポーツにおけるエネルギー不足に関する
   国際コンセンサス ………………………… 12
(2) エネルギー不足の指標としての
   REEの活用 ………………………………… 13
(3) 1日のエネルギーバランスの推移 …… 14
3. スポーツ選手の食事管理における
   推定エネルギー必要量の見積もり ……… 14
(1) 18歳以上のスポーツ選手の場合 ……… 14
(2) ジュニア選手の場合 …………………… 16
まとめ…………………………………………… 16

| Chapter 3 | スポーツ選手の身体組成とその評価，応用 ………… 髙田　和子…… 19 |

1. 身体計測，身体組成のモニタリングの
   意義 ………………………………………… 19
2. 身体の構成要素 …………………………… 20
3. 身体計測 …………………………………… 21
4. 身体組成の評価方法 ……………………… 23
(1) 測定の基本 ……………………………… 23
(2) 身体組成の測定 ………………………… 23
5. 計測値の活用 ……………………………… 26

(1) 単独の計測値の活用 …………………… 26
(2) 身長との比率 …………………………… 27
(3) 周囲長の比 ……………………………… 27
(4) 皮下脂肪厚 ……………………………… 28
(5) プロポーションの比較 ………………… 28
(6) 最低体重 ………………………………… 29
Column ………………………………………… 30

| Chapter 4 | スポーツ選手の糖質摂取とリカバリー ………………… 浜野　純…… 32 |

1. 糖質補給の必要性 ………………………… 32
(1) 糖質補給の意義 ………………………… 32

(2) リカバリーとしての糖質摂取の
   必要性 …………………………………… 33

2. 糖質補給のガイドライン ……………… 35
　(1) 瞬発系 ……………………………… 36
　(2) 持久系 ……………………………… 36
　(3) 球技系 ……………………………… 37
3. トレーニング期の糖質摂取量および
　種目別の糖質補給方法 ………………… 37

　(1) 瞬発系 ……………………………… 38
　(2) 持久系 ……………………………… 39
　(3) 球技系 ……………………………… 40
4. オフ期間の糖質補給 …………………… 41
Column ……………………………………… 41

| Chapter 5 | スポーツ選手のたんぱく質摂取 …………………… 髙田　和子…… 44 |

1. たんぱく質摂取と筋たんぱく質合成 …… 44
2. 1日あたりの必要量 …………………… 47
　(1) 体重あたりのたんぱく質必要量 …… 47
　(2) たんぱく質必要量に影響を与える
　　要因 ………………………………… 48
3. たんぱく質摂取のタイミング ………… 49
　(1) トレーニング時間とたんぱく質摂取 … 49
　(2) 1日の中で分散しての摂取 ………… 49
　(3) 睡眠前のたんぱく質摂取 ………… 49

4. 1回あたりの摂取量 …………………… 50
5. 種類の配慮 ……………………………… 52
6. たんぱく質の摂りすぎによる影響 ……… 53
　(1) たんぱく質の過剰摂取による影響 …… 53
　(2) 実際の食事におけるたんぱく質の
　　摂取量 ……………………………… 54
7. 食品中のたんぱく質 …………………… 55
Column ……………………………………… 55

| Chapter 6 | スポーツ選手の脂質摂取 ……………… 石橋　彩…… 59 |

1. 食品に含まれる脂質の種類 …………… 59
　(1) 脂質の分類 ………………………… 59
　(2) 脂質の代謝 ………………………… 60
　(3) 脂肪酸の種類 ……………………… 60
2. 食事からの脂質摂取の基本的な考え方 … 64
　(1) スポーツ選手における脂質摂取の
　　現状 ………………………………… 64
　(2) 食事からの脂質摂取量の調整 ……… 64

　(3) 脂質の消化時間 …………………… 65
3. 脂質と運動パフォーマンス …………… 66
　(1) n-3系脂肪酸 ……………………… 67
　(2) 中鎖脂肪酸（Medium Chain Triglyceride:
　　MCT）……………………………… 67
　(3) 高脂肪食 …………………………… 68
　(4) ケトジェニック食 ………………… 69
Column ……………………………………… 71

| Chapter 7 | スポーツ選手の骨の健康と栄養摂取 ……………… 石津　達野…… 74 |

1. 骨の役割と発育発達 …………………… 74
　(1) 骨の役割 …………………………… 74
　(2) 骨の発育発達とリモデリング ……… 75
2. 骨の健康の評価方法 …………………… 76
　(1) 骨密度測定 ………………………… 77
　(2) 骨代謝マーカー …………………… 77
3. 日本人スポーツ選手における
　骨の健康障害の実態
　(1) 中学生 ……………………………… 79
　(2) 高校生 ……………………………… 79

　(3) 大学生 ……………………………… 79
4. スポーツ選手における栄養摂取と
　骨の健康 ……………………………… 80
　(1) 骨の健康と栄養摂取 ……………… 80
　(2) 骨とミネラル摂取 ………………… 80
　(3) 骨とビタミン摂取 ………………… 82
　(4) 骨とエネルギー摂取 ……………… 83
　(5) 骨とたんぱく質摂取 ……………… 83
まとめ………………………………………… 84

Chapter 8 スポーツ選手の貧血予防と栄養摂取 ……………… 松本　恵…… 88

1. 血液の働きと貧血 ……………… 88
2. 体内の鉄栄養状態 ……………… 89
  （1）体内の鉄分布 ……………… 89
  （2）鉄の必要量 ……………… 89
3. 貧血の種類と鉄栄養状態の程度 …… 89
  （1）一般的な貧血の種類 ……… 89
  （2）スポーツ貧血と原因 ……… 90

  （3）鉄欠乏性貧血と鉄栄養状態の関係 …… 90
  （4）貧血のチェック方法と
  　　スクリーニング ……………… 90
  （5）貧血予防の食事ポイント …… 94
  （6）貧血の治療と鉄注射の事例 …… 95
  （7）女性スポーツ選手の貧血症状と月経 … 96
  （8）食事改善のポイント ……… 96

Chapter 9 スポーツ選手のビタミン摂取とコンディショニング … 佐藤　晶子…… 100

1. ビタミンとは ……………… 100
2. 各ビタミンの特徴と競技パフォーマンス，
  コンディショニングとの関連 …… 101
  （1）脂溶性ビタミン ……………… 101
  （2）水溶性ビタミン ……………… 102
3. エネルギー代謝とビタミン …… 104
4. 抗酸化作用とビタミン ……… 106
  （1）活性酸素と抗酸化ビタミン … 106

  （2）抗酸化ビタミンの競技パフォーマンスと
  　　コンディショニングへの影響 ……… 106
5. 運動・免疫機能とビタミン ……… 107
6. スポーツ選手におけるビタミン必要量の
  考え方 ……………… 108
7. 各種ビタミン摂取の実際 …… 108
Column ……………… 110

Chapter 10 スポーツ選手の水分補給 ……………… 田口　素子…… 114

1. 体内の水分分布と1日の水分出納 … 114
2. 運動時の体温上昇とパフォーマンス …… 115
3. 発汗による水分と電解質の損失 …… 116
4. 脱水の評価方法と水分補給法 …… 118
5. 運動時の水分補給のガイドライン …… 119

  （1）運動前 ……………… 119
  （2）運動中 ……………… 121
  （3）運動後 ……………… 121
6. プレクーリングのための
  アイススラリー摂取 ……… 122

Chapter 11 スポーツ選手のトレーニングスケジュールと
　　　　　　　食事計画 ……………… 鈴木いづみ…… 124

1. ペリオダイゼーションを用いた
  トレーニング計画 ……………… 124
2. 栄養ペリオダイゼーション（適時栄養）… 125
  （1）筋肥大，筋力向上，パワー向上のための
  　　栄養ペリオダイゼーション …… 126

  （2）糖質の利用効率を操作する
  　　栄養ペリオダイゼーション …… 127
3. トレーニング計画における
  栄養ペリオダイゼーションの適用 … 130

Chapter 12 スポーツ選手のウエイトコントロール〈増量〉……… 田口　素子…… 134

1. 増量の現状と課題 ……………… 134
2. 体重，FFMおよび骨格筋量の増加に
  影響を及ぼすおもな要因 ……… 135
  （1）エネルギー付加量 ……… 135

  （2）増量食に伴うエネルギー消費量の
  　　増加 ……………… 137
  （3）エネルギー産生栄養素の割合 …… 138
  （4）食事の摂取タイミングと摂取回数 …… 139

3. 具体的な増量の進め方 ……………… 140
(1) 身体組成の評価と目標設定 ……… 140
(2) エネルギーバランスおよび
　　栄養摂取状況の評価 …………… 141

(3) 血液性状の変化 ………………… 141
4. 増量時の具体的な食事調整法 …………… 142

Chapter 13　スポーツ選手のウエイトコントロール〈減量〉………… 村田　浩子…… 145

1. 減量による身体組成の変化 …………… 146
2. 減量時のエネルギーバランスと
　身体における変化 ……………… 146
3. 急速減量のパフォーマンスおよび
　身体への影響 ……………… 146
4. 時間をかけたからだづくりのための
　減量の進め方 ……………… 149

(1) 減量の可否のスクリーニング ……… 151
(2) 目標設定 ………………………… 151
(3) 減量の進め方（再アセスメントを含む）
　　………………………………… 152
(4) 食事および間食での調整法 ………… 154
(5) 減量時の食品と調理法の選択 ……… 155
Column ……………………………… 157

Chapter 14　試合前の食事調整 ………………………………………… 鈴木いづみ…… 160

1. 試合に向けた栄養介入の目標 ………… 160
2. 試合前調整期（試合数週間前〜数日前）… 161
3. 試合2日前〜前日 ……………… 162
(1) 試合時間が90分以下の種目 ……… 162
(2) 試合時間が90分を越える種目 …… 165
(3) 低残渣食（低食物繊維食） ……… 166
(4) 控えたい食べもの ……………… 166
(5) 体水分の回復 …………………… 166
4. 試合当日 …………………………… 167
(1) 試合開始3〜4時間前（試合前食） …… 167
(2) 2時間前（水分補給） …………… 168
(3) 1時間前（エネルギー源の追加） ……… 169

5. 試合中 …………………………… 169
(1) 試合時間が45〜75分の種目 ……… 169
(2) 試合時間が1〜2.5時間の種目 ……… 169
(3) 試合時間が2.5時間以上の種目 …… 170
6. 試合後（リカバリー食） …………… 170
(1) 日内で複数回の試合を行う場合 ……… 170
(2) 24〜72時間で連戦となる場合 ……… 170
7. 遠征時の食事（国内・海外） ………… 171
(1) 国内遠征の場合（試合当日の食事の準備）
　　………………………………… 172
(2) 試合当日までの食環境を整える ……… 172
(3) 海外遠征の場合 ………………… 173

Chapter 15　サプリメント摂取の考え方 ……………………………… 村田　浩子…… 176

1. サプリメントの定義と分類 …………… 177
2. サプリメントの使用にあたっての
　科学的根拠の評価 ……………… 177
3. 微量栄養素の摂取不足の予防や改善に
　使用されるサプリメント …………… 179
4. エネルギーや栄養素の摂取に実用的な
　商品形態のサプリメント
　（スポーツフーズ） …………… 181
5. パフォーマンスサプリメント …………… 181
(1) パフォーマンスを直接向上させる
　　サプリメント …………………… 181

(2) パフォーマンスを間接的に向上させる
　　サプリメント …………………… 183
6. サプリメントの過剰摂取の問題 ………… 184
7. サプリメント摂取とドーピング違反の
　問題 ……………………………… 185
8. サプリメント使用にあたっての
　確認フローチャート ……………… 185
9. サプリメント摂取に対し
　十分に検討すべき点について ………… 188

Chapter 16　ジュニアスポーツ選手の栄養摂取と食事選択の考え方 ……………………… 鈴木いづみ…… 191

1. ジュニア選手の栄養をケアする意義 …… 191
2. ジュニア選手の栄養の現状と課題 ……… 192
  (1) 栄養バランスと食品摂取の偏り …… 192
  (2) 学校がない日の栄養不足 ……………… 193
  (3) 朝食の欠食と食べる内容の問題 ……… 193
  (4) 女子選手にヤセ願望の出現 …………… 193
  (5) 夜型生活と睡眠不足 …………………… 194
3. ジュニア選手のための栄養と食事
　（推奨事項） ……………………………… 194
  (1) 毎食，主食，主菜，副菜，果物，
　　　乳製品がそろった食事をとる ……… 194
  (2) 栄養素密度の高い食品を積極的に
　　　食べるようにする …………………… 195
  (3) 適切な補食をとる …………………… 195
  (4) しっかりとした朝食をとることが大切… 197
  (5) 給食はできる限り「おかわり」をする… 197
  (6) トレーニング（部活動）前に
　　　エネルギーを補給する ………………… 197
  (7) トレーニング後できるだけ早く
　　　良質のたんぱく質を含む食事をとる … 199
4. ジュニア選手の栄養教育 ………………… 199
  (1) 適切な時期に適切な内容で栄養と食に
　　　関する知識を身に付けさせる ……… 199
  (2) セルフチェックの習慣を
　　　身に付けさせる ……………………… 201

Chapter 17　特殊環境〈高所・寒冷地〉 ……………………………………………… 松本　　恵…… 203

1. 高所環境 ……………………………………… 203
  (1) 高所の身体への影響 …………………… 203
  (2) 高所トレーニングとは ………………… 204
  (3) 高所トレーニングの準備 ……………… 204
  (4) 高所での栄養管理 ……………………… 205
2. 寒冷環境 ……………………………………… 206
  (1) 寒冷環境と人体 ………………………… 206
  (2) 寒冷環境でのスポーツ ………………… 206
  (3) 寒冷環境での栄養摂取 ………………… 206
  (4) 寒冷環境での食環境整備 ……………… 207

Chapter 18　免疫機能と栄養 ……………………………………………………………… 松本　　恵…… 210

1. 免疫機能の基本知識 ……………………… 210
  (1) 免疫とは ………………………………… 210
  (2) 免疫と感染リスク ……………………… 211
2. 腸内環境と免疫 …………………………… 211
  (1) 腸管のバリア機能 ……………………… 211
  (2) 腸内菌叢と構成プロファイル ……… 212
  (3) プロバイオティクス・
　　　プレバイオティクス ………………… 212
3. 運動と腸内環境 …………………………… 212
4. スポーツ選手の免疫力と感染リスク … 213
5. 免疫機能と栄養素摂取 …………………… 213
  (1) エネルギー・糖質 ……………………… 213
  (2) たんぱく質の摂取量 ………………… 214
  (3) ビタミン・その他の栄養成分 ……… 214
6. 免疫機能とペリオダイゼーション ……… 214
  (1) 準備期の栄養戦略 ……………………… 214
  (2) 試合期の食事管理 ……………………… 215

Chapter 19　スポーツ選手の摂食障害 ……………………………………………… 髙田　和子…… 219

1. スポーツ選手の摂食障害 ………………… 219
2. 摂食障害の種類 …………………………… 220
3. スポーツ選手における摂食障害の実態 … 220
4. 摂食障害による健康やパフォーマンスへの
　影響 ………………………………………… 221
5. 摂食障害の誘因 …………………………… 222
  (1) よりよいパフォーマンスの追求 ……… 222
  (2) 指導者からのプレッシャー ………… 222
6. 摂食障害の予防 …………………………… 222
  (1) 選手に対する予防対策 ……………… 222

（2）指導者側の予防 ……………… 223　　　*Column* ………………………………… 224
7．早期治療 ………………………… 224

Chapter 20　栄養に関連する特別なケア ………………………… 髙田　和子 …… 226

1．外傷・障害 ……………………… 226
　（1）エネルギー …………………… 226
　（2）たんぱく質 …………………… 227
　（3）ビタミンD …………………… 227
　（4）n-3系多価不飽和脂肪酸（n-3 polyunsatu-
　　　rated fatty acid: n-3 PUFA） ………… 227
　（5）その他の栄養素 ……………… 227
2．運動時の胃腸障害 ……………… 228

　（1）グルテンフリー食
　　　（Gluten free diet: GFD） ………… 228
　（2）低FODMAP食 ……………… 229
3．乳糖不耐症 ……………………… 229
4．食物アレルギー ………………… 231
5．さまざまな食事法に取り組む際の注意 … 232
Column ………………………………… 232

Chapter 21　スポーツ選手の日常の実践的食事管理 ………………… 御所園実花 …… 234

1．スポーツ選手の食事の基本 …… 234
2．住環境別の食事実践方法 ……… 235
　（1）家族と同居の場合 …………… 235
　（2）一人暮らしの場合 …………… 237
　（3）寮や合宿所生活の場合 ……… 241
3．外食・中食の活用法 …………… 242
　（1）和食・洋食・中華料理・ファストフードの
　　　注意点 ………………………… 242
　（2）外食利用時の注意点 ………… 242
　（3）中食利用時の注意点 ………… 243

4．菓子類・アルコールとの付き合い方 ····· 244
5．生活リズムと食事の整え方 …… 244
　（1）朝食摂取のすすめと朝食欠食の
　　　改善方法 ……………………… 244
　（2）朝練習がある場合の食事の整え方 …… 245
　（3）トレーニング後，帰宅時間が遅くなる
　　　場合の食事の整え方 ………… 245
6．体重・体組成とコンディションを
　　把握する ………………………… 245

付表1　各栄養素を多く含む食品・料理 ……………………………………………………… 247
付表2　食事のセルフチェックシート ………………………………………………………… 252
付表3　体重・除脂肪量のモニタリングシート ……………………………………………… 253
付表4　スポーツ選手の推定エネルギー必要量（EER）の算出のしかた　……………… 254
付表5　コンディションチェックシート ……………………………………………………… 255
付表6　海外遠征に向けての事前準備，携行品・備品，注意事項 ………………………… 256
［より深く学びたい学生のための参考資料］ ………………………………………………… 257
索　　引 ………………………………………………………………………………………… 258

Chapter 1
スポーツ選手の栄養アセスメントとサポートスタッフの活用

田口　素子

1. 本書の対象とするスポーツ選手

　スポーツ選手にはさまざまな競技レベルがある．本書では運動量やパフォーマンスレベルによる最新のフレームワーク[1]にしたがい，階層3（国内レベル）〜階層4（エリート/国際レベル）の選手をおもに対象とした内容であり，Chapter 16では階層2（成長途上にある選手，ジュニア層を含む）を対象としている．そのため，本書の各Chapterの内容は競技力向上を目的として特定の種目を週3回以上実施している“スポーツ選手”向きの内容に特化している．一般的な栄養学の知識は基礎栄養学などの基礎科目を履修して習得していただきたい．

2. スポーツ選手の栄養アセスメント

　スポーツ選手が栄養管理を行う際には，選手の特性を十分に把握する必要がある．この過程を栄養アセスメントといい，栄養管理のファーストステップとして位置づけられる．スポーツ選手はエネルギー消費量が多く，最終的なゴールは競技力向上にあるという部分が一般人とは大きく異なるところである．したがって，スポーツ選手特有の項目についても詳細に評価し，評価基準とそのエビデンスは一般人とはやや異なることがある．詳細は各Chapterの内容を精読していただきたい．栄養アセスメントの結果，対象となるチームまたはスポーツ選手個人に実行可能な栄養補給計画をたて，必要に応じて競技に関わるさまざまな専門職種を活用して支援を受けるようにする．

　スポーツ選手の栄養状態を評価・判定するための6つのアセスメント項目を表1-1にまとめた．英文の頭文字を並べると，「A to E + P」となるが，実施する順は不同でよい．スポーツ選手はトレーニングによるエネルギー消費量の増加が大きくなるため，エネルギー消費量の把握は必須である．また，競技レベルはどうあれ，競技力向上またはその維持が目的となるため，スポーツ医学や運動生理学，栄養摂取とパフォーマンスに関連する情報なども参考にしたい．

表1-1　スポーツ選手の栄養アセスメントのパラメーター「A to E＋P」

	パラメーター	スポーツ栄養で確認すべき項目
A	身体計測 (Antropometric methods)	身長，体重，体脂肪率，皮下脂肪厚，体脂肪量，除脂肪量，骨量，骨密度，長さや周囲径などの身体計測値など
B	生理・生化学検査 (Biophysical and Biochemical methods)	心拍数，血圧，体温，血液生化学データ，尿検査データなど
C	臨床診査 (Clinical methods)	栄養状態の変化に伴う自覚症状，スポーツドクターによるメディカルチェック結果，身体所見，既往歴，現病歴，生活歴，体重歴，心理学的パラメーター，睡眠状態，月経状況，服薬状況など
D	食事調査 (Dietary methods)	エネルギーおよび各栄養素の摂取状況，食品摂取状況，エネルギー産生栄養素の割合，補食の有無や内容，食事や補食の摂取タイミング，水分補給状態，食習慣，食事歴，サプリメントなどの使用状況，嗜好やアレルギーの有無など
E	エネルギー消費量の推定 (Energy expenditure estimation)	1日の総エネルギー消費量の推定，トレーニングによるエネルギー消費量の把握
P	その他のスポーツ特有の項目 (Performance)	パフォーマンスの評価，心理的評価，トレーニング状況の評価など

3. スポーツ選手の栄養アセスメントの流れと特徴

　　図1-1にスポーツ選手の栄養アセスメントの一連の流れを示した．最大の特徴は，一般人や傷病者に対するアセスメントよりも高い精度が求められるものが多いということである．体重や身体組成は競技力と密接な関係がある．例えば，一般的に用いられている体重計は最小単位が200gのものが多い．体重階級制競技では試合前の計量で1gでも階級体重を超えると試合には出場できなくなるため，最小単位のできるだけ小さな体重計で測定する必要がある．また，100分の1秒を競う種目では，わずかな身体組成の差がパフォーマンスに影響するということもありうるため，同じ方法で繰り返しの身体組成測定も重要である．スポーツ現場での調査や測定では必ずしも実験室レベルの方法でアセスメントが行えるわけではないが，競技レベルが高くなるほど，アセスメントの精度も高い方法を用いるのがよい．とはいえ，現場で必ずしも精度が高い方法を用いることができるとは限らないため，測定方法や時間などの条件をそろえて実施する必要があり，それぞれの特徴を理解して用いるべきであるChapter 3参照）．異なる測定方法から得られたデータをダイレクトに比較することはできない．
　　また，スポーツ選手では高齢者によく見られるような低栄養状態や，成人男性のようなメタボリックシンドロームを有するケースはあまりみられない．エネルギーバランスが取れている状態であってもエネルギー消費と摂取の幅はまちまちで，個人内変動と個人間変動が大きい．トレーニングの影響により血液データに影響を及ぼす場合もある．体重と身体組成の変動も目的や時期，種目特性により大きく異なる．また，食事調査は他項目と異なり生理的データではないため，間接的なアセスメント項目と言える．したがって，食事調査のみでスポーツ選手の栄養状態を把握することは不可能である．食事の栄養価（数値）ばかりでなく，栄養アセスメントを総合的に行い，トレーニング状況やパフォーマンスをも評価に含める必要がある．

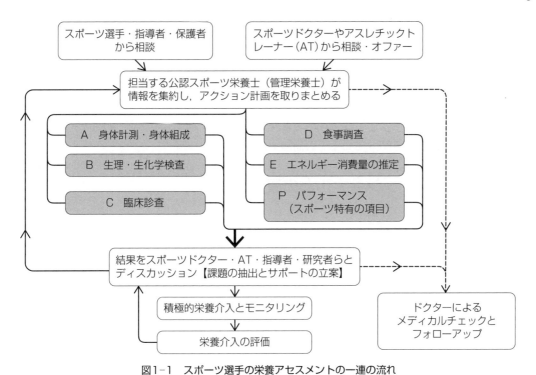

図1-1　スポーツ選手の栄養アセスメントの一連の流れ
(早稲田大学スポーツ栄養学研究所, 田口素子編：アスリートの栄養アセスメント. 第一出版, 2017)

　栄養アセスメントの結果, 危険因子 (ヘルスリスク) が見つかった場合には, その
ままにとどめておいたり, 最小限にとどめておいたりという選択はできない. さらに
進行してからでは, ケガやパフォーマンスが低下するリスクも大きくなるからである.
また, スポーツ選手の栄養管理においては, 栄養素の欠乏状態に陥るリスクからの回
避だけでなく, 栄養素の過剰状態をもたらすリスクからも回避させる必要がある. 例
えば貧血になると, 最大酸素摂取量を低下させ, 持久性競技ではパフォーマンスを低
下させるという結果につながる. だからと言って鉄の注射や鉄剤・サプリメントなど
を安易に利用させるような行動をとってはならない. 過剰摂取は体内環境をかえって
悪化させ, パフォーマンスと健康状態に影響を及ぼす可能性もあるからである.

4. アセスメント結果を栄養・食事管理に活かす

　実施する競技や種目, 目的などにより栄養・食事管理のアプローチ方法は大きく異
なるが, アセスメントした結果は栄養・食事管理に活かさなくてはならない. 国際オ
リンピック委員会 (International Olympic Committee: IOC) やアメリカスポーツ医
学会 (American College of Sports Medicine: ACSM) などの国際機関から栄養摂取
に関するガイドラインが提示されているとはいえ, スポーツ選手向きの食事摂取基準
を一律に策定することはできない. これらは一部を除いて質的基準が中心となってお
り, 日本人やアジア人のデータがエビデンスとして示されているわけではない. 本書

では日本人スポーツ選手を対象とした研究成果をできるだけ加えて執筆されていることから，国際的なガイドラインを参考としながらも，各Chapterの最新情報に基づいて食生活や食事内容に反映させるようにしてほしい．知識を身につけるだけで口に入れなければ，身体の変化やパフォーマンス向上につなげることはできない．授業や栄養セミナーに参加するだけでなく，適切なアセスメントによる結果を栄養・食事管理に活かせるように工夫することが大切である．栄養・食事面ではまず，公認スポーツ栄養士に相談することをお勧めする．

5. ヘルスプロフェッショナルとの連携

　スポーツ選手を支える専門スタッフとの連携は大切である．最近では各大学に"スポーツ医科学クリニック"などの附属機関が設置され，総合的な選手サポートが実施されるケースも増えている．また，外部の専門家に支援を依頼しているチームもある．選手自身がその重要性を理解して，自ら下記に示すようなヘルスプロフェッショナルにアクセスすることが大切である．これらは，日本スポーツ協会が認定するメディカル・コンディショニング資格や，学会が認定する専門資格であり，いずれもスポーツと関連する知識の習得や実技試験などが課されるため，スキルが担保されたスポーツ選手支援の専門家である．専門家同士でのつながりもあるため，どこかに相談すれば他職種を紹介してもらえることもある．

（1）公認スポーツ栄養士
　公認スポーツ栄養士とは，公益財団法人日本スポーツ協会および公益社団法人日本栄養士会の共同認定による資格である．管理栄養士の国家資格を有していることが受講条件である．日本代表といった一流スポーツ選手からジュニア層，健康増進を目的としたスポーツ愛好家まで多様な層のスポーツ選手に対する栄養・食事管理と食環境整備，自己管理能力を高めるための栄養教育などを行うことができる．

（2）スポーツドクター
　スポーツドクターとは，スポーツ選手やスポーツをする人々の診療や，スポーツ特有のケガや故障の治療を行う専門医師をさす．よりよいパフォーマンスができるように，外科的，整形外科的，内科的な側面からだけでなく，さまざまな面からサポートする．歯科（スポーツデンティスト）や婦人科，皮膚科なども含まれる．栄養面では，サプリメントや栄養剤等の摂取に関して公認スポーツ栄養士と連携してサポートを行っている．

（3）スポーツトレーナー
　スポーツトレーナーとは，スポーツをする人が最大限のパフォーマンスを発揮できるように，技術指導や健康管理，ケガの予防，リハビリなどの指導を行う専門職であり，選手にとっては最も身近な存在である．保有資格はいくつかあり，国家資格である理学療法士（PT）や柔道整復師，あん摩マッサージ指圧師，鍼灸師（はり師・きゅ

う師）や，公益財団法人日本スポーツ協会が認定するアスレチックトレーナー（AT），日本トレーニング指導者協会が認定するトレーニング指導士などである．

（4）スポーツファーマシスト

　公認スポーツファーマシストとは，最新のアンチ・ドーピング規則に関する知識を有する薬剤師である．薬剤師の資格を有する者が公益財団法人日本アンチ・ドーピング機構の定めるアンチ・ドーピングに関する所定の課程を学んだ後に認定される．身近な薬局などに配置されており，薬品やサプリメントについて相談できる．

（5）スポーツメンタルトレーニング指導士や臨床心理士

　スポーツ選手はさまざまなメンタル面での不安を抱えているため，臨床心理学にもとづく知識や技術を用いたメンタルサポートが必要なことも多い．スポーツメンタルトレーニング指導士とは，日本スポーツ心理学会が競技力向上のため心理的スキルを中心にした指導や相談を行う学識と技能を有する専門家として認定している資格である．公益財団法人日本臨床心理士資格認定協会が認定する臨床心理士という資格もある．栄養面では，摂食障害などの場合に連携する．

　スポーツ選手では栄養アセスメントの結果を踏まえた個別の対応が重要である．性別や年齢層ごとに大別して扱うことが難しい集団であり，同じチーム内であってもポジションとその特性，体格，期分け，個別の目標などに応じて状況はさまざまであり，個人内変動および個人間変動が大きいという特徴がある．外れ値を示すケースも存在する．したがって，平均値で見ていては個人の状況を見誤ることもある．推定した結果はあくまでも「推定値」であることを忘れずに，個別にモニタリングしながら柔軟に対応していく必要がある．

[文　献]
1) McKay AKA, Stellingwerff T, Smith ES, et al.: Defining training and performance caliber: a participant classification framework. Int J Sports Physiol Perform, 17: 317–331, 2022.
2) 早稲田大学スポーツ栄養研究所，田口素子編：アスリートの栄養アセスメント．第一出版，2017.

Chapter **2**
スポーツ選手のエネルギーニーズ

田口　素子

●この章で学ぶこと
・1日の総エネルギー消費量の構成とそれぞれの特徴について理解する
・適切なエネルギー摂取の大切さについて理解する
・自分に必要なエネルギー量の推定方法について理解する
●事前学習
・教科書を読み，日常の食事から適切なエネルギー摂取ができているか考えてみよう
●事後学習
・適切なエネルギー摂取をするためにあなたが改善すべきこと，行動できることについて具体的に挙げてみよう
・あなたの推定エネルギー必要量を求めてみよう

1. スポーツ選手の1日の総エネルギー消費量とその構成要素

（1）スポーツ選手の1日の総エネルギー消費量

　スポーツ選手は日々のトレーニングにより1日の総エネルギー消費量（total energy expenditure: TEE）が高くなる．トレーニング内容にもよるが，1日に2時間程度のトレーニングを実施しているスポーツ選手では，付加運動によるエネルギー消費量は1,000〜2,000kcalにも及ぶことがある．TEEはおもに安静時代謝量（resting energy expenditure: REE），食事誘発性熱産生（diet-induced thermogenesis: DIT），身体活動によるエネルギー消費量（physical activity energy expenditure: PAEE）から構成される（図2-1）．それぞれがTEEに占める割合は一般人とは大きく異なり，スポーツ選手ではREEの割合は小さく，PAEEの割合は大きくなる．TEEを精度高く測定する方法には二重標識水（doubly-labeled water: DLW）法があるが，高価なためおもに研究で用いられている．

（2）安静時代謝量

　覚醒時において生命活動に必要な最低限のエネルギー代謝を基礎代謝量（basal metabolic rate: BMR）という．BMRは測定前には，24〜48時間の運動を規制する，

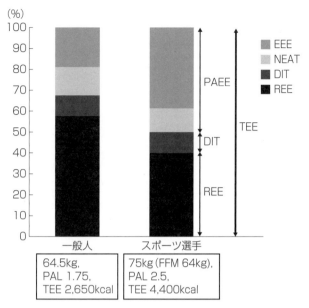

図2-1　1日の総エネルギー消費に占める構成要素の割合
（実測データを基に田口作成）

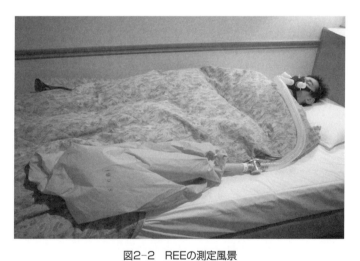

図2-2　REEの測定風景
食後約12時間以上経過後の覚醒時に安静仰臥位で，快適な室内環境のもと，呼気ガス中の酸素および二酸炭素濃度と呼気量を測定し，酸素摂取量を求め，基礎代謝量を算出する．

夕食後12時間以上が経過，睡眠8時間の後に絶食で測定する，などの厳格な条件で測定されるものであるため，スポーツ選手の測定は現実的には難しい．そこで，BMR測定条件にできるだけ近くなるような条件で安静時代謝量（resting energy expenditure: REE）として測定されている．スポーツ選手の測定風景を図2-2に示した．

表2-1　体重70kgの男性における各臓器・組織の基礎代謝量への寄与

	臓器・組織の重量 (kg)	臓器・組織の重量の体重に対する比率 (%)	臓器の基礎代謝率 (kcal/kg/日)	基礎代謝量に対する割合 (%)
肝臓	1.80	2.57	200	21
脳	1.40	2.00	240	20
心臓	0.33	0.47	440	9
腎臓	0.31	0.44	440	8
骨格筋	28.00	40.00	13	22
脂肪	15.00	21.43	4.5	4
その他の組織（骨・皮膚・腸・腺など）	23.16	33.09	12	16
計	70	100		100 (1,680kcal/日)

（Elia M: Organ and tissue contribution to metabolic rate. In: Kinney JM, Tucker HN, Eds.: Energy metabolism: tissue determinants and cellular corollaties. Raven Press, pp.61-79, 1992）

1）臓器・組織別の代謝量

　ヒトの臓器・組織の安静時におけるエネルギー消費量は一定ではなく，心臓のように小さくてもエネルギー消費量の大きい組織と，脂肪のようにエネルギー代謝率の低い組織がある．安静時における標準的体格（体重70kg）の男性の臓器別のエネルギー消費量を表2-1に示した[1]．全体を100としたとき，肝臓，脳，心臓および腎臓で約60％を占めており，次いで骨格筋が22％を占めている．スポーツ選手では骨格筋量が多いため，骨格筋からの割合はやや多くなることも考えられる．これらは除脂肪量（fat-free mass: FFM）のおもな構成要素であることから，REEの個人差の大部分はFFMで説明が付くことになる．

2）スポーツ選手のREEに影響する要因

　スポーツ選手のREEに最も影響を及ぼすのはFFMである[2]．身体組成が一般人とは顕著に異なるスポーツ選手では，1日当たりのREEも高値を示すが，運動そのものの影響ではなく，トレーニングの成果としてのFFMの増加によるものと考えられている．スポーツ選手のREEは体重とよりもFFMとの間により高い相関関係があることが明らかになっている[3]．体格の大きい選手と小さい選手を比較した場合，大きい選手は体脂肪率がやや高いがFFMも多いという特徴がある．また，男性と女性を比較すると，男性選手の方が体格は大きく，FFMも大きい．そのため1日当たりのREEは体格の大きい選手あるいは男性選手で高くなるが（図2-3），FFMあたりにすると体格差や性差の影響は見られなくなる．日本人スポーツ選手の平均REEはFFM1kgあたり27.5kcal程度であることが報告されており[4,5]，体格が大きくなった場合でも代謝率が変化するわけではなく，FFMの量に依存していることを意味している．したがって，減量や慢性的なエネルギー不足によりFFMが低下すれば，REEの低下につながることがある．

　内分泌の影響もある．甲状腺ホルモン（triiodothyronine: T_3）はREEに最も関連の深いホルモンであり，身体の新陳代謝を盛んにするなどの大切な働きをしている．T_3とREEは相関関係を示し，基準値の範囲内であっても T_3 が低い選手はREEが低い

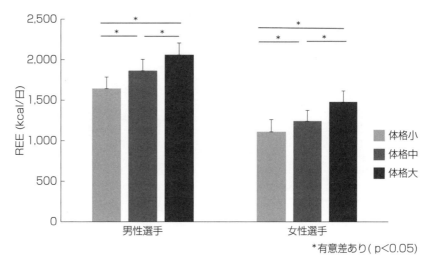

図2-3　体格の違いによるスポーツ選手の1日当たりのREEの違い

男性選手は女性選手より1日当たりのREEが高く，男女とも体格が大きくなるとREEは
高くなるが，FFM当たりにすると性差や体格差はほとんど見られなくなる．

（Taguchi M, Ishikawa-Takata K, Tatsuta W, et al.: Resting energy expenditure can be
assessed by fat-free mass in female athletes regardless of body size. J Nutr Sci Vitami-
nol (Tokyo), 57: 22–29, 2011およびOshima S, Miyauchi S, Kawano H, et al.: Fat-free mass
can be utilized to assess resting energy expenditure for male athletes of different body
size. J Nutr Sci Vitaminol (Tokyo). 57: 394–400, 2011のデータより作図）

傾向がある[6]．女性ホルモン（エストラジオール，プロゲステロン）は女性のREE調
節において重要な役割を果たしているホルモンであり，月経異常になるとこれらのホ
ルモン値が低下することにより，REEが低下するケースがある[7]．一方，男性でも低
エネルギー状態が続くとインスリン様成長因子（IGF-1）や男性ホルモン（テストス
テロン）が低値となり，REEの低下を招くことが最近の研究により報告されている[8]．

　その他の影響要因として，加齢（10歳で1～2％低下），体温，季節（冬は高い），
月経周期（黄体期に高い）などによっても影響を受けることが一般に知られている．
しかし，スポーツ選手を対象としたデータは見当たらない．

（3）食事誘発性熱産生（DIT）

　食事をすることにより，食物の消化・吸収および同化作用に必要なエネルギー消費
と，交感神経系の活性化に伴うエネルギー消費の亢進が起こる．これを食事誘発性熱
産生（diet-induced thermogenesis: DIT）と呼ぶ．エネルギー消費量の増加は食後1
時間程度に顕著であるが，摂取した食事の量と内容によって異なる．糖質のみを摂取
した場合は5～10％，脂質は3～5％，たんぱく質は20～30％とされている．しかし，
通常は栄養素が混合された食事を食べているため，DITは1日の総エネルギーバラン
スがとれている場合，エネルギー摂取量の約10％程度と見積もられている[9]．

　しかし，スポーツ選手は一般人と比較してたんぱく質の体重当たりの摂取量（割合）
が多い食事が基本となっているため，DITの割合が異なる可能性が考えられる．1日
のDITを測定しようとすると，朝食，昼食，夕食の3回の規定食を摂取後，それぞれ

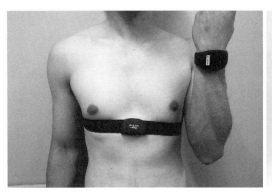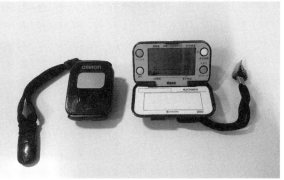

図2-4　エネルギー消費量の測定機器の例
左は心拍モニターおよびメモリ（腕時計型）の例．右は加速度計の2例．

数時間後まで代謝測定をする必要があり，現実的には拘束が困難である．このため，スポーツ選手を対象としたデータは見当たらず，便宜的に10％程度と推定するのがよいだろう．

（4）身体活動によるエネルギー消費量

　身体活動によるエネルギー消費量（physical activity energy expenditure: PAEE）は，家事などの日常生活におけるエネルギー消費量（non-exercise activity thermogenesis: NEAT）と，スポーツなどの自発的身体活動によるエネルギー消費量（exercise energy expenditure: EEE）に分類できる．EEEは種目やトレーニング内容によって個人差が大きく，個人内でも日によっても変動する．スポーツ選手のEEEを正確に把握することは困難であるが，一般人とは異なりTEEに占める割合が大きくなるため，スポーツ選手のエネルギー摂取量を決定するにあたっては何らかの方法でEEEの評価をすることが必要不可欠となる．

1）スポーツ選手のEEEの測定方法

　スポーツ現場で測定可能な方法は，心拍法および加速度計法である．心拍数は運動強度が高まるにつれて増加し，中〜高強度運動においては酸素摂取量（エネルギー消費量）と正の相関関係を示すことから，運動中の心拍数をモニターすることによりエネルギー消費量を算出する方法が心拍数法である．最初に実験室において運動負荷試験を実施し，個別に心拍数とエネルギー消費量との関係式（VO_2-HR式）を求めておく必要がある．その後，図2-4（左）のような小型の心拍計モニターおよびメモリ（腕時計型）を装着して運動し，関係式を用いて心拍数ごとのエネルギー消費量を求めて積算すれば，運動中のエネルギー消費量を求めることができる．DLW法による測定値と比較すると，持久系トレーニングでは過小評価し，間欠的トレーニングでは過大評価する傾向がある．最近では手首で測定できるタイプのものもあり，練習強度や練習量の把握のためにスポーツ選手や市民ランナーに利用されている．加速度計法は，物体の加速度（速度の変化率）を計測するための小型の加速度計を装着して測定する方法である（図2-4右）．加速度の大きさはエネルギー消費量と正の相関があること

表2-2　代表的なスポーツ活動のMETs

競技	活動内容	METs
サッカー・ホッケー	試合	10.0
	全般	7.0
野球，ソフトボール	練習	4.0
バレーボール	体育館で試合	6.0
陸上競技	短距離レース（375.4m/分）	23.0
	跳躍	6.0
	投てき	4.0
	トラック・チーム練習	10.0
	マラソン	13.3
バスケットボール	全般	6.0
自転車	レース（時速32km以上）	15.8
ボート・カヌー	乗艇（9.7km/時以上）	12.5
フェンシング	全般	6.0
アメリカンフットボール	試合	8.0
ラグビー	チーム練習，試合	8.3
	試合以外	6.3
水泳	クロール	10.0
アーティスティックスイミング	全般	8.0

（Ainsworth BE, Haskell WL, Herrmann SD, et al.: 2011 Compendium of Physical Activities: A Second Update of Codes and MET Values. Med Sci Sports Exerc, 43: 1575-1581, 2011）

を利用した方法である．1軸（上下軸）または3軸（上下軸，前後軸，左右軸）のものがあり，市販されている大部分が腰部に装着するものである．入浴中や睡眠中には外すことから，過小評価するという傾向がある．

2）スポーツ選手のEEEの推定方法

　スポーツ現場では必ずしもTEEやEEEの測定ができるとは限らない．そこで，要因加算法（計算）により推定することもある．活動内容を本人または観察者が記録し，動時間の集計値とメッツ（metabolic equivalents: METs）を用いて算出する．METsとは，その活動が安静時の何倍のエネルギー消費に相当するかを数値化したものである．通常，安静時の酸素消費量は体重1kgあたり1分当たりで3.5mLであり，酸素1Lを消費すると約5kcalであることから，次式を用いて活動のエネルギー消費量を算出することができる．

　　活動時のEE＝体重（kg）× METs ×時間（h）× 1.05

　安静時代謝を除いた付加エネルギー量を算出したい場合には（METs − 1）を用いて計算する．1日分の各活動のEEを合計すれば，TEEを求めることができる．代表的なスポーツ活動のMETsの値を表2-2に抜粋した[10]．すべてのスポーツ活動のMTEs値が提示されているわけではなく，スポーツ選手は種目特有のトレーニング内容もあり動きも複雑なので，活動内容を動きに合わせて集計する必要がある．記入漏れや適切に活動内容と時間の評価ができない場合にはかなりの誤差（過小評価もしく

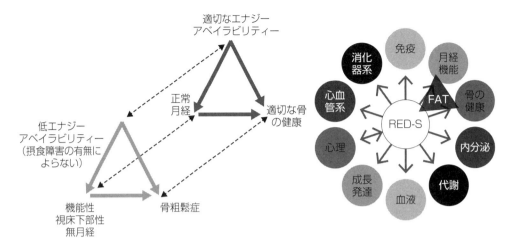

図2-5　エネルギー不足の国際コンセンサスにおける概念図
左：女性選手の三主徴（Nattiv A, Loucks AB, Manore MM, et al.: American College of Sports
Medicine position stand. The female athlete triad. Med Sci Sports Exerc, 39: 1867–1882, 2007）
右：スポーツにおける相対的エネルギー不足（Mountjoy M, Sundgot-Borgen J, Burke L, et al.:
The IOC consensus statement: beyond the Female Athlete Triad–Relative Energy Deficiency in
Sport (RED-S). Br J Sports Med, 48: 491–497, 2014）

は過大評価）があることを理解し，計算値はあくまでも目安として用いるようにする．

2. スポーツ選手のエネルギー不足状態の早期発見と対策の重要性

（1）スポーツにおけるエネルギー不足に関する国際コンセンサス

　スポーツ選手がTEEに見合うエネルギー摂取をすることは，食事の重要な機能の
ひとつであるが，エネルギー摂取が足りない選手も多く存在する．近年，いくつかの
国際コンセンサスが発表され，エネルギー不足により性別に関係なく身体的，精神的
コンディションが阻害されたり，パフォーマンスが阻害されたりすることが多数報告
されるようになった．アメリカスポーツ医学会（American College of Sports
Medicine: ACSM）から女性選手の三主徴（female athlete triad: FAT）（図2-5左）[11]
が，国際オリンピック委員会（International Olympic Committee: IOC）からはスポー
ツにおける相対的エネルギー不足（relative energy deficiency: RED-S）（図2-5右）[12]
が提示されている．発行機関は異なるものの，エネルギー不足の指標はエナジーアベ
イラビリティー（energy availability: EA）を用いている．健康問題はEAのカット
オフ値がFFMあたり30kcal/kgを下回る状態が続くことにより起こるとしているが，
現実的には図2-6にFATモデルを改変して示したように，健康問題が引き起こされ
る状況は人により異なっており，ある部分で異常が出ていても，ある部分はまだ明ら
かな異常が現れていないことが多い．中には気が付かないうちに健康阻害が進行して
いるケースも少なくないため，エネルギー不足の早期発見と予防が何より大切である．

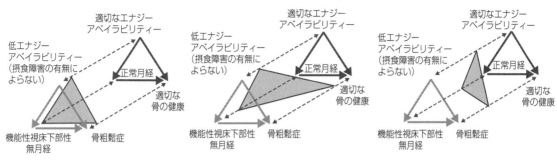

a) 無月経や骨密度低下が表面化している例

b) 月経異常になっているが，骨の状況はまだ悪化していない例．内分泌は乱れている可能性がある

a) 月経や骨への目立った影響は出ていない例．骨吸収は上昇している可能性がある

図2-6　低エネルギーに起因する健康問題の進行例

（Nattiv A, Loucks AB, Manore MM, et al.: American College of Sports Medicine position stand. The female athlete triad. Med Sci Sports Exerc, 39: 1867-1882, 2007を基に田口と石津が作成）

（2）エネルギー不足の指標としてのREEの活用

　EAとは，食事によるエネルギー摂取量（energy intake: EI）からトレーニングによるエネルギー消費量（EEE）を差し引いてFFMで除した値であり，体内で生理機能のために使うことができるエネルギー量を示している[13]．しかし，EIは過小評価，EEEはスポーツ現場で評価が難しく，身体組成（FFM）の測定も方法や機種により精度が異なっている[14]．エネルギー不足かどうかを調べる際には一般に食事記録からの分析が用いられる．食事記録などの食事調査から求めたエネルギー摂取量は推定誤差が大きく，20～30％も過小評価することがある．体重変動がない状況下でのDLW法による測定値と比較して，審美系の女子選手では平均42％もエネルギー摂取を過小評価したことも報告されている[15]．EAは優れた概念ではあるものの，スポーツ現場でEA求めて評価に用いることは限界がある．さらに，国際コンセンサスで示されている30kcal/kg FFM/dayというEAのカットオフ値が日本人スポーツ選手に適用できるかも不明である．

　近年の研究では，エネルギー不足の指標として実測REEと推定REEの比（REE ratio）が用いられている[16, 17]．各組織のエネルギー代謝率は一定ではなく，特定のエネルギー代謝率を持っている．DXA法による身体組成測定値をもとに組織重量を見積もれば，下記の式[18]を用いてREEを高い精度で推定することができる．

推定REE (kcal/day) =13×SM (kg) +2.3×BM (kg) +4.5×AT (kg) +54×RM (kg)

SM：骨格筋量，BM：骨量，AT：脂肪組織量，RM：その他の組織量

　DXA法で測定ができない場合には，REE推定式を用いる方法もある．一般人向けに開発された身長や体重を用いた国内外の推定式（Harris-Benedict式や栄研式など）は日本人スポーツ選手の実測値と合わないことが報告されている．生体電気インピーダンス法による体組成計を用いた際に算出される基礎代謝量の値は，一般人の基礎代謝基準値を用いており，スポーツ選手の実測値と合わないこともある．また，FFMを用いていても欧米人のデータをもとに開発された式も日本人スポーツ選手のREE

を過大評価する可能性がある．すなわち，利用する推定式がどのような特性を持つ対象者集団から作成された式なのかが大切である．筆者らは日本人選手を対象にREE推定式（REE = 27.5 × FFM + 5）を開発し，妥当性も検討している[19]．現時点では，日本人スポーツ選手のREE推定にはこの式を用いるのが最も適していると考えられる．REE実測値をこの式による推定値で除した値が0.9を下回る場合は，エネルギー代謝が抑制されていると判断する．エネルギー不足に起因する代謝抑制は，エネルギー代謝と関連するT₃などの内分泌の乱れとともに比較的早い段階で現れると考えられるため，REE比からエネルギー不足を判断するのも現場的なひとつの方法である．

（3）1日のエネルギーバランスの推移

エネルギーバランス（energy balance: EB）という考え方は栄養科学の中では古くから用いられてきた．これは，エネルギー摂取量（EI）から1日の総エネルギー消費量（TEE）を差し引いたもので，十分なエネルギーが摂取できていれば値は正，足りなければ負の値となる．EBの数値を計算すると足りているか足りていないかだけはおよそ判断がつく．しかし，スポーツ選手はいつ不足が起こるのか，それを改善するためにいつエネルギー補給をすべきなのかを詳細に検討する必要もある．そこで，近年報告されている1時間ごとのエネルギーバランスの推移を見ていく新しい方法を用いて，大学生サッカー選手を対象に検討した例を図2-7に示した[20]．計算にはDITや運動後過剰酸素消費量（Excess Post-exercise Oxygen Consumption: EPOC）も加味しなくてはならないため面倒ではあるが，最もエネルギー不足が大きくなるのは午後の練習後，次いで午前の練習後であることがわかり，食事で消費したエネルギーが補えていないことが明らかとなった．このことから，エネルギーがきちんと補える食事を準備すること，午後の練習の前後や夜食として補食を摂取する必要があることが理解できる．

3．スポーツ選手の食事管理における推定エネルギー必要量の見積もり

日々の食事管理でTEEを評価することは難しい．そこで，体格や種目特性，身体活動レベルから推定エネルギー必要量（estimated energy requirement: EER）を見積もる方法が用いられる．大人の選手の場合，EERはREEに身体活動レベル（physical activity level: PAL）を乗じて求めるが，ジュニア選手では考え方が異なる．

（1）18歳以上のスポーツ選手の場合

一般人の基礎代謝量は体重や性，年齢別に示した基礎代謝基準値を用いて計算されるが，スポーツ選手ではこれは用いない．大学生選手を対象に測定した結果から，FFMの寄与率が高い（45〜60％程度）ことが明らかになっているためである．また，一般人では脂肪量も基礎代謝の決定因子になりうることが報告されているが，重量級を除いたスポーツ選手を対象に検討すると，体脂肪は説明変数として選択されない．これは，一般人と比較して体脂肪が少ないというスポーツ選手の身体特性によるものと考えられる．T₃の値もREEに影響するものの，影響度は数パーセントと小さいこ

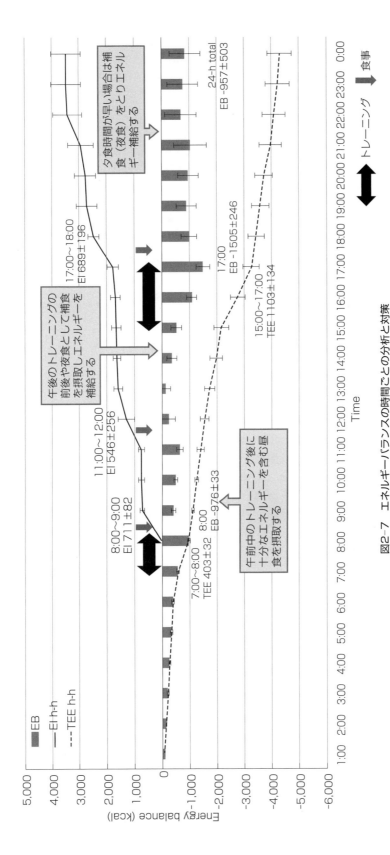

図2-7 エネルギーバランスの時間ごとの分析と対策

EI：エネルギー摂取量，TEE：総エネルギー消費量，EB：エネルギーバランス

(Lee S, Moto K, Han S, et al: Within-day energy balance and metabolic suppression in male collegiate soccer players. Nutrients, 13: 2644, 2021 より引用改変)

表2-3　スポーツ選手のPALの目安

種目カテゴリー	通常練習期	オフ期
持久系	2.0〜3.0	1.75
筋力・瞬発系	2.0〜2.5	1.75
球技系	2.0〜2.5	1.75
その他	1.75〜2.0	1.5

(早稲田大学スポーツ栄養研究所, 田口素子編：アスリートの栄養アセスメント. 第一出版, 2017)

表2-4　基礎代謝基準値

性別	男性				女性			
年齢 （歳）	参照体重 (kg)	基礎代謝基準値 (kcal/kg 体重/日)	体重増加量 (kg/年)	組織増加分の エネルギー蓄積量 (kcal/日)	参照体重 (kg)	基礎代謝基準値 (kcal/kg 体重/日)	体重増加量 (kg/年)	組織増加分の エネルギー蓄積量 (kcal/日)
8〜9	28.0	40.0	3.4	25	27.4	38.3	3.6	30
10〜11	35.6	37.4	4.6	40	36.3	34.8	4.5	30
12〜14	49.0	31.0	4.5	20	47.5	29.6	3.0	25
15〜17	59.7	27.0	2.0	10	51.9	25.3	0.6	10

(厚生労働省：日本人の食事摂取基準2020年版より抜粋)

とから，EERは下記の式で算出できる．

EER（kcal/日）＝ 27.5（kcal/kg FFM/日）× FFM（kg）× PAL

　競技レベルが高く身体づくりが順調な高校生選手の場合には，上記式を用いてもよい．PALの値は筆者らの日本人スポーツ選手を対象とした研究結果を踏まえ，競技特性別，シーズン別に表2-3にまとめたものを用いる．しかし，算出された値はあくまでも推定値（目安）であるため，それを参考に食事管理は行うものの，体重や身体組成，コンディションなどの変化を見ながら食事量の調整を行う．

(2) ジュニア選手の場合[21]

　ジュニア選手（小学生〜高校生）はまだスポーツ選手として身体的発達段階にあるため，スポーツ選手用のFFMを用いた式ではなく，年齢・性別の食事摂取基準（表2-4)を用いてEERを見積もるとよい．PALの値は種目や運動時間により異なるため，表2-5に示した値を参考にする．また，成長に伴う組織増加分のエネルギー蓄積量を加味し，下記の式で算出できる．

EER（kcal/日）＝基礎代謝基準値(kcal/kg 体重)×体重(kg)×PAL＋エネルギー蓄積量

　ジュニア選手においてもこの値はあくまでも目安であり，体重や身体組成の状況をモニタリングしながら食事調整を行わなくてはならないことは同様である．

まとめ

　年齢や種目，性別を問わず，スポーツ選手はトレーニングで消費したエネルギー量

表2-5　ジュニア選手のPALの目安

種類	競技名	METs（範囲）	毎日の練習時間ごとのPAL		
			1時間	2時間	3時間
持久系（軽い）	ジョギング（軽い），水泳（ゆっくり），軽いダンスなど	5（4～6）	1.55	1.65	1.75
持久系（激しい）	ジョギング（中等度），水泳（クロール，平泳ぎ），スキーなど	8（6～10）	1.70	1.90	2.10
混合系（球技系 軽い）	バレーボール，卓球，野球，ソフトボール，バドミントンなど	5（4～6）	1.55	1.65	1.75
混合系（球技系 激しい）	バスケットボール，テニス，サッカーなど	7（6～7）	1.65	1.80	2.00
瞬発力系・筋力系	体操，陸上短距離，柔道，空手など	9（8～10）	1.75	2.00	2.25

（日本体育協会，樋口　満監修：小・中学生のスポーツ栄養ガイドブック．女子栄養大学出版部，2010）

を加味した十分なエネルギーが含まれる食事を摂取しなくてはならない．適切な食事摂取により日々のトレーニングに必要なエネルギー量を確保することは，スポーツ選手として適切な体格（骨格筋量）を獲得し，心身が正常な生理機能を果たすことにつながる．トレーニング量が多い場合には，1日3食の食事以外に補食を適宜取り入れる工夫をする（Chapter 21参照）．また，体重と身体組成（FFM）およびコンディションの変化をモニタリングし，可能であればREEや血液データなど他のパラメーターも合わせて総合的にエネルギー状態を評価する必要がある．減量時を除き，エネルギー不足とならないような配慮を常にすることが肝要である．

[文　献]

1) Elia M: Organ and tissue contribution to metabolic rate. In: Kinney JM, Tucker HN, Eds.: Energy metabolism: tissue determinants and cellular corollaries. Raven Press, pp. 61-80, 1992.
2) Thompson J, Manore MM: Predicted and measured resting metabolic rate of male and female endurance athletes. J Am Diet Assoc, 96: 30-34, 1996.
3) 田口素子，辰田和佳子，樋口　満：競技特性の異なる女子スポーツ選手の安静時代謝量．栄養学雑誌，68: 289-297, 2010.
4) Taguchi M, Ishikawa-Takata K, Tatsuta W, et al.: Resting energy expenditure can be assessed by fat-free mass in female athletes regardless of body size. J Nutr Sci Vitaminol (Tokyo), 57: 22-29, 2011.
5) Oshima S, Miyauchi S, Kawano H, et al.: Fat-free mass can be utilized to assess resting energy expenditure for male athletes of different body size. J Nutr Sci Vitaminol (Tokyo), 57: 394-400, 2011.
6) Reed JL, De Souza MJ, Williams NI: Changes in energy availability across the season in Division I female soccer players. J Sports Sci, 31: 314-324, 2013.
7) Moto K, Goshozono M, Torii S, et al.: Resting energy expenditure is lower in Japanese female athletes with menstrual disorders than in eumenorrheic athletes. J Phys Fit Sports Med, 11: 35-42, 2022.

8）Lee S, Kuniko M, Han S, et al.: Association of low energy availability and suppressed metabolic status in korean male collegiate soccer players: a pilot study. Am J Mens Health, 14(6), 2020.

9）Silva AM, Matias CN, Santos DA, et al.: Compensatory changes in energy balance regulation over one athletic season. Med Sci Sports Exerc, 49: 1229–1235, 2017.

10）Ainsworth BE, Haskell WL, Herrmann SD, et al.: 2011 Compendium of physical activities: a second update of codes and MET values. Med Sci Sports Exerc, 43: 1575–1581, 2011.

11）Nattiv A, Loucks AB, Manore MM, et al.: American College of Sports Medicine position stand. The female athlete triad. Med Sci Sports Exerc, 39: 1867–1882, 2007.

12）Mountjoy M, Sundgot-Borgen J, Burke L, et al.: The IOC consensus statement: beyond the Female Athlete Triad-Relative Energy Deficiency in Sport (RED-S). Br J Sports Med, 48: 491–497, 2014.

13）Loucks AB, Thuma JR: Luteinizing hormone pulsatility is disrupted at a threshold of energy availability in regularly menstruating women. J Clin Endocrinol Metab, 88: 297–311, 2003.

14）田口素子，高田和子，鳥居　俊ほか：日本人女性アスリートにおけるエナジー・アベイラビリティー利用の課題．日本臨床スポーツ医学会誌，26: 1, 2018.

15）吉田明日美，高田和子，別所京子ほか：女性スポーツ選手における食事記録法によるエネルギー摂取量の評価誤差に関連する要因．栄養学雑誌，70: 5305–5315, 2012.

16）De Souza MJ, West SL, Jamal SA, et al.: The presence of both an energy deficiency and estrogen deficiency exacerbate alterations of bone metabolism in exercising women. Bone, 43: 140–148, 2008.

17）Taguchi M, Moto K, Lee S, et al.: Energy intake deficiency promotes bone resorption and energy metabolism suppression in Japanese male endurance runners: a pilot study. Am J Mens Health, 14(1), 2020.

18）Heymsfield SB, Gallagher D, Kotler DP, et al.: Body-size dependence of resting energy expenditure can be attributed to nonenergetic homogeneity of fat-free mass. Am J Physiol Endocrinol Metab, 282: E132–E138, 2002.

19）田口素子，高田和子，大内志織ほか：除脂肪量を用いた女性競技者の基礎代謝量推定式の妥当性．体力科学，60: 423–432, 2011.

20）Lee S, Moto K, Han S, et al.: Within-day energy balance and metabolic suppression in male collegiate soccer players. Nutrients, 13: 2644, 2021.

21）早稲田大学スポーツ栄養研究所，田口素子編：アスリートの栄養アセスメント．第一出版，2017.

22）日本体育協会，樋口　満監修：小・中学生のスポーツ栄養ガイドブック．女子栄養大学出版部，2010.

Chapter **3**
スポーツ選手の身体組成と
その評価，応用

髙田　和子

●この章で学ぶこと
・体の構成要素について理解する
・身体計測，身体組成の評価方法の原理と誤差要因を理解する
・測定した数値を活用する方法を理解する
●事前学習
・家庭や大学にある体重計など身体の計測をできる機器を調べておこう
・解剖学的な骨や筋肉の名称を復習しておこう
・解剖学，生理学，生化学等における体の成分の分類について復習しておこう
●事後学習
・身体組成を測定できる機器で自分の身体組成を測定し，結果について考察しよう
・特定の競技をとりあげ，どのような身体特性が有利であるかを考察しよう
・自分や他のスポーツ選手の身体計測，身体組成を測定し，既存の資料と比較し考察
しよう

1．身体計測，身体組成のモニタリングの意義

　身体の計測には，体の各部位の長さ，幅，周径囲，厚みなどを測定する身体計測と
体の中の脂肪や筋肉量などの成分の割合を評価する身体組成評価がある．定期的に身
体計測，身体組成のモニタリングを行い，それらを活用していくことが，適切なトレー
ニングの選択や戦術に影響する．スポーツ選手を対象に，これらのモニタリングを行
うことの意義として，以下のようなことが考えられる．
①適する種目の選択
　各競技種目には，それぞれのパフォーマンスにおいて有利な体格がある．例えば上
肢が長いとリーチが長い，下肢が長いとストライドを長くしやすいなどである．体の
脂肪量や筋肉量はトレーニングや食事により変化させることが可能であるが，基本的
な骨格を意図的に変化させることは難しい．そのため，骨格に応じた種目やポジショ
ンの選択はその競技において有利になる．また，トレーニングにより筋肉量や脂肪量
を変化させたとしても，非常に細い骨格に多くの筋肉や脂肪をつけることは難しく，

障害の原因となる．国内では少ないが，国によっては若年期に身体計測値や遺伝的要因を基に，適した競技を選択し，専門的にトレーニングを行うタレント発掘も行われている．現場では経験的に，適した種目やポジションの判断をしている場合もあるが，身体計測値や身体組成を判断の一助とすることで客観的な評価ができる．

②身体的特徴に応じた戦術の検討

海外のスポーツ選手など体格が大きく異なるチームとの対戦においては，体格の特徴から得意な動きを検討し，戦術に生かすことが可能である．例えば，日本人スポーツ選手は海外選手に比べ，体の幅が小さいことが多く，素早い回転には有利な可能性が考えられる．審美系種目においても，体の特徴を生かした美しく見えるポーズの検討などもあり得る．

③成長による変化のモニタリング

成長期にあるスポーツ選手では，年齢によって，身長が伸びる時期，体重が増加しやすい時期など，体格の変化も異なっている．時期によっては，各部位の成長速度の違いによりバランスが悪くなることや，これまでできた動きができない，あるいはスピードが低下することもある．成長による変化をモニタリングすることは，その時期の適したトレーニングの在り方や傷害予防などにも通じる．

④トレーニング効果やパフォーマンスへの影響の評価

トレーニングの効果はもちろん体力やパフォーマンスに現われるが，体格もトレーニングに伴い変化する．トレーニングの目的に応じた筋肉や体脂肪量の変化があるか，部位別に見た時に，鍛えたい部位の筋肉量に変化がみられるかを評価することで，トレーニングが目的に合っているかを評価できる．身体計測値や身体組成とパフォーマンスの関係をあわせてモニタリングしていくことで，次のトレーニング計画の作成に役立てることができる．

⑤食事とトレーニングの関係の評価

食事とトレーニングは一体のものであり，不適切な栄養摂取の状況では，十分なトレーニング効果がえられず，筋量が増えない，体が絞れないなど意図した体の変化が生じない．身体計測，身体組成の変化のモニタリングにより，食事とトレーニングがうまく組み合わされているかを評価することができる．

⑥試合に向けて最も適した体重，身体組成の調整

体重階級制種目や体重が競技成績に大きく影響する競技では，意図的に減量，増量をする場合も多い．しかし，単に体重だけをみて，出場クラスや目標とする体重を決定すると，体脂肪をすべて落としても達成できないような無理な目標設定をする場合がある．身体組成の評価は，達成可能な体重目標の設定根拠になるだけでなく，最もパフォーマンスを高く維持できる体重を評価することにもつながる．

2. 身体の構成要素

体の中身を分類する場合には，さまざまな分類方法がある．中身の分け方により，酸素，水素，炭素などの原子レベルの分け方もあるが，実際に使用される身体組成の評価方法においては，分子レベル（水，脂質，たんぱく質など）や組織レベル（骨格

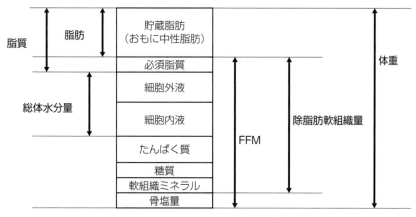

図3-1　体内の成分

(Wang Z, Pierson RN, Heymsfield SB: The five-level model: a new approach to organizing body-composition research. Am J Clin Nutr, 56: 19-28, 1992より著者作図)

筋，骨，内臓など）が考慮される．身体組成の評価法の多くは全体重を，体脂肪量と除脂肪量（fat free mass: FFM）に分類する2成分モデルに基づいている（図3-1）[1]．体脂肪（fat mass: FM）の多くは，貯蔵脂肪であり，脂肪組織（adipose tissue）とされる皮下脂肪，内臓脂肪の他，筋肉間にある分別可能な脂肪を示し，そのほとんどが中性脂肪である．それ以外にも体内には，細胞壁を構築するリン脂質や骨髄中，分別できない臓器中の脂肪などの必須脂質が存在する．身体組成の評価では，FMを除く部分をFFMと呼ぶ．FFMの中には，水分（細胞外液と細胞内液），たんぱく質，糖質，ミネラルが含まれるが，骨塩量を差し引いた部分を除脂肪軟組織量と呼ぶことがある．

3. 身体計測

　身体計測では，体の重さ，長さ，幅，周径囲，厚みなどを計測する．これらは単純な計測であるが，基本的な測定時の注意は表3-1に示す通りである．資料により，同じ名称でも測定部位が異なる場合があるので留意する．

①重さの測定
　重さを直接的に測定可能なのは，全身の重さ（体重）である．体の各部位別の重量を測定する試みもなされているが，現時点では，過去の死体解剖をした研究の数値をまとめた図3-2に示す重量比[2]から推定されることが多い．

②長さの測定
　測定されることが多い項目は身長と座高である．それ以外に，パフォーマンスとの関連では，下肢（下肢全体，大腿長，下腿長）や上肢（上肢全体，上腕長，前腕長）の測定を行うこともある．

③幅の測定
　骨幅の測定は，骨格やプロポーションの評価に活用できる．測定されることが多い

表3-1 身体測定, 身体組成評価時の基本的な測定条件

測定項目	測定条件
共通	・同じ機材を使用し, 使用前には校正をする. ・測定する時間をそろえる. ・食事や運動の直後をさけ, 早朝の食事前の測定や食後や運動後の時間をそろえる. ・排尿, 排便後に測定する. ・着衣（靴や靴下を含む）の状態を統一する. ・運動, 発汗等による脱水を起こしていない. ・対象者には測定に応じた姿勢をとってもらい, 測定中は動かない. ・誤差が生じる要因を理解する.
身体計測	・測定部位を明確に定義する. ・測定機器の身体へのあて具合（締めすぎないなど）を一定にする.
身体組成の評価	・各測定方法の原理, 何を測定しているかを理解する. ・測定場所の環境（室温, 湿度, 気圧など）を機器が規定している範囲内にする. ・機材のメーカー, バージョン, 測定方式を確認する. ・各機器の測定可能な範囲を確認する.

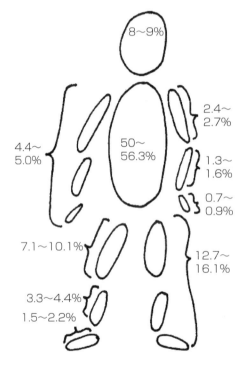

図3-2 身体の各部位の重量比
（Fujikawa K: The center of gravity in the parts of human body. Okajimas Folia Anat Jpn, 39: 117-125, 1963, Ray GG, Sen RN, Nag PK, et al.: Relationship between segmental and whole body weights and volumes of Indians. J Hum Ergol (Tokyo), 10: 35-48, 1981, Osterkamp LK: Current perspective on assessment of human body proportions of relevance to amputees. J Am Diet Assoc, 95: 215-218, 1995より引用改変）

項目には, 肩峰間（左右最外側肩峰部間）, 骨盤幅（最外側腸骨間）, 胸部幅（胸骨上における第4肋骨中間部での左右幅）, 上腕骨内外側上顆幅（上腕内側上顆と外側上顆の幅）, 大腿骨内外外側上顆幅（大腿骨内側上顆と外側上顆の幅）がある.

④周径囲の測定

胸部, 腹部, 臀部は日常的にもよく使用される簡易な項目である. 簡便ではあるが, 使用するメジャーや締め具合により誤差が大きくなる. また, 人体は太さが一定の円柱の部位はないため, 測定部位の少しの違いが大きな誤差になるので注意が必要であ

①肋骨弓下縁（アメリカスポーツ医学会（ACSM））
②肋骨弓下下縁と腸骨上縁の中点（WHOが使用している腹囲，特定保健検診において肥満により臍が下方をむいている場合，国際キンアンソロポメトリー学会（ISAK)において細小横断面積が不明瞭な場合, ACSM）
③肋骨弓下縁と腸骨上縁の間の最小横断面（ISAK規定，ACSM，Lohmanのウエスト）
④臍を通る横断面（特定保健検診における腹囲，日本スポーツ科学センター規定）
⑤腹部の最大囲，臍をとおることが多い(Lohmanの腹囲)
⑥腸骨上縁の真上（ACSM）

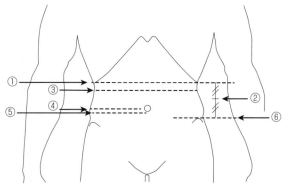

図3-3 腹囲の測定部位の例

る．例えば，腹囲はさまざまな場面で測定されるが，その定義は図3-3のように複数存在する．栄養状態の判定では，上腕伸展囲や下腿囲がよく使用され，皮下脂肪厚との組み合わせにより，以下の式[3]で筋面積を推定することもある．

男性：（上腕囲 ［cm］− π × 上腕三頭筋部皮下脂肪厚 ［cm］)²/4 × π) − 10

女性：（上腕囲 ［cm］− π × 上腕三頭筋部皮下脂肪厚 ［cm］)²/4 × π) − 6.5

⑤厚みの測定

　厚みの測定には体の厚さ（前後幅）と皮下脂肪の厚さがある．体の厚さとしては，腹部前後幅（臍直下部での前後の水平距離），胸部前後幅（胸骨上における第4肋骨中間部高での前後幅）などがある．

　皮下脂肪厚は，次項の身体組成の評価のひとつとして，特別な機器が使用できない場合に，臨床やスポーツの現場で測定されている．皮下脂肪のつまみ方，キャリパーの当て方，測定値の読み方により誤差が大きくなるので，測定方法のマニュアルにそった測定が必要であり，事前に十分にトレーニングをすることが重要である．

4. 身体組成の評価方法

（1）測定の基本

　身体組成を直接的に評価するには，実際に人体の解剖や試薬への溶解が必要である．現在，使用されているさまざまな身体組成の測定は，間接法や二重間接法と呼ばれ何らかの仮定を基に身体組成を推定している．測定時の基本的な留意事項を表3-1に示した．

（2）身体組成の測定

1）体比重法（空気置換法）

　身体の成分をFMとFFMの2つに分類する2成分モデルを使用している．体全体の密度（一定の体積当たりの重量）を測定し，身体成分のうち，FMの密度が0.9007g/mL，FFMの密度が1.100g/mLであること[4]を利用して，FMとFFMの量を推定する方法である．この密度は死体を化学的に溶解した研究によるため，理論的にはさま

表3-2　空気置換法における誤差要因と表示される結果

誤差要因	結果
・服や髪を含む体表面積（スイミングウェアやスイミングキャップを使用して密着させる，髪が長い場合にスイミングキャップ内にスペースができないように） ・身体の温度（運動直後など体温が高い時を避ける） ・肺郭ガス量の変化（自然な一定の呼吸） ・肺郭ガス量の実測や推定による誤差 ・対象者の動き ・測定室の気温（21〜27℃で±0.5℃以内の変化），湿度（20〜70%で±5%以内の変化），気圧の変化 ・測定室の風や振動，低周波の音波，人の移動による振動，傾斜のある床面 ・体密度から身体組成を推定する式の選択	・体積 ・体重 ・体密度（体重を体積で除した値） ・体脂肪率（比重からの推定式を選択したうえで，計算される） ・脂肪量（体重と体脂肪率から求めた計算値） ・FFM（体重と脂肪量から求めた計算値） ・除脂肪率（体重とFFMから求めた計算値） ・肺郭ガス量（実測値または推定値） ・身長（入力した値） ・推定基礎代謝量（性，年齢，身長，体重などからの推定値で，身体組成は考慮されていない） ・推定総エネルギー消費量（推定基礎代謝量と対象者特性からの推定値）

ざまな必須脂質を含む脂質全体（図3-1参照）を評価していると考えられる．体全体の密度は，体の体積を知ることができれば，体重を体積で除することで計算できる．水中に体を沈め，体にかかる浮力からアルキメデスの原理により体積を推定する水中体重測定法が多く使用されていたが，近年は空気置換法も使用されている．

　現在，市販されている空気置換法の装置は2つに分けられたスペースの一方に対象者が着席し，もう一方は基準として使用している．2つのスペースの間には振動板があり，振動板が与えるわずかな振動でスペース内の空気が圧縮されることで圧力が変化し，基準のスペースと測定スペースの圧力差が生じる．人が入っていないときの圧力差と，校正用シリンダーを入れた時の圧力差の関係式から，人体の体積を推定している．これは「一定温度で，一定量の気体の体積Vは圧力pに反比例する」というボイル・シャルルの法則に基づいている．しかし，人体表面と肺の中の空気は体温により変化するため，断熱した条件では，「体積と圧力を比熱比で乗じた値が一定である」とするポアソンの法則をあわせて利用し，体表面積と肺の中の空気量の補正を行っている．

　5分以内で計測ができ，対象者は座面に座っているだけでよく，負担は少ない．しかし，外が見える窓はあるが，閉所が苦手な対象者には向かない．空気置換法では体の体積を測定しているのみであり，体積と体重から求めた密度から体脂肪率を推定する式は，既存の研究から対象者に適した式を選択する必要がある．いずれの式においてもFMとFFMに一定の密度を使用することになるが，実際は各部分の密度には個人差がある．特に筋肉発達が著しい競技種目のスポーツ選手では測定値のエラーや誤差が生じる可能性が高くなる．表3-2には，空気置換法特有の誤差要因と機器で表示される各指標を示した．

2）二重エネルギーX線吸収法（Dual energy X-ray absorptiometry: DXA）

　DXA法は，エネルギーの異なる2種類のX線を使用した方法である．X線のエネルギーは組織を通過すると減衰し，その減衰率は組織の密度や厚さによって異なる．DXA法では，まず2種のX線の減衰率の差から骨と軟部組織を分類する．軟部組織におけるFMとFFMの割合は，FMとFFMにおけるX線の減衰率として理論上の一

表3-3　二重X線吸収法における誤差要因と表示される結果

誤差要因	結果
・体水分量が通常の量である（食事後，運動後を避ける） ・スポーツ選手では，グリコーゲン量が影響する可能性がある	・軟部組織脂肪（％）：（脂肪量／（非脂肪量＋脂肪量）），軟部組織中の脂肪量の割合 ・部位別脂肪（％）：（脂肪量／（非脂肪量＋脂肪量＋骨量）），骨量も含む該当部位における脂肪量の割合 ・非脂肪量：軟部組織重量から脂肪を除いた重量 ・アンドロイド：腹部領域 ・ガイノイド：臀部領域 ・頭部を除外した全身骨密度（Total bone less head: TBLH） ・四肢骨格筋量指数（Skeletal muscle mass index: SMI）四肢の非脂肪量を身長の2乗で除した値．非脂肪量は筋肉量ではないが，四肢の場合は非脂肪量がほぼ，筋肉量に近い．

定の値を使用し，それぞれの部位で測定された減衰率からFMとFFMの量の比を求めている．全身のスキャンを行った場合は，各部位ごとに計算することが可能であり，四肢別のFMとFFMの量，部位別の骨密度を評価することが可能である．DXA法におけるFFMは体内の水分量を含む非脂肪量（筋肉，臓器，血液，水分など）である．また，軟部組織中の脂肪以外の部分における水分量が73％，脳の17％が脂肪として評価している．微量とはいえX線を使用するので，機器は管理区域に設置し，有資格者が測定を行う必要がある．被ばく量は少ないが，妊娠の可能性のある対象や高頻度での測定には向かない．測定結果の表示はメーカーにより少し異なるが，表3-3に示すような指標が示される．

3) 生体電気インピーダンス（Bioelectrical impedance analysis: BIA）法

　BIA法は，身体に電極を装着し微弱な交流電流を流し，そのインピーダンス（電気抵抗）値を測定している．初期のBIA法の機器は50kHz程度の単一の低周波の電気を使用していたが，近年の機器では低周波（1〜5kHz）から高周波（10〜1,000kHz）の複数の電流を使用しているもの（multi-frequency BIA）が多い．インピーダンス値は，レジスタンス（直流電流と交流電流の両方に対する抵抗）とリアクタンス（交流電流に対する抵抗）を合わせた抵抗値である．生体組織は，細胞とその間を満たす細胞外液から構成されており，さらに細胞は細胞内液と細胞膜から構成されている．水分は電流を通しやすいので，低周波の電流は細胞間液を通過するが，細胞膜を通過することはできない．この場合はリアクタンスの成分は非常に小さくなり，測定されたインピーダンスは細胞外液の抵抗そのものとなる．一方で，高周波の電流は，細胞膜を通過することができ，細胞内液と細胞外液の両方をあわせたインピーダンス値となり，体の全水分量を反映していることになる．また，リアクタンス成分が大きいことは，細胞膜による抵抗が大きいことに通じており，細胞数を反映している．

　実際に表示される数値ではであるFFM量やFM量は，他の体比重法やDXA法などにより測定された値から作成された回帰式に基づいている．多周波の機器では，細胞外液と全水分量を評価することで，細胞内液，細胞数，除脂肪軟組織量をより正確に評価できる．しかし，骨ミネラル量は推定値であるため誤差が含まれる．また，FM量は体重からFFM量を差し引いての推定であるため，FFM量や体水分量に比べると誤差が大きい．さらに，スポーツ選手については，推定式の精度はまだ疑問が残る．

表3-4　インピーダンス法における誤差要因と表示される結果

誤差要因	結果
・測定時の姿勢（腕と体幹，両太ももが触れているなど） ・細胞内外液の変化（姿勢の変化，発汗による水分減少，食事・飲水による水分量の増加，排尿・排便・下痢，月経周期） ・体温の変化（運動・サウナ・入浴・食事・発熱などによる体温上昇，寒冷による体温低下，月経周期による体温変動） ・電極面の状態（外傷などがないか，過度の感想，測定部位の清浄） ・金属部品や磁気の装着の状態 ・推定式の条件	・体水分量：体内の総水分量 ・たんぱく質量：体内の総たんぱく質量 ・ミネラル量：骨およびその他の部位のミネラルの総量 ・体脂肪量：体脂肪の量 ・体脂肪率：体脂肪の量を体重で除した値 ・筋肉量：骨格筋を含むすべての筋肉成分でおもに体水分とたんぱく質，除脂肪軟組織量を示す ・細胞外水分比：全体水分量に対する細胞外水分量の割合．疾患や栄養不良等で水分の均衡が崩れると高くなる ・細胞内水分量：細胞内液中の水分量 ・細胞外水分量：細胞外液中の水分量 ・骨格筋量：多くの場合は，全身の筋肉量から内臓の推定筋肉量を除いた値 ・内臓脂肪レベル：それぞれの独自データに基づく内臓脂肪量の推定 ・皮下脂肪率：推定皮下脂肪量に基づく割合 ・基礎代謝量：FFMからの推定値 ・骨ミネラル量：骨ミネラル成分の推定値 ・体細胞量：リアクタンス値に基づく細胞量 ・骨格筋指数：四肢の筋肉量を身長(m)の2乗で除した値 ・除脂肪指数（FFMI）：FFMを身長(m)の2乗で除した値 ・体脂肪指数（FMI）：体脂肪量を身長(m)の2乗で除した値 ・骨格筋率(SMM/WT)：全身の骨格筋量を体重で除した値

スポーツ選手モードを有する機器もあるが，どのようなスポーツ選手のデータに基づいて推定式を作成しているかは公表されておらず，競技種目によっては普通のモードの方がDXA法などの結果と近くなる場合もある．絶対値としての結果を使用するよりは，個人における推移を比較するために使用する方が適切であろう．

　電極の装着部位の少ない機器では，各部位の水分量やFFM量の分布が大きく異なる対象において誤差が大きくなる．上位機種では，左右の手足に電極を装着することで，左右の上肢，下肢，体幹部のそれぞれのインピーダンスを測定している．そのため，体水分やFFM量の各部位での分布が異なる対象においても，より精度よく測定が可能である．BIA法特有の誤差要因および計測機器で表示される指標はメーカーや機種により異なるがおもなものを表3-4に示した．

5. 計測値の活用

　各計測値は，そのままの測定値を他のスポーツ選手の値と比較する，あるいは個人内の推移を観察することで，よりよいパフォーマンスをえるためのトレーニングの見直しや目標設定などに活用できる．また，複数の計測値を組み合わせた各種の指標[5]により，身体の特徴をより明確に示すことが可能になる．

（1）単独の計測値の活用

　各計測値は，日本のトップスポーツ選手の計測値[6]との比較で体格の特徴を把握や目標設定に活用できる．また，チーム内で1軍と2軍の比較や個人内の変化の評価においては，単独の計測値をそのまま使用するほうがわかりやすい．身体組成の評価法

によるFM量は全身や部位別のFM量であるが，皮下脂肪厚の実測値は全身における脂肪蓄積の特徴を把握することに活用できる．

　成長期における身長や体重の変化を把握することは，身長や体重の成長スパートを知ることができ，この時期には毎月あるいは3カ月ごとくらいに身長や体重を測定することが望ましい．成長スパートは二次性徴期に訪れるが，女子でやや早く11歳頃，男子で13歳頃であり，1年間に8cm程度の身長の伸びが観察される．本来，身長が伸びる時期に，栄養の不足やトレーニングの過剰などが生じていないかを判断し，十分な成長を促すことや傷害の予防に役立てられる．特に，身長が急に伸びる時期には骨の強度が弱く，障害を起こしやすい．一方で，身長が伸びれば，その分の体重が増えるので，身長と体重のバランスの取れた成長が必要である．日本小児内分泌学会は0～18歳における身長と体重の成長曲線を公表しており，ここに身長と体重をプロットしていくと，身長と体重の増加のバランスを評価できる．

（2）身長との比率
1）body mass index（BMI）
　体重（kg）/身長（m）/身長（m）で計算され，肥満の判定や生活習慣病のリスクの評価に多く使用されている．体の脂肪に比べて，FFMは比重が高いため，筋肉が発達したスポーツ選手ではBMIが高いことが多く，一般的な肥満判定には当てはまらないことが多い．

2）skeletal muscle mass index（SMI）
　FFMを身長の2乗で除した値で筋肉量発達の指標とされる．四肢のFFM量を身長の2乗で除した値は，BIA法やDXA法では自動的に計算されることも多く，サルコペニアの評価・予防において使用される．

3）座高と身長の比（座高/身長）
　座高を身長で除した値で，身長に対する下肢の長さの割合として使用される．上体の強さが重要となるウエイトリフティングやレスリングでは大きい傾向（胴が長い）にあり，移動スピードやジャンプを要求される球技系や長距離では小さい（脚が長い）傾向がある．

4）上肢長と身長の比（上肢長/身長）
　上肢長を身長で除した値は，体格に対する上肢の長さを示しているが，座高/身長との関連も強い．胴体が長い場合には上肢が短く，上肢長/身長も小さい傾向にあり，胴体が短い場合には上肢が長く，上肢長/身長は大きい傾向がある．水泳やボート競技で，バスケットボールのセンターなどは上肢長が長く，上肢長/身長は大きい傾向にある．

（3）周囲長の比
1）ウエスト・ヒップ比（waist to hip ratio: WHR）
　腹囲を臀部囲で除した値で肥満のタイプの判定に使用される．DXA法で計算されているアンドロイド/ガイノイドの比も同じような指標になる．腹部の脂肪蓄積が生活習慣病との関連が強いことから，一般にはWHRが大きい体格をリンゴ型，WHR

が小さい体格を洋ナシ型と呼んで特徴づけている．体格を考慮するために，年齢，性別，人種などを問わずに，脂肪蓄積の特徴と生活習慣病のリスクを評価できる．

(4) 皮下脂肪厚
1) 皮下脂肪厚から全身の脂肪量の推定

皮下脂肪厚から全身のFM量を推定する式が数多く開発されている．これらの推定式は，①測定した部位が全身の皮下脂肪量を代表している，②皮下脂肪の量が，全身の脂肪量を反映している，③推定式を作成するために測定した対象と同様の対象の測定をしているという仮定のもとに成り立っている．日本人を対象とした推定式がいくつか作成されているが，それらはスポーツ選手を対象に開発されたものではない．また，スポーツ選手においては，競技特性によっては，測定部位の皮下脂肪の量が，全身の皮下脂肪量や脂肪量を反映しておらず，スポーツ選手以外の対象よりも誤差が大きくなる．

2) 皮下脂肪厚の合計値

スポーツ選手においては，測定部位の皮下脂肪厚を足し合わせた値もよく使用されている．合計値の増減をモニタリングすることは，特に増量や減量時，トレーニング内容の検討においてFM量の変化の簡易なモニタリングとして有効である．皮下脂肪厚8部位和は上腕三頭筋部，肩甲骨下部，上腕二頭筋部，腸骨稜側部，上前腸骨棘延長部，腹部前部，大腿前部，下腿内側部の皮下脂肪厚の合計である．8部位和から腸骨稜側部と腹部前部を除く6部位和を示している資料もある．

3) 皮下脂肪厚の比

身体における部位別の脂肪蓄積の特徴を明確にするために，皮下脂肪厚の比を使用する．四肢体幹皮下脂肪厚比は，四肢の脂肪蓄積と体幹の脂肪蓄積の比率であり，（上腕三頭筋部＋上腕二頭筋部＋大腿前部＋下腿内側部）/（肩甲下部＋腸骨上部＋上前腸骨棘部＋腹部）で求められる．また，上肢と下肢の脂肪蓄積の比率として，上肢皮下脂肪/下肢皮下脂肪は（上腕三頭筋部＋上腕二頭筋部）/（大腿前部＋下腿内側部）により求められる．

(5) プロポーションの比較

各部位の体格や身体組成のプロポーションを比較する場合に，身長が大きく異なる集団においては，多くの計測値が身長に依存して変化するため比較が難しい．そのため，無性のプロポーションのファントム（表3-5）[7] が設定されており，それに対する身長補正値やZスコアを算出し比較することで，各部位の特徴を検討することができる．このファントムの値は，一部は1970年頃に測定された男女のデータを幾何学的に身長補正し，正規分布するデータから平均として求められている．この値は計算のための象徴的なものであり，理想的なプロポーションを示しているわけではない．

身長補正値は，各測定値をファントムの身長と実際の身長の比で乗ずることで求められる．

身長補正値＝測定値×（ファントムの身長（170.18）/実測の身長）[d]

dは周径囲，皮下脂肪厚，長さ，幅では「1」，体重，体脂肪などの重さでは「3」

表3-5　ファントムの身体計測値

部位		平均値	標準偏差	部位		平均値	標準偏差
身長（cm）		170.18	6.29	長さ（cm）	上腕長	32.53	1.77
座高（cm）		89.92	4.50		前腕長	24.57	1.37
体重（kg）		64.58	8.60		大腿長（大腿骨長）	49.29	2.96
FFM（kg）		52.45	6.14		下腿長（脛骨内側）	36.81	2.10
脂肪量（kg）		12.13	3.25	皮下脂肪（mm）			
体脂肪率（%）		18.78	5.20		上腕三頭筋部	15.4	4.47
周径囲（cm）	腹囲（最小）	71.91	4.45		肩甲骨下部	17.2	5.07
	臀囲	94.67	5.58		上腕二頭筋部	8.0	2.00
大腿囲（臀部下1cm）		55.82	4.23		腸骨稜側部	15.4	4.47
	下腿囲（立位）	35.25	2.30		上前腸骨棘延長部	22.4	6.80
上腕囲（リラックス）		26.89	2.33		腹部前部	25.4	7.78
	前腕囲	25.13	1.41		大腿前部	27.0	8.33
骨幅（cm）					下腿内側部	16.0	4.67
上腕骨内外側上顆幅		6.48	0.35				
大腿骨内外側上顆部		9.52	0.48				

を使用する.

　ファントムの各測定値に対するZスコアは以下のように求めることができる.

　Zスコア＝（身長補正値−ファントムの平均値）／ファントムの標準偏差

　図3-4は2000年に行われたシドニーオリンピックに参加したさまざまな国のボート選手のZスコアを示したものである[8]. Zスコアにすることにより, 異なる体格を有する各国の選手のデータをまとめて特徴づけることができる. この図では, 体重制限のないオープンクラスの選手が上肢や下肢が長く, 上肢の周径囲が大きいことがわかる. オープンクラスの選手の臀囲の実測値はファントムより大きいもののZスコアでは小さく, 全身の体格に比べて臀部が細いと判断できる.

(6) 最低体重

　体重階級制スポーツの体重制限やチームにおける目標体重など, 一定の体重を目標とする場合がある. 骨の重量や基本的な体格は個人により異なり, 過度な目標体重は到達不可能であり, 健康に害を及ぼすこともある. 男性ではFFMに2〜3%の必須脂肪が含まれるが, それ以外に皮下脂肪として5%程度が必要とされている[9]. また, 女性では必須脂肪が4%に加えて, 女性特有に必要な脂肪量として5%が考えられている[10]. 皮下脂肪として最低必要な脂肪量の男女差は明確ではないが, 女性でも男性と同じ5%とすると, 必須脂肪以外に10%のFMが必要と考えられる. DXA法により女性スポーツ選手の体組成を検討した研究では, 体脂肪率が12%未満のスポーツ選手が3.8%見られたが, 低骨密度, 月経不順, 摂食障害などが生じており, 12%未満の体脂肪率は, 低すぎるかもしれない. FFMを測定のうえで, 少なくとも必要最低限のFMを加えた体重を下回らない体重（例えば, 男性であれば必須脂肪を含むFFM/0.95）を最低体重と考えたうえで, 目標体重を検討すべきであろう[11].

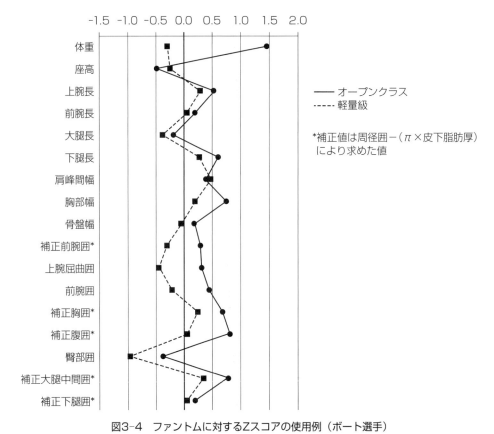

体重
座高
上腕長
前腕長
大腿長
下腿長
肩峰間幅
胸部幅
骨盤幅
補正前腕囲*
上腕屈曲囲
前腕囲
補正胸囲*
補正腹囲*
臀部囲
補正大腿中間囲*
補正下腿囲*

—— オープンクラス
---- 軽量級

*補正値は周径囲－（π×皮下脂肪厚）
　により求めた値

図3-4　ファントムに対するZスコアの使用例（ボート選手）
（Kerr DA, Ross WD, Norton K, et al.: Olympic lightweight and open-class rowers possess distinctive physical and proportionality characteristics. J Sports Sci, 25: 43-53, 2007）

Column *

　体重を減少させたい場合，エネルギー摂取量よりもエネルギー消費量を大きくすることで，体内に貯蔵されているエネルギー（体脂肪）を燃焼させる．動員される体脂肪の部位を規定することは困難であり，通常は，部分やせをすることは難しいとされる．しかし，ある程度，体脂肪がコントロールされ，高度にトレーニングを積むことができるスポーツ選手では，特化したトレーニングにより，トレーニング部位の皮下脂肪が減少することが報告されている（Kostek MA, et al., 2007）．逆にいえば，トレーニングで十分に動かせていない部位には脂肪が蓄積しやすいといえる．岩本ら（2019）は，国内の大学生ラグビー選手の皮下脂肪の分布を，ラグビー強豪国のデータと比較し，8部位の皮下脂肪厚の合計値には差がなく，上腕三頭筋部と肩甲骨下部において皮下脂肪厚が大きいことを見出した．そこで，レジスタンストレーニングの方法を調整し，皮下脂肪厚の多い部位に負荷がかかるようにして，4カ月トレーニングを行った．その結果，積極的に動かすようにした部位における皮下脂肪厚を減少させることができた．現場のトレーニングにおいて，各筋肉の筋力を測定することは難しいが，皮下脂肪厚をモニタリングの指標とすることでレジスタンストレーニングの評価に使用できる可能性がある．

・Kostek MA, et al.: Subcutaneous fat alterations resulting from an upper-body resistance training program. Med Sci Sports Exerc, 39: 1177–1185, 2007.
・岩本紗由美ほか: コンディショニングにおけるモニ

タリング指標としての皮下脂肪厚計測活用事例の報告. 日本アスレティックトレーニング学会誌, 5: 53–61, 2019.

---

*   ***Column ****

［文　献］

1) Wang ZM, Pierson RN Jr, Heymsfield SB: The five-level model: a new approach to organizing body-composition research. Am J Clin Nutr, 56: 19–28, 1992.

2) Fujikawa K: The center of gravity in the parts of human body. Okajimas Folia Anat Jpn, 39: 117–125, 1963.

3) Ray GG, Sen RN, Nag PK, et al.: Relationship between segmental and whole body weights and volumes of Indians. J Hum Ergol (Tokyo), 10: 35–48, 1981.

4) Osterkamp LK: Current perspective on assessment of human body proportions of relevance to amputees. J Am Diet Assoc, 95: 215–218, 1995.

5) Heymsfield SB, McManus C, Smith J, et al.: Anthropometric measurement of muscle mass: revised equations for calculating bone-free arm muscle area. Am J Clin Nutr, 36: 680–690, 1982.

6) Brozek J, Grande F, Anderson JT, et al.: Densitometric analysis of body composition: revision of some Quantitative assumptions. Ann N Y Acad Sci, 110: 113–140, 1963.

7) Norton K, Olds T, Eds.: Anthropometrica. University of New South Wales Press Ltd., 1996.

8) 日本スポーツ振興センター，ハイパフォーマンススポーツセンター，国立スポーツ科学センター監修：フィットネスチェックハンドブック　体力測定に基づいたアスリートへの科学的支援. 大修館書店，2021.

9) Ross WD, Marfell-Jones MJ: Kinanthropometry. In: MacDougall JD, Werger HA, Green HJ, Eds.: Physiological testing of the high-performance athlete. 2ed., Human Kinetics Books, 1991.

10) Kerr DA, Ross WD, Norton K, et al.: Olympic lightweight and open-class rowers possess distinctive physical and proportionality characteristics. J Sports Sci, 25: 43–53, 2007.

11) Lohman TG: Estimating minimal weight and percent fat in athletes. In: Lohman TG: Advances in body composition assessment. Human Kinetics Publishers, pp.109–118, 1992.

12) Katch VL, Campaigne B, Freedson P, et al.: Contribution of breast volume and weight to body fat distribution in females. Am J Phys Anthropol, 53: 93–100, 1980.

13) Klungland Torstveit M, Sundgot-Borgen J: Are under- and overweight female elite athletes thin and fat? A controlled study. Med Sci Sports Exerc, 44: 949–957, 2012.

14) Lohman HD, Roche AF, Martorell R: Anthropometric standardization reference manual. Human Kinetics, 1988.

15) Lohman TG, Milliken LA: ACSM's Body composition assessment. Human Kinetics, 2020.

16) Esparza-Ros F, Vaquero-Cristobal R, Marfell-Jones M: International standards for anthropometric assessment. The International Society for the Advancement of Kinanthropometry, 2019.

Chapter 4

スポーツ選手の糖質摂取と
リカバリー

浜野　　純

●この章で学ぶこと
・糖質補給の必要性と摂取目標量について学ぶ
・トレーニングやオフ期の糖質補給方法について学ぶ
●事前学習
・教科書を読んでおこう
・あなた（もしくは関わっているスポーツ選手）の１日に摂っている主食（ごはん）の量を把握しておこう
●事後学習
・スポーツ選手にとっての糖質補給の必要性について説明してみよう
・あなた（もしくは関わっているスポーツ選手）に必要な１日の糖質摂取量から１食あたりの主食（ごはん）の量が適切か判断してみよう

1. 糖質補給の必要性

（1）糖質補給の意義

　運動中のエネルギー源には通常，糖質と脂質が多く使われる．しかし，エネルギー摂取量そのものが不足している場合や主食の摂取制限などにより，食事からの糖質摂取が不足すると，身体を構成する体たんぱく質の分解が進み[1]，エネルギー源として利用される．スポーツ選手は日常よりトレーニングでエネルギーを多く消費していることからも，糖質を適切に摂取して，エネルギー摂取量を確保することが重要である．
　炭水化物は糖質と食物繊維に大別される．この中で糖質はエネルギー源となるものであり，1gあたり4kcalのエネルギーを供給することができる．一方，食物繊維は小腸で消化されてエネルギーを供給することはほとんどないものの，便秘の予防をはじめとする整腸効果や血糖上昇の抑制等の役割を担う．また，他のエネルギー基質（脂質やたんぱく質）になく，糖質独自のエネルギーとしての特徴は，無酸素性と有酸素性のどちらの状態においても代謝され，エネルギーの供給ができることである．糖質は最小単位の単糖，2〜10個の単糖からなる少糖類，少なくとも10個以上の単糖類が結合した大きな分子である多糖類に分類される．少糖類の中には2個の単糖からなる二糖類やデキストリンなどがある．米や小麦などに多く含まれる食品中の多糖類は，

通常でんぷんと呼ばれ，植物中に蓄えられた糖質である．でんぷんは口腔内から消化が始まり，胃と小腸で単糖（ブドウ糖（グルコース））まで消化されてから，小腸で吸収され，門脈を通り肝臓に運ばれる．体内では，グルコースの分子がつながった形のグリコーゲンとして肝臓や筋肉に蓄えることができる．人の生体内に貯蔵されているグリコーゲンはすぐにグルコース分子へと分解されることから，人における重要なエネルギー源となっている[2]．体内のグリコーゲンは，肝臓に肝グリコーゲンとして約100g，筋肉には筋グリコーゲンとして約250gと限られた量しか蓄えることができず，日常の生活で消費されるエネルギーであるため，常に食事からの糖質によって補給する必要がある．ここで，肝グリコーゲンと筋グリコーゲンの役割を次にまとめる．

①肝グリコーゲン

肝グリコーゲンは，グルコースとして血液中に放出され，血糖を一定に保ち，脳のエネルギー源となる．加えて活動筋のエネルギー源としても利用される．肝グリコーゲンが減少すると，血糖は維持できずに低下し，脳はエネルギーが不足した状態となり，疲労を感じる（中枢性疲労）．

②筋グリコーゲン

骨格筋内のグリコーゲン（筋グリコーゲン）は，血糖として活用される仕組みを持ち合わせていない．これは筋グリコーゲンが運動中の活動筋において，主要なエネルギー源として使われるためである．トレーニングを十分に積んだ場合，その貯蔵量を増やすことができ，男性スポーツ選手における筋グリコーゲンの最大貯蔵量は約400gで，エネルギー量では約1600kcalである．筋グリコーゲンは"ややきつい"と感じるペースで約1時間のランニングをすると，半分程度まで減少し，この場合には筋疲労を自覚し始める．さらに2時間まで運動を続けると，筋グリコーゲンはほぼ枯渇するとされる[3]．

持久的なトレーニング時における総エネルギー摂取の70％の高糖質食と40％の低糖質食をした場合の影響をみると，40％の低糖質食を摂取した場合は70％の高糖質食を摂取した場合と比較して，運動の24時間後の筋グリコーゲン回復が著しく低下する．このことは，1日でも低糖質食の食事となることで，トレーニングにより消耗した筋グリコーゲン量を十分に回復できないことが示されている．さらに，このような状態のまま翌日のトレーニングを行い，それを3日間継続することによって，筋グリコーゲンはトレーニング開始前の30％程度にまで低下したことが報告されている[4]（図4-1）．したがって，筋グリコーゲンは減少が激しくなるとパフォーマンスに影響を及ぼすことから，日々のトレーニングで減少するグリコーゲンを確実に回復させるために，適切な量の糖質を日々継続して補給することが重要である．

(2) リカバリーとしての糖質摂取の必要性

Ivyら[5]は，70分間の自転車運動により脚筋グリコーゲンを枯渇させ，運動直後に糖液を摂取したグループと運動終了2時間後に同様の糖液を摂取したグループにおいて，外側広筋のグリコーゲン量の回復を比較した結果，運動直後に摂取したグループが運動終了2時間後に摂取したグループと比較して，摂取後2時間のグリコーゲン量において有意な上昇を示したことを報告している．ところが，運動終了2時間後に補

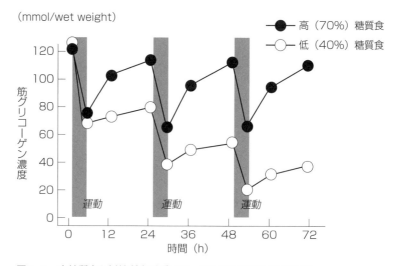

図4-1　高糖質食と低糖質食がグリコーゲンの回復に与える影響
(Costill DL, Miller J: Nutrition for endurance sport: carbohydrate and fluid balance. Int J Sports Med, 1: 2–14, 1980)

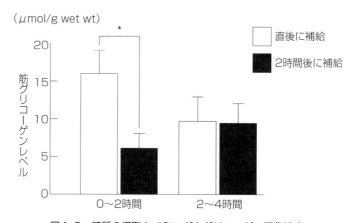

図4-2　糖質の摂取タイミングとグリコーゲン回復速度
(Ivy JL, Katz AL, Cutler CL, et al.: Muscle glycogen synthesis after exercise: effect of time of carbohydrate ingestion. J Appl Physiol, 64: 1480–1485, 1988)

給したグループにおいても，その後の2時間の間に筋グリコーゲンが運動直後に摂取したグループと同程度まで回復していることが示されている．この理由として，骨格筋のたんぱく質を分解してグルコースを糖新生していることなどが考えられる．このようにエネルギーが不足した状態に置かれると，骨格筋たんぱく質の分解がより起こる場合があることから，運動前および運動後の早めの糖質補給が有効である可能性がある（図4-2）．

　一方で，Parkinら[6]は，持久性の若年男性スポーツ選手に2時間の最大酸素摂取量70％の強度での自転車運動後に30秒間の全力運動を2分間の休息を挟み4回繰り返し

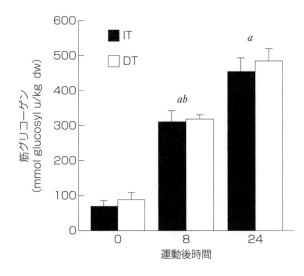

図4-3 運動直後（IT）と運動2時間後（DT）の糖質摂取における運動直後（0），8時間後および24時間後の筋グリコーゲン濃度

aは運動直後（0）との差（P<0.01），bは運動24時間後との差（P<0.01）を示す.
（Parkin JA, Carey MF, Martin IK, Stojanovska L, Febbraio MA.: Muscle glycogen storage following prolonged exercise: effect of timing of ingestion of high glycemic index food. Med Sci Sports Exerc. 29: 220-224, 1997）

た時の糖質摂取が運動直後群と運動2時間後群における筋グリコーゲンの回復の状態について検討した．これらの2種類の運動の実施はI型とII型の筋線維の筋グリコーゲン貯蔵を両方枯渇させるためである．食事からの糖質補給は1食あたり2.5g/kgとし，糖質摂取が運動直後群は直後，4, 8, 24時間後に，運動2時間後群は2, 4, 8, 24時間後に，両群同じ内容の食事を摂取した．その結果，筋グリコーゲン濃度は，両群とも運動直後よりも運動8時間後で，さらに24時間後で回復し，2群間に差はみられなかった．このことは，運動後の食事が2時間遅れる場合でも，回復期間中に十分な糖質を摂取すれば，運動後8時間および24時間の筋肉グリコーゲン貯蔵にそれぞれ影響を与えないということを示唆している（図4-3）．

　これらのことから，トレーニング後の速やかに糖質補給をすることは，筋分解を抑制する意味でも，糖質補給量を確保する意味においても有用である可能性があるが，回復時間が見込まれる通常のトレーニング期の場合，トレーニング後にできるだけ早めに食事より糖質を十分に補給し，その後欠食をせず，糖質補給を食事ごとに摂取することが筋グリコーゲンの回復に有効であると考えられる．

2. 糖質補給のガイドライン

　日本人の食事摂取基準2020年版においては，糖質の必要量や耐容上限量は設定せず，脂質，たんぱく質摂取の残余として算定している．ここでは，糖質は摂取目標量を摂取エネルギーのうち50〜65％の割合としている．ジュニアの選手の場合はトレーニング量も多くなく，ジュニア選手に対する糖質補給のガイドラインもないため，基本的には日本人の食事摂取基準を活用するとよい．一方，高校生以上で専門的なトレーニングを開始しているスポーツ選手の場合は，国際的なスポーツ栄養に関する合同声明が活用できる．その中で，国際オリンピック委員会（IOC）[7]および栄養と食事のアカデミー・カナダ栄養士会・アメリカスポーツ医学会合同声明（NAP2016）[8]は，スポーツ選手に必要な糖質の目標摂取量について，運動強度やトレーニング時間によって大

表4-1　スポーツ選手の糖質目標摂取のためのガイドライン（抜粋）

		体重1kgあたりの 1日の糖質摂取目標量 (g/kg 体重/日)	1日あたりの糖質摂取目標量	
			体重50kgの選手 (g/日)	体重70kgの選手 (g/日)
IOC NAP2016	・低強度または技術トレーニング	3〜5	150〜250	210〜350
	・中等度の運動（1時間程度）のトレーニング	5〜7	250〜350	350〜490
	・持久的なトレーニング（1〜3時間の中等度・高強度のトレーニング）	6〜10	300〜500	420〜700
	・ハードなトレーニング（4〜5時間以上の中等度・高強度のトレーニング）	8〜12	400〜600	560〜840
ISSN	・グリコーゲン貯蔵が最大化するための補給量	8〜12	400〜600	560〜840

(Burke LM, Hawley JA, Wong SH, et al.: Carbohydrates for training and competition. J Sports Sci, 1: S17-S27, 2011; Thomas DT, Erdman KA, Burke LM: American College of Sports Medicine Joint Position Statement. Nutrition and Athletic Performance. Med Sci Sports Exerc, 48: 543-568, 2016; Kerksick CM, Arent S, Schoenfeld BJ, et al.: International society of sports nutrition position stand: nutrient timing. J Int Soc Sports Nutr, 14: 33, 2017および Tiller NB, Roberts JD, Beasley L, et al.: International Society of Sports Nutrition Position Stand: nutritional considerations for single-stage ultra-marathon training and racing. J Int Soc Sports Nutr, 16: 50, 2019より一部抜粋して著者作成)

別し，同様の見解を示している．また，国際スポーツ栄養学会（ISSN）[9, 10]は，IOC[7] やNAP2016[8]とは違った視点での目標量の示され方がされている．これらの糖質摂取目標量について表4-1にまとめた．

(1) 瞬発系

　瞬発系の要素の大きい競技として，陸上競技の短距離や跳躍，投擲種目が挙げられる．このような競技での高強度運動のトレーニングを繰り返すような競技においてのエネルギーとしては糖質が主となる．陸上競技短距離やフィールド選手についての栄養に関するレビューでは，糖質目標補給量はそれぞれ3〜6g/kg 体重/日としている[11, 12]．また，トレーニング後のリカバリーとして，糖質0.8g/kg 体重/時とたんぱく質0.4g/kg/時を目安として示している[11]．一方，柔道やレスリング，水泳などのような試合時間は短い競技でも，日々のトレーニングとして高強度の間欠的なトレーニングを2時間以上行うような場合の糖質補給量は6〜10g/kg 体重/日を目安とする[7, 8]．

(2) 持久系

　陸上競技の長距離やトライアスロン，自転車競技などは，トレーニングが中等度強度〜高強度の運動が長時間に及ぶことから，筋グリコーゲン量の消耗が激しいため，食事での十分な糖質補給が求められる．国際陸上競技連盟における栄養に関するコンセンサスにおいて，陸上競技長距離のトラック種目ではグリコーゲンの貯蔵を回復するために，習慣的に糖質の多い食事を摂ることを推奨しており，糖質目標補給量は7〜10g/kg 体重/日とされている[13]．

（3）球技系

　球技系のスポーツではスプリントの走運動のような繰り返しの断続的な高強度の運動では，エネルギーは糖質からの寄与が大きくなるため，筋グリコーゲン濃度が減少する[14]．チームスポーツのスポーツ選手におけるレビューでは，倦怠感やケガの軽減，免疫機能の維持とともにパフォーマンスの低下を予防するために，トレーニング期の糖質補給は5〜7g/kg 体重／日とし，トレーニング後1時間以内に1〜1.2g/kg 体重の補給を推奨している[15]．また，欧州サッカー連盟（Union of European Football Association: UEFA）によるサッカーの栄養に関するコンセンサスでは，糖質摂取量はプレシーズントレーニング期では4〜8g/kg 体重／日，シーズン中のトレーニング期では3〜8g/kg 体重／日，試合前日から試合翌日の間では6〜8g/kg 体重／日としている[16]．その他の球技種目についての栄養に関するコンセンサスは現在のところ見当たらない．

3．トレーニング期の糖質摂取量および種目別の糖質補給方法

　日々のトレーニングは，競技によってまたトレーニングスケジュールによって強度や運動量は変動するが，一般的なトレーニング期の糖質目標摂取量は5〜10g/kg 体重／日の間にある場合が多い[7,8]．この値はたんぱく質の補給量の1.2〜1.7g/kg／日の目安値[6,7]に比べても大きい．糖質はたんぱく質よりも多く摂取する必要があるにもかかわらず，パフォーマンス向上のためには，たんぱく質のほうが重要であるといった考えをもった選手が依然として多くみられる．しかし，瞬発系，持久系，球技系のどの場合であっても，糖質がパフォーマンスに影響を及ぼすエネルギー基質であるということには変わりない．つまり，生体内の糖質（グリコーゲン）が枯渇すれば，パフォーマンスは低下する．したがって，日常的な食事からの3食に割り振って糖質を補給することが体内のグリコーゲンの回復のために必須といえる．しかし，上記のコンセンサスで示されているような“糖質体重1kgあたり1日○g”といわれても，スポーツ選手自身が食事でどれくらい何から糖質を摂ればよいかはわからない．そこで実際の食事内容で糖質が補給できる量を示す．

　日本人の一般的な食事の場合，糖質を確実に摂取するためのカギとなるのは「主食」である．主食によって見込まれる糖質摂取の割合は7〜8割程度であり，これを毎日の食事より確保することが適正であると考えられる．表4-2には，表4-1で示した1〜3時間の中等度・高強度のトレーニング時における糖質を摂取するにあたり体重50kgと70kgの場合の1日および1食の主食（ごはん）の必要量を示した．

　例えば，体重50kgの選手の場合，1食あたりの糖質必要量は75〜125g程度である（表4-2）．ごはんは100gあたり約35gの糖質を含むことから，糖質量を実際のごはん量に換算すると，1食あたり200g以上となる．一般的な茶碗1杯のごはん量が150〜160g程度であるため，この選手の場合，毎食茶碗に大盛り1杯程度を食べることになる（図4-4）．この量はコンビニのおにぎりでは2〜3個である．また，体重70kgの選手では1食のごはん量は約300g以上となり，これは，お茶碗2杯（どんぶりなら1杯程度），コンビニのおにぎりの場合は3〜4個が適正な量である（表4-2，図4-4）．

表4-2　トレーニング時（1〜3時間：中等度〜高強度の運動）における糖質
必要量およびごはん摂取量（糖質6〜10g/日の場合）

	体重	
	50kg	70kg
1食あたりの主食からの糖質(/食)*	75〜125g	105〜175g
1食あたりのごはんの必要量(/食)	200〜340g	280〜470g

*主食からの糖質の摂取割合を約75%とした場合

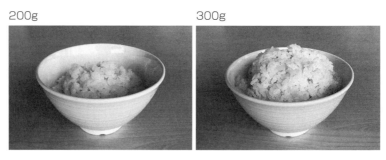

図4-4　ごはん量の目安

　ただし，1食の中で必要なごはん量を食べることが難しいときには，食事を分けて食べる「分食」をする．例えば夕方のトレーニング後すぐに食事ができない場合，練習直後におにぎり1個を食べ，自宅での夕食時に残りの必要量のごはんを食べる．

　主食以外にも，いも類や果物なども糖質補給源となる．いも類は1日1回程度，果物は1日2〜3回摂取するとよい．また，調味料で使われる砂糖やトレーニング前後に使用するスポーツドリンクやゼリーなどからも糖質は補給され，これらの糖質は単糖類や二糖類のため小腸からの吸収が速い．一方，主食に多く含まれるでんぷんなどの多糖類は消化に時間を要するため，小腸からの吸収が緩やかであるといった特徴がある．これらを踏まえてトレーニング前・中・後によって糖質補給の戦略を立てるとよい．なお，糖質補給については，試合前後でも戦略が必要であり，またドリンクにも糖質が含まれることから水分補給とも関連があるが，これらの内容は，Chapter 14を参考にされたい．ここではトレーニング期におけるそれぞれの競技特性に応じた具体的な糖質摂取方法の例について示す．

（1）瞬発系

　上記で示したように，陸上競技の短距離や跳躍競技などの瞬発的な高強度運動のトレーニングを集中して行うような競技における体重1kgあたりの糖質目標摂取量は，持久系や球技系の競技に比べて少ない．しかし，糖質が枯渇すると高い強度（スピードの速い）のトレーニングのパフォーマンスが低下することから，体内のグリコーゲンを補充することは必要である．また，瞬発系やパワー系の競技でよく実施されるレジスタンストレーニングでは，12RMの脚伸展運動を6セット実施すると，外側広筋のグリコーゲン貯蔵量が39%減少することが報告されており[17]，このようなトレーニ

ングによって筋グリコーゲン量が減少すると，スポーツ選手の運動強度を維持する能力も低下し[18]，体組織の分解も上昇する[19]．したがって，3食の食事は欠食せず，主食（ごはんもしくはパン・麺類）をきちんと食べることにより，高強度トレーニングによって減少する筋グリコーゲンを回復させる．

　高強度のトレーニング後は，リカバリーのため早めに糖質 0.8g/kg 体重/1時間とたんぱく質 0.2〜0.4g/kg 体重/1時間が同時に摂れるような補食を用意することが有効であるとされる[9, 10]．例えば，体重が 70kg の選手の場合，水分補給とともに吸収の速い糖質を含むスポーツドリンク 500mL 程度（糖質 20〜30g）とたんぱく質も同時に補えるようなチキンやツナのたっぷり入ったサンドイッチもしくは鮭のおにぎり（糖質 35g 程度）などを選ぶといった方法が有効と考えられる．よくプロテインパウダーを活用する選手がいるが，筋分解の抑制を促すためにも，同時に糖質を補給することが望ましい．混成競技や投擲競技のように高強度トレーニングで練習時間が長い場合には，トレーニング中にも吸収の速いスポーツドリンクや糖質が補給できるタイプのゼリー等をこまめに補給し，血糖を維持させることで集中力を切らさずかつ筋グリコーゲンを補充することができる．また，投擲選手のような身体の大きな選手の場合は，体重 1kg あたりの糖質目標補給量は高くないものの，体重が重いことで実質的な糖質補給量は多くなり，実際の1日に必要な糖質量は持久系の選手と同程度の量もしくはそれ以上の量が必要となる選手もいる．そのため，1度の食事でごはんの量を確保できない場合には，自分のライフスタイルに合わせてトレーニング前や後などの補食でおにぎり，パン，カステラなどから小分けにして糖質を確保することも検討する．

(2) 持久系

　運動中のエネルギー基質は，運動の強度と持続時間に大きく依存し，運動の強度が最大酸素摂取量の60％を超えると，糖質からの寄与が大きくなる．また，運動時間が2時間を超えるような運動中では，糖質を摂取することで，疲労困憊に至るまでの時間が延長することが報告されている[20]．そのため，トレーニング中は運動時間が60分未満の場合は糖質を含む飲料によるマウスリンス（飲み込まず口をすすぐ）でもよいが，1〜2.5時間の持久運動中は1時間あたり 30〜60g の割合で糖質摂取（グルコースやマルトデキストリンなど），運動時間が2.5時間以上の場合は最大1時間あたり 90g の複数の糖質（グルコース：フルクトース混合物）を推奨している[8]．また，継続した激しい運動中に1時間あたり 30〜60g の糖質を摂取することでコルチゾールなどのストレスホルモンの上昇が抑制され，運動による免疫抑制の程度が抑えられることも示されている[21]．

　トレーニング後においても，消耗したグリコーゲンを速やかに回復させる必要がある．例えば，1時間の激しいトレーニングを実施した場合，体たんぱく質によるエネルギー補給が全体の約5％に及ぶことから，トレーニングで減少した筋グリコーゲンは体たんぱく質の分解をさらに促進させ，筋肉の回復への弊害となり得る[22]．また，日本人男性持久性ランナーによる研究では，3日間連続の持久性トレーニング（最大酸素摂取量70％での75分のランニング）を低エナジーアベイラビリティー（＜20kcal/kg FFM/日）で実施すると，下腿三頭筋の筋グリコーゲン濃度は低下し，エネルギー

が確保できた状態（エナジーアベイラビリティ＞45kcal/kg）よりも鉄代謝調節ホルモンである血清ヘプシジン濃度が上昇したことが報告されている[23]．この研究では糖質摂取量が関係しているかの結論までは出ていないが，少なくとも，持久的なトレーニングを継続し，筋グリコーゲンが低下した場合は鉄代謝に影響を及ぼす可能性が考えられる．これらのことからも，持久的でハードなトレーニング後に迅速な回復が必要である場合は，グリコーゲンを消耗する運動の終了後4〜6時間，糖質1.2kg/kg体重/時間の糖質補給を行うとよい[8]．これは体重50kgの場合であれば，1時間当たり糖質60g程度の補給することになり，例えばトレーニング直後に吸収の速いグルコースやフルクトースを含むようなスポーツドリンク500mL（糖質20〜30g程度）を補給し，その後おにぎりを1個（糖質約35g）食べる程度の量である．その後，自宅においての食事でお茶碗1杯程度のごはんを含む食事をする．トレーニング後自宅に帰るまで時間を要さない場合には，自宅に帰ってから食事で糖質補給を適正に行えばよい．

　トレーニング前は，食事をしてから時間が空く場合や長時間または強度が高まるトレーニングの前に糖質の補給をする．内容は消化時間を加味しながら，トレーニングまでに2時間程度ある場合には，ごはんやパンなどのでんぷんが多く消化に時間を要するものを，トレーニング時間まで1時間を切るような場合には，スポーツドリンクやゼリーまたはバナナなどから糖質を補給する．また，陸上長距離選手などが行うような空腹状態での朝練習などの運動時に利用できるエネルギー基質としての糖質が体内に十分ない状態でのトレーニング（train low）は，代謝反応（ミトコンドリア量や脂質酸化割合の増加等）は認められるものの，パフォーマンスへの有用性は現在のところ明確ではない[8,24,25]．そのため，朝練習前には，睡眠の間に失われるグリコーゲンの回復し，かつ水分補給も兼ねてスポーツドリンクなど吸収のよい糖質を補給するとよい．また，高校生など学校へ行ってから朝練習をする場合には，家でごはんやパンと簡単な主菜（卵料理や納豆など）や果物，乳製品などで糖質補給をしたうえで，朝練習後に補食としておにぎりやサンドイッチを補給する分食することで，トレーニングによって消耗した筋グリコーゲンを回復させるための糖質を確実に補う．なお，体重コントロールなどの理由で糖質制限を行う選手がみられるが，持久的なトレーニングを積むスポーツ選手のメタ解析では，糖質制限はパフォーマンスを向上させないと結論付けている[26]．したがって，減量が必要な際にはケガのリスクを抑え，日々のトレーニングを有意義にするためにも，糖質を減らすことに囚われず，摂取エネルギーと消費エネルギーのバランスによって調整することが求められる．

(3) 球技系

　サッカー選手において筋グリコーゲン貯蔵が低い選手は，グリコーゲンを適切に貯蔵をした選手と比較して特に試合の後半でよりハイスピードで走る距離が少ないことが報告されている[27]．球技系のトレーニングに見られるスプリントの走運動を繰り返すような断続的な高強度トレーニングにおいて，エネルギー基質は糖質からの寄与が大きくなるため，筋肉グリコーゲン濃度は減少する[28]．また，球技系のスポーツでは走距離が増加するような持久的なトレーニングも多い．よって，特に高強度で長時間のトレーニングの日には，トレーニング後の食事で筋グリコーゲンの回復を図ることが

次のトレーニングに向けて重要であり，そのためには十分な糖質補給が求められる．チームスポーツでの競技に関する報告では，トレーニング後1時間以内に1〜1.2g/kg体重と比較的多く糖質を補給することが推奨されている[15]．このことからも，特にトレーニングが高強度で長時間の場合ですぐに食事がとれない場合には，エネルギーゼリーやバナナなどの果物の比較的糖質が多い食品を利用するとよい．球技系においても瞬発系・パワー系と同様，たんぱく質の補給だけを重視することはしない．トレーニング後すぐに食事ができる場合には，例えば，体重70kg程度の選手であれば，ごはんを茶碗2杯（またはどんぶり1杯）程度食べるとよい．さらに，ラグビーや野球選手のように体格が大きい選手では，1日の糖質補給量が多くなるため，1日5回程度に分けて糖質を補給することも検討する．特に大学生のスポーツ選手で，寮食がなく朝食を自分で用意する必要のある選手において，朝起きて食欲がない場合でも，何も食べずに学校へ行くということはせずに，朝食を分食する．朝食1回目として，自宅で果物（果汁100％ジュース含む）やヨーグルト，パンなど自分が食べやすいものを見つけ，摂取する習慣をつけるようにし，朝食2回目として，学校でおにぎり，サンドイッチ，具沢山のスープ，サラダなどを食べるようにする．また，トレーニング前にも補食でバナナやヨーグルトドリンクなどを活用し糖質を確保するとよい．

4. オフ期間の糖質補給

　　長期間のオフ期間中で運動量が落ちている場合は，エネルギー消費量は少なくなる．したがって体脂肪を極端に増やさないためにも，糖質の補給量はトレーニング期よりも少なくてよい．サッカーの栄養に関するコンセンサスでは，オフの時期の糖質補給として4g/kg体重/日未満に調整することが示されている[16]．例えばトレーニング期に3食の糖質量を8g/kg体重/日程度に設定している場合には，その量の約半分量を目安に主食（ごはん）を食べるような形となる．しかし，オフ期間中でもトレーニングをすれば，そのトレーニング量に応じて糖質補給量を増やす必要があることを忘れてはいけない．

✳Column　　　　　　　　　　　　　　　　　　　　　　　　　　　　　✳

なぜ朝食で糖質補給が重要なのか？

　私たちが朝食を食べる理由のひとつとして，生体内のリズムを整える働きなどが挙げられる．また朝食での糖質摂取は，睡眠時に消費された肝グリコーゲンを速やかに回復することにつながる．実際に肝グリコーゲンは，一晩の絶食後に約50％減少する可能性がある[29]．そのため，スポーツ選手の場合，糖質を豊富に含む朝食を摂取して運動した時は朝食を摂取せず運動した時と比較して，午後からのトレーニングでのパフォーマンス

が向上することが報告されている[30]．このように朝食で糖質を補給することは，競技力を向上させるためにも重要なことである．実際に，朝食をほとんど食べないような一人暮らしの男性スポーツ選手に対して糖質の重要性を説明したうえで，主食のごはん量を徐々に増やし，最終的に1食でごはん300〜350g程度食べるようになると，選手本人の主観ではあるが，トレーニング中に以前感じていただるさや疲労感が軽減し，最後まで集中してトレーニングできるようになったと感じてい

る．また，競技パフォーマンスが確実に向上して
いるとのことだった．このように，エネルギー補
給とともにトレーニング効果を高め，意欲的に取

り組むためにも朝食での糖質補給は習慣づけられ
るよう心掛けてほしい．

| ✳ | Column ✳ |

［文　　献］

1) Poortmans JR: Principles of protein metabolism. In: Poortmans JR: Principles of exercise biochemistry. S Karger Ag, pp.164-193, 1988.

2) Coyle EF, Coggan AR, Hemmert MK, et al.: Muscle glycogen utilization during prolonged strenuous exercise when fed carbohydrate. J Appl Physiol (1985), 61: 165-172, 1986.

3) Karlsson J, Nordesjö LO, Saltin B: Muscle glycogen utilization during exercise after physical training. Acta Physiol Scand, 90: 210-217, 1974.

4) Costill DL, Miller JM: Nutrition for endurance sport: carbohydrate and fluid balance. Int J Sports Med, 1: 2-14, 1980.

5) Ivy JL, Katz AL, Cutler CL, et al.: Muscle glycogen synthesis after exercise: effect of time of carbohydrate ingestion. J Appl Physiol (1985), 64: 1480-1485, 1988.

6) Parkin JA, Carey MF, Martin IK, et al.: Muscle glycogen storage following prolonged exercise: effect of timing of ingestion of high glycemic index food. Med Sci Sports Exerc, 29: 220-224, 1997.

7) Burke LM, Hawley JA, Wong SH, et al.: Carbohydrates for training and competition. J Sports Sci, 1: S17-S27, 2011.

8) Thomas DT, Erdman KA, Burke LM: American College of Sports Medicine Joint Position Statement. Nutrition and Athletic Performance. Med Sci Sports Exerc, 48: 543-568, 2016.

9) Kerksick CM, Arent S, Schoenfeld BJ, et al.: International society of sports nutrition position stand: nutrient timing. J Int Soc Sports Nutr, 14: 33, 2017.

10) Tiller NB, Roberts JD, Beasley L, et al.: International Society of Sports Nutrition Position Stand: nutritional considerations for single-stage ultra-marathon training and racing. J Int Soc Sports Nutr, 16: 50, 2019.

11) Slater GJ, Sygo J, Jorgensen M: SPRINTING... Dietary Approaches to Optimize Training Adaptation and Performance. Int J Sport Nutr Exerc Metab, 29: 85-94, 2019.

12) Sygo J, Kendig Glass A, Killer SC, et al.: Fueling for the Field: Nutrition for Jumps, Throws, and Combined Events. Int J Sport Nutr Exerc Metab, 29: 95-105, 2019.

13) Burke LM, Castell LM, Casa DJ, et al.: International association of athletics federations consensus statement 2019: nutrition for athletics. Int J Sport Nutr Exerc Metab, 29: 73-84, 2019.

14) Krustrup P, Mohr M, Steensberg A, et al.: Muscle and blood metabolites during a soccer game: implications for sprint performance. Med Sci Sports Exerc, 38: 1165-1174, 2006.

15) Heaton LE, Davis JK, Rawson ES, et al.: Selected in-season nutritional strategies to enhance recovery for team sport athletes: a practical overview. Sports Med, 47: 2201-

2218, 2017.

16) Collins J, Maughan RJ, Gleeson M, et al.: UEFA expert group statement on nutrition in elite football. Current evidence to inform practical recommendations and guide future research. Br J Sports Med, 55: 416, 2021.

17) Robergs RA, Pearson DR, Costill DL, et al.: Muscle glycogenolysis during differing intensities of weight-resistance exercise. J Appl Physiol (1985), 70: 1700–1706, 1991.

18) Coyle EF, Coggan AR, Hemmert MK, et al.: Substrate usage during prolonged exercise following a preexercise meal. J Appl Physiol (1985), 59: 429–433, 1985.

19) Rodriguez NR, Di Marco NM, Langley S: American College of Sports Medicine position stand. Nutrition and athletic performance. Med Sci Sports Exerc, 41: 709–731, 2009.

20) Jeukendrup AE: Carbohydrate feeding during exercise. Eur J Sport Sci, 8: 77–86, 2008.

21) Gleeson M, Nieman DC, Pedersen BK: Exercise, nutrition and immune function. J Sports Sci, 22: 115–125, 2004.

22) Hausswirth C, Mujika I編，長谷川博，山本利春監訳：リカバリーの科学：スポーツパフォーマンス向上のための最新情報．ナップ，2014.

23) Ishibashi A, Kojima C, Tanabe Y, et al.: Effect of low energy availability during three consecutive days of endurance training on iron metabolism in male long distance runners. Physiol Rep, 8: e14494, 2020.

24) Philp A, Hargreaves M, Baar K: More than a store: regulatory roles for glycogen in skeletal muscle adaptation to exercise. Am J Physiol Endocrinol Metab, 302: E1343–E1351, 2012.

25) Bartlett JD, Hawley JA, Morton JP: Carbohydrate availability and exercise training adaptation: too much of a good thing? Eur J Sport Sci, 15: 3–12, 2015.

26) Gejl KD, Nybo L: Performance effects of periodized carbohydrate restriction in endurance trained athletes - a systematic review and meta-analysis. J Int Soc Sports Nutr, 18: 37, 2021.

27) Saltin B: Metabolic fundamentals in exercise. Med Sci Sports, 5: 137–146, 1973.

28) Krustrup P, Mohr M, Steensberg A, et al.: Muscle and blood metabolites during a soccer game: implications for sprint performance. Med Sci Sports Exerc, 38: 1165–1174, 2006.

29) Nilsson LH, Furst P, Hultman E: Carbohydrate metabolism of the liver in normal man under varying dietary conditions. Scand J Clin Lab Invest, 32: 331–337, 1973.

Chapter 5

スポーツ選手のたんぱく質摂取

髙田　和子

●この章で学ぶこと
・スポーツ選手におけるたんぱく質の必要量について理解する
・1日の中でどのようにたんぱく質を摂取することが望ましいかを理解する
●事前学習
・たんぱく質を構成するアミノ酸の種類について復習する
・一般的に健康な成人が必要とする1日のたんぱく質の量について調べる
●事後学習
・普段よく食べている食品にどのくらいのたんぱく質が含まれているかを調べる
・1日のたんぱく質摂取のスケジュールを組み立てる

1. たんぱく質摂取と筋たんぱく質合成

　一般的な体格の人では，たんぱく質は体の中で約16%を占める多量の成分であり，常に分解と合成を繰り返して入れ替えられている．たんぱく質の合成には，食事からその材料となるアミノ酸をとりいれる必要がある．例えば，腎臓，その他の内臓，筋肉のたんぱく質はそれぞれ42%，12%，1.5%が毎日新しく作られている[1]．各組織のたんぱく質の分解や合成の速度は一定ではなく，さまざまな条件によって異なっている．筋細胞におけるたんぱく質の合成や分解は，セリン／スレオニンキナーゼであるmTOR（mammalian target of rapamycin）がさまざまな情報を統合してたんぱく質合成を調整している．その情報には，レジスタンストレーニング，細胞内のエネルギー量，たんぱく質摂取だけでなく，インスリン様成長ホルモン（IGF-1）やインスリンの量もある．また，筋細胞にビタミンDの受容体があることも指摘されており，血液中のビタミンD濃度の低下が，筋たんぱく質合成に影響する可能性も指摘されている．

　一晩絶食した空腹時には，筋たんぱく質の合成が低下しており，筋たんぱく質分解が筋たんぱく質合成を上回る状態になっているが（図5-1のトレーニングなし，食事なし），食後には筋たんぱく質合成が高まることで，筋たんぱく質分解を上回った状態になる（図5-1のトレーニングなし，食事あり）[2]．持久性トレーニング後には，トレーニングの強度や継続時間にもよるが，疲労困憊にいたるような持久性トレーニング後には，筋たんぱく質合成は抑制される（図5-1のトレーニングあり，持久性トレー

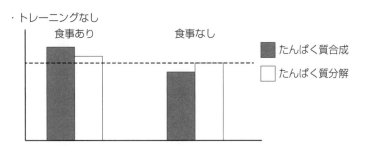

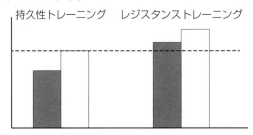

図5-1　食事の有無およびトレーニングの有無によるたんぱく質分解と合成
（Norton LE, Layman DK: Leucine regulates translation initiation of protein synthesis in skeletal muscle after exercise. J Nutr, 136: 533S-537S, 2006）

ニング）．そのため，筋たんぱく質分解が合成を上回る状態になる．レジスタンストレーニング後には，筋たんぱく質の合成と分解の両方が高まるが，筋たんぱく質の分解の亢進が大きいため，筋たんぱく質の分解が筋たんぱく質合成を上回る異化状態にある（図5-1のレジスタンストレーニング）．レジスタンストレーニング後の筋たんぱく質合成や分解の亢進がどの程度の時間，継続するかは明確ではないが，レジスタンストレーニング後の筋たんぱく質の合成と分解を見た研究では，筋たんぱく質の分解は，48時間後にはトレーニング前のレベルに戻っているが，筋たんぱく質の合成は48時間後も高まったままの状態にあった（図5-2）[3]．持久性，レジスタンスのいずれのトレーニング後においても異化作用が亢進している状態は，その後の食事によるエネルギーやたんぱく質が十分に補給されるまで続くと考えられている．

　筋たんぱく質の合成は食事とトレーニングのそれぞれの刺激によって亢進する．トレーニング前には，筋たんぱく質合成は，食事からのたんぱく質摂取によって，一時的に増加する（図5-3）[4]．レジスタンストレーニングの実施により筋たんぱく質合成は高まり，その効果が48時間程度継続するが，その間の食事は筋たんぱく質合成をさらに高める．同量のたんぱく質摂取であっても，食事による筋たんぱく質合成の増加はトレーニング直後に最も大きい．食事による筋たんぱく質合成の増加は，トレーニング後の経過時間とともに小さくなるが，少なくともトレーニング後24時間は食事による筋たんぱく質合成の亢進は，トレーニング実施がない時の食事による筋たんぱく質合成の亢進よりは大きい．そのため，トレーニングと食事が適切に組み合わされることが，筋たんぱく質の合成には重要といえる．

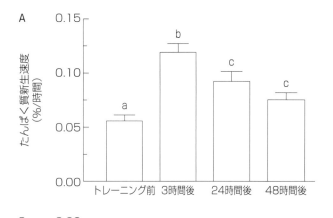

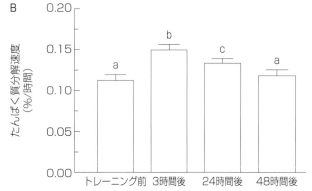

図5-2 トレーニング後48時間までの筋たんぱく質合成と分解
異なるアルファベット間で有意差あり
(Phillips SM, Tipton KD, Aarsland A, et al.: Mixed muscle protein synthesis and breakdown after resistance exercise in humans. Am J Physiol, 273: E99–E107, 1997)

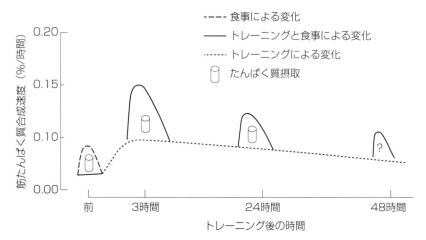

図5-3 食事とトレーニングによる筋たんぱく質合成速度の変化の模式図
(Churchward-Venne TA, Burd NA, Phillips SM: Nutritional regulation of muscle protein synthesis with resistance exercise: strategies to enhance anabolism. Nutr Metab, 9: 40-47, 2012)

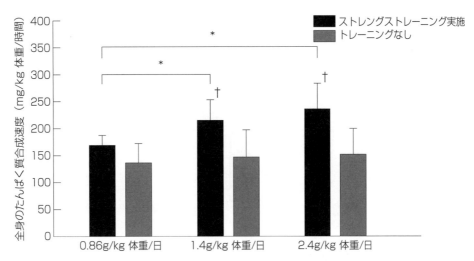

図5-4　1日あたりのたんぱく質摂取量と全身のたんぱく質合成速度
*トレーニングなしに対してp＜0.01　†トレーニングなしに対してp＜0.05
（Tarnopolsky MA, Atkinson SA, MacDougall JD, et al.: Evaluation of protein requirements for trained strength athletes. J Appl Physiol, 73: 1986-1995, 1992）

2．1日あたりの必要量

（1）体重あたりのたんぱく質必要量

　スポーツ選手向けのたんぱく質摂取量の目標量を設定している指針[5-7]をみると，1日に体重あたり必要なたんぱく質の摂取量は，1.2～2.0g/kg 体重／日程度とされている．この値は，スポーツ選手以外の健康な成人より大きい．スポーツ選手の目標量はたんぱく質の摂取量と筋たんぱく質の合成速度を比較した研究などから検討されていることが多い．スポーツ選手を対象とした研究としては，13日間異なったたんぱく質量を摂取した時の全身のたんぱく質合成速度を比較した研究がある（図5-4）[8]．トレーニングをしていない対象では，たんぱく質の摂取量が増加しても全身のたんぱく質合成速度は変化しないが，レジスタンストレーニングをしている対象では一般の対象の必要量とされている0.86g/kg 体重／日よりも多くたんぱく質を摂取している方が，全身のたんぱく質合成は高まる．しかし，1.4g/kg 体重／日から2.4g/kg 体重／日に増加しても，たんぱく質合成速度は変わらない．たんぱく質投与と除脂肪量（fat-free mass: FFM）や最大筋力の改善の関係を検討した研究のレビューでも，1.6g/kg 体重／日以上のたんぱく質摂取による，より大きな効果は認められなかったとしている[9]．

　トレーニングをしていない対象者のたんぱく質必要量の検討は，これまでは窒素出納法により，摂取したたんぱく質の1成分である窒素量と体内のたんぱく質の代謝により排出される窒素量のバランスが0になる量を基に設定されてきた．この方法は，身体のたんぱく質の平衡を維持する最低必要量を評価している．近年，安定同位体を使用したIndicator Amino Acid Oxidation（IAAO）法により通常の生活時に必要なたんぱく質量を評価することが試みられている．一般健常者において，IAAO法により推定されたたんぱく質必要量は，窒素出納法により推定されたたんぱく質必要量よ

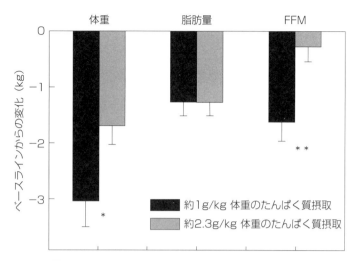

図5-5　ベースラインからの体重，脂肪量，FFMの変化
*2群間に有意差あり（p=0.036）　**2群間に有意差あり（p=0.006）
(Mettler S, Mitchell N, Tipton KD: Increased protein intake reduces
lean body mass loss during weight loss in athletes. Med Sci Sports
Exerc, 42: 326-337, 2010)

りも多いことが明らかになっている．スポーツ選手に対してもIAAO法によりたんぱ
く質必要量を推定することが試みられており，それらではたんぱく質の必要量はボ
ディービルダーで1.7g/kg 体重／日[10]，陸上長距離選手で1.65g/kg 体重／日[11]であった．
これらを加味すると，これまでの各種の指針で示されているたんぱく質必要量の下限
値はやや少ないかもしれない．

(2) たんぱく質必要量に影響を与える要因

　たんぱく質の必要量は，スポーツ選手の競技レベル，トレーニング内容，糖質やエ
ネルギー摂取量により影響を受ける．例えば，熟練したスポーツ選手では減少し，高
強度や高頻度のトレーニング時には増加する．持久性の種目のスポーツ選手では，糖
質の摂取量の影響も大きく，糖質が十分量摂取できている時には，たんぱく質摂取量
を増加してもパフォーマンスには影響しないようである．
　エネルギー摂取不足時は，体のたんぱく質を維持するために必要なたんぱく質量は
増加する．エネルギー必要量の60%のエネルギー摂取をした時にたんぱく質を1g/kg
体重／日と2.3g/kg 体重／日を2週間摂取した時の身体組成の変化を比較すると，体
脂肪の減少はたんぱく質摂取量に関わらず同程度であった（図5-5）[12]．しかし，た
んぱく質摂取量が1g/kg 体重／日の場合には，FFMの減少が大きく，そのために体
重の減少も大きかった．スポーツ選手における減量時のたんぱく質必要量についての
レビューでは，減量時のたんぱく質の必要量はFFMあたり2.3〜3.1g/kg 体重／日と
されている[13]．しかし，たんぱく質摂取量を考慮すること以上に適度な減量速度（週
に0.5kgまたは体重の0.7%）にすることがより重要であるとしている．エネルギー摂
取不足は，多くの場合，糖質の摂取量の減少を伴っている．糖質摂取による血中イン

スリンの増加は，筋細胞膜のインスリン受容体に結合することで，筋たんぱく質合成を亢進する刺激を与えている．そのため，糖質摂取量の不足は，筋たんぱく質合成に対して好ましくない．

3. たんぱく質摂取のタイミング

（1）トレーニング時間とたんぱく質摂取

　通常，たんぱく質の必要量は体重やFFMを考慮して，1日あたりの量として示されていることが多いが，1日の中でいつたんぱく質を摂取するかも重要な視点である．筋たんぱく質合成は，トレーニングやたんぱく質の摂取により亢進するので，単発的なレジスタンストレーニングとたんぱく質投与による筋たんぱく質合成を検討した研究結果からは，トレーニング直後のたんぱく質摂取は筋たんぱく質の出納を正にし，長期的には筋肥大をもたらすと考えられる．しかし，トレーニング前，中，直後別のたんぱく質摂取の有用性については，まだ明確ではなく，特に長期的な効果を検討した研究では，たんぱく質摂取のタイミングによる筋量増加の違いは明確ではない．

（2）1日の中で分散しての摂取

　たんぱく質の摂取のタイミングとして指摘されていることのひとつは，たんぱく質をまとめて摂取するのではなく，頻回に摂取することの重要性である．総量として同量のたんぱく質を摂取したとしても，何回に分けて摂取するかによって，その影響は異なっている．レジスタンストレーニング実施者を対象に，脚部のレジスタンストレーニング後にホエイたんぱく質を脂質や糖質を含む飲料として摂取する際に，直後と6時間後にたんぱく質を40gずつ，直後から3時間おきに4回20gずつ，1時間半ごとに8回10gずつ摂取した時の筋たんぱく質合成速度を12時間にわたって比較した研究がある（図5-6）[14]．この研究では，運動後12時間のたんぱく質合成速度は20gずつ4回摂取した場合が最も大きくなっていた．この結果は，たんぱく質をまとめて摂取するのではなく，トレーニング後のたんぱく質合成が高まっているときに頻回に摂取することの重要性を示している．

（3）睡眠前のたんぱく質摂取

　タイミングに関連したもう1点は，睡眠前のたんぱく質摂取である．夕食後に45分程度のレジスタンストレーニングを実施後，糖質とたんぱく質を含む飲料を摂取し，さらに，睡眠の30分前に40gのカゼインを含む飲料と含まない飲料の摂取を比較した研究がある（図5-7）[15]．これによると，全身のたんぱく質分解はいずれの飲料でも差がないが，筋たんぱく質合成がカゼインを含む飲料摂取後に亢進しており，その結果，正味のバランスはカゼインを含む飲料を摂取した時には正になっているが，カゼインを含まない飲料の場合は負になった．また，一晩を通した筋たんぱく質合成速度は，カゼインを摂取した場合に大きくなっている．寝る前のたんぱく質摂取に関するレビューは，レジスタンストレーニングによる筋量や筋力の増加に対して，寝る30分前の20〜40gのたんぱく質摂取が夜間の筋たんぱく質合成を高めることで付加

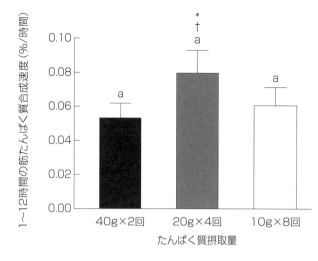

図5-6　1〜12時間の平均筋たんぱく質合成速度
a：安静時と有意差あり（p<0.05）
†40g×2回との間に有意差あり（p<0.05）
*10g×8回との間に有意差あり（p<0.05）
（Areta JL, Burke LM, Ross ML, et al.: Timing and distribution of protein ingestion during prolonged recovery from resistance exercise alters myofibrillar protein synthesis. J Physiol, 591: 2319-2331, 2013）

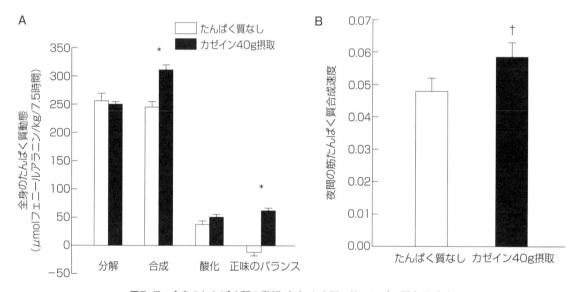

図5-7　全身のたんぱく質の動態（A）と夜間の筋たんぱく質合成（B）
*たんぱく質なしとの間に有意差あり（p<0.05）　†たんぱく質なしとの間に差あり（p=0.05）
（Res PT, Groen B, Pennings B, et al.: Protein ingestion before sleep improves postexercise overnight recovery. Med Sci Sports Exerc, 44: 1560-1569, 2012）

的な効果があるとまとめている[16]．これらを加味すると，寝る前を含み3〜4時間程度おきに1日に4〜5回に分けてのたんぱく質摂取が有効と考えられる．

4. 1回あたりの摂取量

　1日に数回に分散してのたんぱく質摂取が有効であるが，日本ではたんぱく質の摂取量は1日全体では必要量を満たしているが，朝食，昼食のたんぱく質摂取量は少なく，夕食からのたんぱく質摂取量が多い傾向にある[17]．たんぱく質摂取を分散させた場合

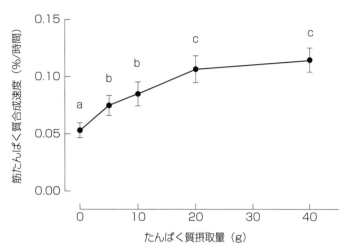

図5-8　レジスタンストレーニング後のたんぱく質摂取量と筋たんぱく質合成速度
異なるアルファベット間で有意差あり（p＜0.01）
（Moore DR, Robinson MJ, Fry JL, et al.: Ingested protein dose response of muscle and albumin protein synthesis after resistance exercise in young men. Am J Clin Nutr, 89: 161-168, 2009）

に，1回あたりに必要な摂取量はどの程度だろうか．一晩の絶食後に脚部のレジスタンストレーニングを行い0～40gの卵たんぱく質を摂取したときの摂取後1～4時間の筋たんぱく質合成速度は，たんぱく質を0, 5, 10, 20gと増やしていくと，たんぱく質摂取量の増加に伴って大きくなった（図5-8）[18]．しかし，20gから40gに増やしても，その量は変化しておらず，1回に20gのたんぱく質摂取量を摂取することが筋たんぱく質合成の亢進に必要であるとしている．

　この研究の対象者の平均体重は86.1kgであるが，体重あたりで考えるとどうだろうか．既存の研究をレビューして，たんぱく質摂取後3～4時間のたんぱく質合成速度を，体重あたりのたんぱく質量で比較した研究では，18～37歳の若年者においては，たんぱく質合成速度の変化がみられるブレイクポイントは0.24g/kg体重であった（図5-9）[19]．先の研究においてもたんぱく質摂取量20gは体重あたりで0.23gであり，体重あたりでは少なくとも0.24g/kg体重以上のたんぱく質摂取がたんぱく質合成速度の亢進のために必要と考えられる．

　体重あたりの1回あたりのたんぱく質必要量は，年齢，たんぱく質の種類，体組成，試験前の食事，トレーニングの種類などによる影響がある可能性がある．例えば，先のレビューにおいて，65～80歳の高齢者におけるブレイクポイントは0.4gとされている[19]．

　1回当たりのたんぱく質必要量を検討した研究は，卵，ホエイ，カゼインなどのたんぱく質を精製した粉末を使用している．そのため，それらのたんぱく質は，良質で比較的，吸収もよい．しかし，実際の食事においては，さまざまな食品からたんぱく質を摂取しており，食品によって必須アミノ酸の含有量が異なる．また他の栄養素等を含むことによりたんぱく質の吸収速度も影響を受けている可能性がある．そのため

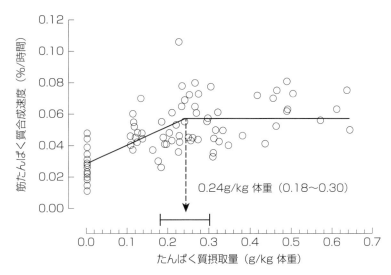

図5-9　体重あたりのたんぱく質摂取量と筋たんぱく質合成速度
(Moore DR, Churchward-Venne TA, Witard O, et al.: Protein ingestion to stimulate myofibrillar protein synthesis requires greater relative protein intakes in healthy older versus younger men. J Gerontol A Biol Med Sci, 70: 57-62, 2015)

に，筋たんぱく質合成速度を増すための実際の食事としてのたんぱく質の1回量は0.4〜0.5g/kg 体重ではないかとする提案もある[20]．この量は，1日に4〜5回摂取したとすると，1.6〜2.5g/kg 体重/日となり，スポーツ選手における1日あたりのたんぱく質必要量として考えられている数字とほぼ一致する．

5. 種類の配慮

　たんぱく質の質は，たんぱく質を構成しているアミノ酸の種類と量によって規定されている．体のたんぱく質合成に利用されるアミノ酸は20種類があるが，そのうちの9種類は体内で合成ができず，食事からとる必要があるため必須アミノ酸と呼ばれる．各必須アミノ酸が人体のたんぱく質合成に必要な比率がわかっており，その比率を満たしているたんぱく質が良質のたんぱく質とされる．一般的には，卵，牛乳，肉や魚のたんぱく質が良質とされている．しかし，実際の食事におけるたんぱく質の質は，ひとつずつの食品によって規定されるものではなく，何らかのアミノ酸が少ない食品であっても，他の食品と組み合わせることで，1回の食事全体として必要なアミノ酸を摂取することが可能になる．そのためたんぱく質源となる食品を偏ることなく，さまざまな食品を摂取する配慮が必要である．

　さまざまなアミノ酸の粉末が市販されているが，アミノ酸は必須アミノ酸をバランスよく摂取することでたんぱく質としての質が高まり，単独のアミノ酸を過剰に摂取するよりもアミノ酸のバランスのよいことが，最も効率よく筋たんぱく質合成が亢進する．その中で，単独の役割の可能性が示されているのは，必須アミノ酸のひとつのロイシンである．ロイシンは他のアミノ酸の筋肉へのとり込みを加速し，たんぱく質

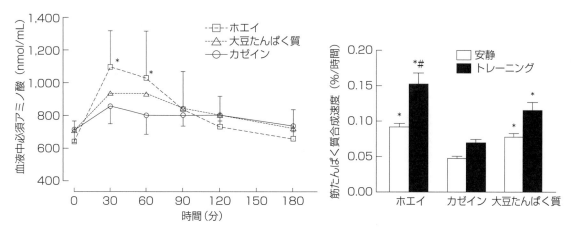

図5-10　たんぱく質の種類と血液中必須アミノ酸濃度，筋たんぱく質合成速度
左の図の*カゼインとの間に有意差あり（p＜0.05）
右の図の*同じ条件におけるカゼインとの間に有意差あり（p＜0.05）
#同じ条件での大豆たんぱく質との間に有意差あり（p＜0.05）
（Tang JE, Moore DR, Kujbida GW, et al.: Ingestion of whey hydrolysate, casein, or soy protein isolate: effects on mixed muscle protein synthesis at rest and following resistance exercise. J Appl Physiol, 107: 987–992, 2009）

を合成するために使用される筋肉内のアミノ酸プールを多くする．さらにmTORを介して筋たんぱく質の合成を促進するため，筋量の維持や増加において重要とされている．ロイシンは乳製品に多く含まれており，諸外国に比べ乳製品の摂取の少ない日本人においては，ロイシンの摂取量は少ない場合があるので，アレルギーなどがない限り乳製品は積極的に摂取したい[17]．

　単独のたんぱく質の違いとしては，乳製品中のたんぱく質のひとつであるホエイは消化吸収が速くロイシンを多く含む．そのため，ホエイ摂取後にはトレーニングをしなくても，吸収の遅いカゼインや大豆たんぱく質に比べて血液中のアミノ酸濃度の増加が速く，筋たんぱく質合成も高める（図5-10）[21]．また，トレーニングをしていない場合に比べたトレーニング後における筋たんぱく質合成の増加もカゼインや大豆たんぱく質に比べると大きい．しかし，これらはそれぞれのたんぱく質の精製物を単独に摂取し，摂取後やトレーニング後3時間の状態を比較した研究であり，実際の生活における条件とはかなり異なっている．実際の食事においては，さまざまな食品を組み合わせて摂取しており，消化吸収の速度も他の栄養素の影響を受けている．また，トレーニングや食事の影響は3時間だけを考えればよいのではなく，実際には食事やトレーニングは繰り返し行われている．消化吸収の速度の異なるたんぱく質を摂取することは，血液中の必須アミノ酸濃度を長い時間高めておくことができる可能性がある．

6. たんぱく質の摂りすぎによる影響

（1）たんぱく質の過剰摂取による影響
　スポーツ選手の食事の調査では，体重1kgあたり2〜2.5gのたんぱく質摂取は頻繁

にみられる．イヌイット族など肉類を非常に多く食べる民族のたんぱく質摂取量は体重1kgあたり3g程度にまでなり，健康な対象者においては，この程度までの摂取量であれば，長期的に継続しても悪影響は少ないと考えられる[22]．

　たんぱく質の過剰摂取の影響として指摘される点のひとつは，高たんぱく質摂取時に尿中へのカルシウム排泄が増加するという点である．しかし，これについてはさまざまな見解があり，必ずしもカルシウム排泄が増すわけではないとする結果もみられる．たんぱく質を過剰に摂取する必要はないが，たんぱく質の摂取はIGF-1の分泌を促し，骨密度を高くすることにも貢献している．

　たんぱく質の過剰摂取として危惧されている2点目は，腎臓への負担である．腎機能の低下した患者の治療においては，低たんぱく質摂取が行われることがあるが，少なくとも健康な対象において，高たんぱく質摂取が腎機能を害することはなさそうである[23]．

　しかしながら，これらの検討は食事からの高たんぱく質摂取を念頭に検討されている．サプリメントを使用した場合は，食事から摂取可能な量をはるかに超えるたんぱく質を簡単に摂取することが可能である．そのような多量のたんぱく質摂取が及ぼす体への影響については，よくわかっていない．また，ここまでにも記載しているように，たんぱく質を多く摂取すればするほど筋たんぱく質合成が高まり続けるわけではない．サプリメントとしてたんぱく質を摂取している場合に，効果があったと感じることの理由の中には，たんぱく質摂取量が増えたことによる効果でなく，不足していたエネルギーやビタミンなど他の栄養素の補給をしていることの効果が重なっている可能性も高い．

(2) 実際の食事におけるたんぱく質の摂取量

　一般的な食品の組み合わせをした場合には，全エネルギーの15～20％をたんぱく質からとるような食品の組み合わせでないと，実際の食事として組み合わせることが難しく，満足感が得にくいメニューになる．例えば，3,500kcalを摂取する場合，15～20％のエネルギーをたんぱく質からとるとすると，たんぱく質量は131～175gとなる．これは体重が70kgのスポーツ選手にとっては1.87～2.5g/kg 体重／日のたんぱく質量となり，サプリメントなどを使用しなくても，十分な量のたんぱく質を摂取することが可能である．逆に，たんぱく質摂取量を過度に増やすことは，他のエネルギー源となる栄養素，特に糖質の摂取量を減らすことにつながりやすい．トレーニングで消耗した筋肉や肝臓のグリコーゲンを補填するためには，十分な量の糖質を摂取することが重要であり，必要以上のたんぱく質摂取により，それらが阻害されるのは好ましくない．また，先にも示したように糖質の摂取による血糖の上昇は，インスリンを介して，筋細胞へのたんぱく質とりこみを亢進し，筋たんぱく質合成を高めるので，極端な低糖質食は，筋たんぱく質の維持・増加にとって好ましくない．さらに近年は，エネルギー不足だけでなく，糖質の摂取不足が鉄の栄養状態に影響する可能性も指摘されており，極端にたんぱく質，脂質，糖質からのエネルギー摂取比率を崩すような食事は望ましくない．

表5-1　おもな食品の1回の目安摂取量あたりのたんぱく質量

食品名	目安量	目安量中のたんぱく質量 (g)
豚肉（中型　もも）	厚切り1枚（100g）	19.5
鶏肉（もも　皮つき）	1口大4個（100g）	17.3
牛肉（和牛かた　脂身つき）	薄切り3枚（100g）	17.7
鮭（しろさけ）	切り身1枚（80g）	17.8
魚肉ソーセージ	1本（20g）	2.3
卵（鶏卵，全卵）	1個（50g）	6.1
豆腐（絹ごし）	小1丁（50g）	2.7
納豆（糸引き納豆）	小パック（40g）	6.6
牛乳（普通牛乳）	小パック（200mL）	6.6
ヨーグルト（脱脂加糖）	1個（80g）	3.4
チーズ（プロセスチーズ）	スライス1枚（20g）	4.5
ごはん（水稲　精白米）	中1膳（200g）	5.0
6枚切り食パン（角型）	1枚（60g）	5.3
ロールパン	1個（30g）	3.0

7．食品中のたんぱく質

　各食品にどのような栄養素がどのくらい含まれているかについては，日本食品標準成分表により知ることができる．現在の最新版は2020年に出版されたものである．この値は，文部科学省のホームページ（https://www.mext.go.jp/a_menu/syokuhinseibun/mext_01110.html）に公開されているほか，食品成分データベース（https://fooddb.mext.go.jp/）でオンラインでの検索が可能である．現在，食品表示法により加工食品には，エネルギー，たんぱく質，脂質，炭水化物，食塩相当量（ナトリウム）の量の表示が義務付けられており，これらも参照したい．表5-1には，主な食品の1回の目安摂取量あたりのたんぱく質量を示した．

Column　　　　　　　　　　　　　　　　　　　*

代替肉で筋力増強

　日本には古くから，豆腐，納豆，厚揚げ，凍豆腐など多様な大豆加工食品があり，日常的に摂取する習慣がある．ほかにも，アレルギーや菜食主義，宗教上の理由などで動物性食品を摂取しない人向けの植物性たんぱく質を原料としたさまざまな食品がある．それらの理由以外にも，肉や魚，卵など以外のたんぱく質源となる食品への注目が高まっている．大豆から油を搾油した後の脱脂大豆を使用したひき肉やスライス肉，ブロック肉状の大豆ミートと呼ばれる食品が，一般のスーパーでも販売されているし，ハンバーガーショップなどでもメニューに登場するようになった．これは，SDGsや環境負荷，動物保護の視点だけでなく，将来の食糧不足も視野に入った対応であろう．

　代表的な植物性たんぱく質である大豆たんぱく質は，サプリメントとして早くからスポーツ選手向けに販売されている．そのため，ホエイやカゼインなどと共に，筋量の維持や増加に関する研究が進んでいる．ヒトを対象とした研究では，動物

56

性たんぱく質と同量の大豆たんぱく質の摂取では，筋量の維持や増加が認められていない．動物性たんぱく質と同様の効果をえるためには，より多くの量の植物性たんぱく質を取る必要があることが指摘されている．

　動物性たんぱく質と植物性たんぱく質の違いは，たんぱく質の消化吸収率，アミノ酸の吸収動態，アミノ酸組成の違いによると考えられている．1点目の消化吸収率については，動物性たんぱく質の多くは消化吸収率が90％以上と高いが，植物性たんぱく質は吸収を阻害する成分があるために40〜80％とやや低い．ただし，精製した植物性たんぱく質は動物性たんぱく質に近い90％以上の消化吸収率があるので，サプリメントの大豆たんぱく質の消化吸収率は高いだろう．

　2点目のアミノ酸の体内での動態としては，植物性たんぱく質のアミノ酸は，動物性たんぱく質より多く酸化され，尿素としての排泄が多い．そのために，動物性たんぱく質と同量のたんぱく質を摂取しても，筋合成に使用できるアミノ酸量は少ない．

　3点目の違いはアミノ酸組成の違いである．食事からとる必要のある必須アミノ酸の総量は，た

んぱく質中の割合で比べると動物性たんぱく質に比べて植物性たんぱく質では少ない．特に，含有量が少ないことが指摘されているのは，リジン，メチオニン，ロイシンである．リジンとメチオニンについては，植物性たんぱく質でも含有量の差が大きいので，さまざまな植物性食品を組み合わせることでお互いに補うことができる．ロイシンは，ほとんどの植物性たんぱく質で含有量が少ないが，唯一，とうもろこしのたんぱく質に多く含まれている．

　現時点で筋量や筋力との関係で研究が進んでいる植物性たんぱく質は大豆のみであり，他の植物性たんぱく質については，ほとんど検討されていない．新しいたんぱく質源として登場している食品については，さらによくわかっていない．例えば，植物性たんぱく質として，藻類の一種であるスピルリナは100g中にたんぱく質を約49g含む高たんぱく質食品として紹介されている．動物性のたんぱく質では，昆虫食も注目を浴びている．牛などの細胞をとりだし，細胞培養によって細胞を増やして肉を作る培養肉の技術も進化してきている．スポーツ選手のたんぱく質摂取のあり方も，今後，変わってくるかもしれない．

*   Column *

［文　献］
1）Tessari P, Garibotto G, Inchiostro S, et al.: Kidney, splanchnic, and leg protein turnover in human. J Clin Invest, 98: 1481-1492, 1996.
2）Norton LE, Layman DK: Leucine regulates translation initiation of protein synthesis in skeletal muscle after exercise. J Nutr, 136: 533S-537S, 2006.
3）Phillips SM, Tipton KD, Aarsland A, et al.: Mixed muscle protein synthesis and breakdown after resistance exercise in humans. Am J Physiol, 273: E99-E107, 1997.
4）Churchward-Venne TA, Burd NA, Phillips SM: Nutritional regulation of muscle protein synthesis with resistance exercise: strategies to enhance anabolism. Nutr Metab, 9: 40-47, 2012.
5）American College of Sports Medicine, Academy of Nutrition and Dietetics, Dietitians of Canada. Nutrition and athletic performance. Med Sci Sports Exerc, 48: 543-568, 2016.
6）Phillips SM, Van Loon LJC: Dietary protein for athletes: from requirements to optimal adaptation. J Sport Sci, 29: S29-S38, 2011.

7) Jäger R, Kerksick CM, Campbell BI, et al.: International Society of Sports Nutrition Position Stand: protein and exercise. J Int Soc Sports Nutr, 14: 20, 2017.

8) Tarnopolsky MA, Atkinson SA, MacDougall JD,et al.: Evaluation of protein requirements for trained strength athletes. J Appl Physiol, 73: 1986–1995, 1992.

9) Morton RW, Murphy KT, Mckellar SR, et al.: A systematic review, meta-analysis and meta-regression of the effect of protein supplementation on resistance training-induced gains in muscle mass and strength in healthy adults. Br J Sports Med, 52: 376–384, 2018.

10) Bandegan A, Courtney-Martin G, Rafii M, et al.: Indicator amino acid-derived estimate of dietary protein requirement for male bodybuilders on a nontraining day is several-fold greater than the current recommended dietary allowance. J Nutr, 147: 850–857, 2016.

11) Kato H, Suzuki K, Bannai M, et al.: Protein requirements are elevated in endurance athletes after exercise as determined by the indicator amino acid oxidation method. Plos One, 11:e0157406, 2016.

12) Mettler S, Mitchell N, Tipton KD: Increased protein intake reduces lean body mass loss during weight loss in athletes. Med Sci Sports Exerc, 42: 326–337, 2010.

13) Helms ER, Zinn C, Rowlands DS, et al.: A systematic review of dietary protein during caloric restriction in resistance trained lean athletes: a case for higher intake. Int J Sport Nutr Exerc Metab, 24: 127–138, 2014.

14) Areta JL, Burke LM, Ross ML, et al.: Timing and distribution of protein ingestion during prolonged recovery from resistance exercise alters myofibrillar protein synthesis. J Physiol, 591: 2319–2331, 2013.

15) Res PT, Groen B, Pennings B, et al.: Protein ingestion before sleep improves postexercise overnight recovery. Med Sci Sports Exerc, 44: 1560–1569, 2012.

16) Reis CEG, Loureiro LMR, Roschel H, et al.: Effects of pre-sleep protein consumption on muscle-related outcomes – a systematic review. J Sci Med Sport, 24: 177–182, 2021.

17) Ishikawa-Takata K, Takimoto H: Current protein and amino acid intakes among Japanese people: analysis of the 2012 National Health and Nutrition Survey. Geriatr Gerontol Int, 18: 723–731, 2018.

18) Moore DR, Robinson MJ, Fry JL, et al.: Ingested protein dose response of muscle and albumin protein synthesis after resistance exercise in young men. Am J Clin Nutr, 89: 161–168, 2009.

19) Moore DR, Churchward-Venne TA, Witard O, et al.: Protein ingestion to stimulate myofibrillar protein synthesis requires greater relative protein intakes in healthy older versus younger men. J Gerontol A Biol Med Sci, 70: 57–62, 2015.

20) Witard OC, Garthe I, Phillips SM: Dietary protein for training adaptation and body composition manipulation in track and field athletes. Int J Sport Nutr Exerc Metab, 29: 165–174, 2019.

21) Tang JE, Moore DR, Kujbida GW, et al.: Ingestion of whey hydrolysate, casein, or soy protein isolate: effects on mixed muscle protein synthesis at rest and following resistance exercise. J Appl Physiol, 107: 987–992, 2009.

22) Phillips SM, Moore DR, Tang JE: A critical examination of dietary protein requirements, benefits, and excesses in athletes. Int J Sport Nutr Exerc Metab, 17: S58–S76,

2007.

23) Devries MC, Sithamparapillai A, Brimble KS, et al.: Changes in kidney function do not differ between healthy adults consuming higher- compared with lower- or normal-protein diets: a systematic review and meta-analysis. J Nutr, 148: 1760−1775, 2018.

Chapter **6**

スポーツ選手の脂質摂取

石橋　彩

●この章で学ぶこと
・さまざまな種類の脂質や摂取方法に関するメリット・デメリットについて学ぶ
・脂質摂取がスポーツ選手の運動パフォーマンスに及ぼす効果について学ぶ
●事前学習
・教科書を読んで，脂質について，興味のある内容を3点書き出してみよう
・普段よく食べている食品（嗜好品）をひとつ挙げ，その食品のエネルギーに対して脂質が占める割合を計算してみよう
●事後学習
・普段の食事からどのような種類の脂質を摂取しているか調べてみよう
・自身の行っている（または関心のある）スポーツにおいて，適切な脂質の摂取方法（種類や量）について調べてみよう

　脂質は，糖質およびたんぱく質と並ぶ三大栄養素のひとつであり，毎日の食事から摂取しなければならない栄養素である．脂質のエネルギーは，糖質とたんぱく質の2倍以上であることから，食品に含まれる脂質の含有量により，その食品の総エネルギーは大きく左右される．また，脂質に含まれる脂肪酸にはさまざまな種類があり，その栄養生理作用も異なる．この違いは，結果として運動パフォーマンスに異なる影響を与えるため，スポーツ選手は，生体内での脂質の働きについて，十分に理解しておく必要がある．

　本章では，脂質の基礎的な情報に加えて，実際のスポーツ選手における摂取の現状や，近年注目されている脂質の種類および食事方法を取り上げ，それぞれのメリット，デメリットを紹介する．さらに，日常的な食事からの脂質摂取の基本的な考え方についても，具体例を用いて概説する．

1. 食品に含まれる脂質の種類

（1）脂質の分類

　脂質は，1gあたり9kcalのエネルギーを持つ栄養素であり，糖質やたんぱく質（ともに，1gあたり4kcal）に比べてエネルギー密度が高い．また，水に不溶で，有機溶

媒に溶解する化合物として定義されている．脂質は，生体内において重要なエネルギー源となるだけでなく，必須脂肪酸の供給源，脂溶性ビタミンの補給源，細胞膜の構成成分，生理活性物質として働くなど多様な栄養生理作用を担っている．この脂質は，単純脂質，複合脂質，誘導脂質の3つに分類することができる．

　単純脂質は，脂肪酸とグリセロールが結合したものである．一般的に知られているものとしては中性脂肪（トリグリセリド）があり，食品に最も多く含まれている脂質である．複合脂質は，グリセロールと脂肪酸に加え，リン酸，糖類，窒素化合物などが結合したものである．複合脂質のひとつであるリン脂質は，親水性と疎水性のどちらも持ち合わせていることから，細胞膜の主要な構成要素として利用されている．誘導脂質は，単純脂質や複合脂質が加水分解されることで生じたもので，コレステロール，脂肪酸，脂溶性ビタミンなどが該当する．組織の構成要素，エネルギー源として利用されるほか，ホルモンをはじめとする生理活性物質としての働きも持つ．

(2) 脂質の代謝

　脂質の代謝は，おもにエネルギー代謝に大きく関わる．脂質は，エネルギー余剰時にトリグリセリドへ合成され脂肪細胞に貯蔵される．トリグリセリドは，細胞内で必要に応じて脂肪酸とグリセロールに加水分解される．グリセロールは，解糖系に入って代謝され，アデノシン三リン酸（Adenosine triphosphate: ATP）を合成するほか，肝臓での糖新生によってグルコースに変換される．脂肪酸は，ミトコンドリアでβ酸化を受けてアセチルCoAに転換された後，TCA回路に入ってATPを合成する（図6-1）．

(3) 脂肪酸の種類

　脂質を構成する主要な構成要素として脂肪酸があげられ，脂肪酸が他のさまざまな物質と結合することで脂質を形成している．脂肪酸は，炭素（C），水素（H），酸素（O）の3種類の原子で構成され，炭素原子が鎖状につながった一方の端にカルボキシル基（-COOH）が結合している．脂肪酸の炭素鎖の長さが異なるさまざまな種類の脂肪酸があり，その長さによって，短鎖脂肪酸（脂肪酸の炭素数：6以下），中鎖脂肪酸（脂肪酸の炭素数：8～12），長鎖脂肪酸（脂肪酸の炭素数：12以上）に分けられる．また，炭素と炭素の結合方法の違いにより，飽和脂肪酸（水素原子によって炭素鎖が飽和されたもの），一価不飽和脂肪酸（炭素鎖が1カ所飽和されていない状態のもの），多価不飽和脂肪酸（炭素鎖が複数カ所飽和されていない状態のもの）がある（図6-2）．図6-3には，食品に含まれるおもな脂肪酸の種類を示した．これらの脂肪酸は食品にそれぞれ異なった割合で含まれており，生体内での働きも異なるため，摂取する脂質の質にも留意する必要がある．

1）飽和脂肪酸

　飽和脂肪酸は，常温では個体として存在し，乳製品，肉類などの動物性脂質，ココナッツオイルなどに多く含まれている．この飽和脂肪酸の摂取量が増加すると，低比重リポたんぱく質（low density lipoprotein: LDL）コレステロールの増加により，心筋梗塞をはじめとする心血管疾患の発症リスクが増大する可能性がある．日本人の食事摂取基準2020年版では，飽和脂肪酸の目標量（生活習慣病の発症および重症化予

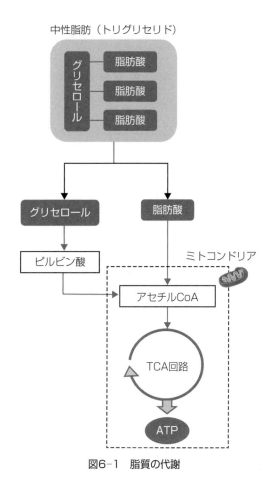

図6-1　脂質の代謝

防のために日本人が当面の目標とすべき量）は，総エネルギー摂取量の7%以下に設定されており[1]，飽和脂肪酸の過剰摂取は避けることが望ましい.

2）多価不飽和脂肪酸

多価不飽和脂肪酸は，不飽和結合を2つ以上持つ不飽和脂肪酸のことである．多価不飽和脂肪酸のうちのn-6系多価不飽和脂肪酸（n-6系脂肪酸）とn-3系多価不飽和脂肪酸（n-3系脂肪酸）は，生体内で合成することができず，欠乏すると皮膚炎などを発症する．これらは，食品から摂取しなければならないことから，必須脂肪酸と呼ばれる.

n-6系脂肪酸の代表的な脂肪酸としては，リノール酸やアラキドン酸があげられ，大豆油やヒマワリ油などに多く含まれている．n-6系脂肪酸に多く含まれるリノール酸は，炎症を惹起するプロスタグランジンやロイコトリエンなどの生理活性物質を生成するため，多量摂取により喘息の発症リスクが増加する[2]．そのため，日本人の食事摂取基準2020年版では，n-6系脂肪酸の目標量の上限を総エネルギー摂取量の10%以下とすることが定められている[1]．n-6系脂肪酸は，われわれが口にする食品に含まれていることが多く，必須脂肪酸ではあるものの摂取量が多くなりがちな脂肪酸でもあるため，過剰な摂取とならないよう配慮することが求められる.

62

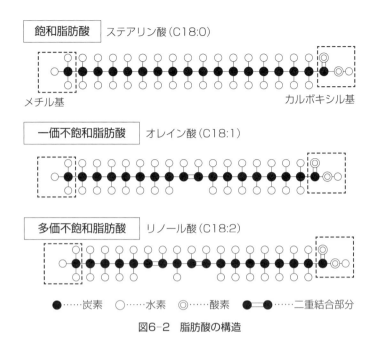

図6-2 脂肪酸の構造

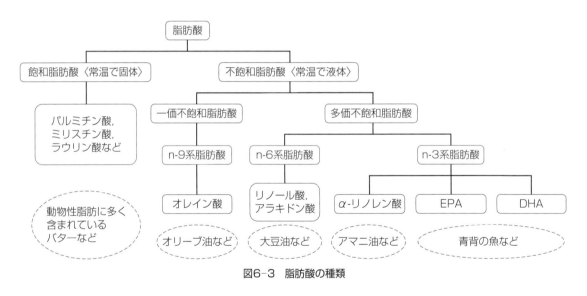

図6-3 脂肪酸の種類

　n-3系脂肪酸の代表的な脂肪酸としては，アマニ油やエゴマ油に多く含まれるα-リノレン酸や，青背の魚に多く含まれるエイコサペンタエン酸（eicosapentaenoic acid: EPA），ドコサヘキサエン酸（docosahexaenoic acid: DHA）などがあげられる．n-3系脂肪酸を習慣的に摂取することで，糖代謝亢進，安静時の脂質代謝亢進による体脂肪量の減少，血管内皮細胞の機能改善などの多様な生理作用を介して，生活習慣病の発症を予防する効果があると報告されている．このため，日本人の食事摂取基準2020年版では，n-3系脂肪酸の目標量は1日あたり男性では2.1g以上，女性では1.8g

表6-1　食品に含まれるトランス脂肪酸の含有量

食品名	トランス脂肪酸含有量平均値 （g/100g）
ショートニング	13.6
マーガリン，ファットスプレッド	7.00
ビスケット類（ビスケット，クッキー，クラッカー，パイ）	1.80
食用調合油等	1.40
ラード，牛脂	1.37
マヨネーズ	1.24
ケーキ・ペストリー類（シュークリーム，スポンジケーキ，ドーナツ）	0.71
スナック菓子，米菓子	0.62
チョコレート	0.15
即席中華めん	0.13

（内閣府食品安全委員会：食品に含まれるトランス脂肪酸の評価基礎資料調査報告書．平成18年度食品安全確保総合調査，2007より引用改変）

以上（18〜29歳）摂取することが望ましいとされている[1]．n-3系脂肪酸の生理作用は，n-6系脂肪酸の生理作用と競合して生じることに加えて，独自の生理作用も有すると考えられているため，n-3系脂肪酸の摂取不足とならないよう日常的に心がける必要がある．

3) トランス脂肪酸

　トランス脂肪酸はトランス型の二重結合を持つ不飽和脂肪酸である．中でも菓子類などの加工食品に含まれているトランス脂肪酸は，植物油などに対して水素を部分的に添加するマーガリンやショートニングなどを製造したり，植物油を高温にして脱臭したりする工程で生じる．このトランス脂肪酸は，高比重リポたんぱく質（high density lipoprotein: HDL）コレステロールの低下とLDLコレステロールの上昇を引き起こす．また，トランス脂肪酸の摂取量が総エネルギー摂取量の2％を超えると，心血管疾患の発症リスクが増加すると報告されている[3]．天然由来のトランス脂肪酸では，牛などの反すう動物の胃の中の微生物によって生成される．そのため，肉や乳製品にもトランス脂肪酸が含まれるものの，これは少量であるため，食事によって天然由来のトランス脂肪酸を摂取するだけでは，心血管疾患の発症リスクは増加しないことが報告されている[4]．

　世界保健機関（world health organization: WHO）は，健康増進のための目標量として，トランス脂肪酸の総摂取量を総エネルギー摂取量の1％未満に抑えるように推奨している[5]．表6-1には，トランス脂肪酸を多く含む食品を示した．現代の日本人における1日あたりの平均的なトランス脂肪酸の総摂取量は比較的少ないため，健康被害に対する影響は少ないと考えられるが[6]，トランス脂肪酸を多く含む食品を過剰に摂取している場合は，食事内容を見直すことが望ましい．

2. 食事からの脂質摂取の基本的な考え方

　一般的に，エネルギー摂取量が多い者の脂質の摂取量は多い傾向にある．そのため，エネルギー摂取量の多いスポーツ選手では，トレーニング内容や体組成の目標に応じて，脂質の摂取量や摂取する脂肪の質を調整する必要がある．また，脂質は消化時間にも大きく影響するため，脂質の多い食事を摂取する場合は，食事のタイミングも考えなければならない．食事からの脂質を調整するためには，以下の点に配慮して摂取することが望ましい．

（1）スポーツ選手における脂質摂取の現状

　日本人の食事摂取基準2020年版では，食事による脂質の摂取量は総エネルギー摂取量の20％以上30％未満を目安にするとよいとされている．

　スポーツ選手の食事内容を調査した研究によると，ラグビーやアメリカンフットボールなどの競技におけるトレーニング日では，脂質の摂取量が総エネルギー摂取量の30％以上を占める[7]．これは，増量のためにエネルギー摂取量を増やそうとした結果，脂質の過剰摂取に繋がってしまったのではないかと推察される．しかしながら，脂質の過剰摂取によるエネルギー摂取量の過多は，体脂肪として蓄えられてしまう恐れがある．また，この体脂肪量の増加は，競技によっては，パフォーマンスにも悪影響を及ぼす可能性がある．そのため，増量やウエイトコントロールを適切に行う場合は，脂質の摂取量だけでなく，糖質およびたんぱく質の摂取量を増加させることにより，エネルギーを獲得することが望ましい．加えて，脂質の質についても，飽和脂肪酸（総エネルギー摂取量の10％以上）やコレステロール（300mg／日以上）の過剰摂取と不飽和脂肪酸の摂取不足が指摘されており[7]，これらの過剰摂取を長期的に継続すると，循環器疾患の危険因子となる脂質異常症などの発症リスクが増加する．そのため，スポーツ選手の長期的な健康のためにも，脂質源としては，不飽和脂肪酸を多く含む食品（青背の魚，ナッツ，種子など）を積極的に摂取することが望ましい．

　一方，脂質を総エネルギー摂取量の20％未満に制限しているスポーツ選手では，脂溶性ビタミンや必須脂肪酸が不足する可能性がある[8]．スポーツ選手のコンディションを維持するためには，減量などのための過剰な脂質制限を避けるべきである．

（2）食事からの脂質摂取量の調整

　減量や体脂肪の減少を目的としたウエイトコントロールを行う場合は，食事からの脂質摂取量をある程度抑えることが重要である．調理法によっても脂質の量を調整することができ，油の使用を控えた調理法や，食材の脂を落とす調理法では脂質の摂取量を抑えることができる．一般的には，揚げる，炒める，煮る，蒸す，焼く（網焼き），ゆでるの順で，調理による脂質量を少なくすることができるといわれている（図6-4）．厳密には，食材や切り方によっても食品の脂質の含有量は変わることがある．

　肉や魚などを使用する際，種類や使用する食材の部位によって脂質の含有量が大きく変化するため，減量期では脂質の少ない食材を選ぶとよい（図6-5）．加えて，間

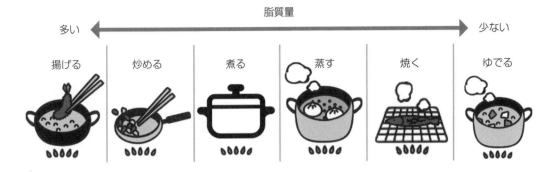

図6-4 調理による脂質量の変化
（文部科学省：日本食品標準成分表2020年版（八訂）を基に著者作図）

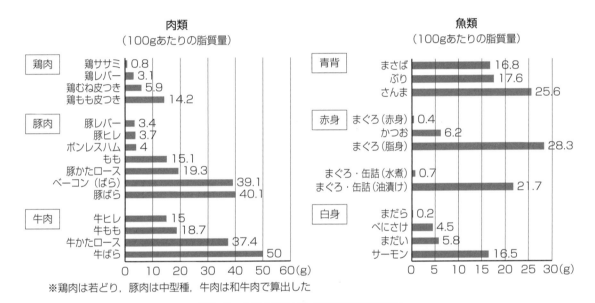

※鶏肉は若どり，豚肉は中型種，牛肉は和牛肉で算出した

図6-5 食材の部位による脂質含有量の違い
（文部科学省：日本食品標準成分表2020年版（八訂）を基に著者作図）

食を行う場合は，洋菓子ではなく和菓子や果物などを選ぶこと，サラダにかけるドレッシングは，オイルタイプではなく，ノンオイルタイプを使用することで脂質からのエネルギー摂取量を抑えることができる．

（3）脂質の消化時間

　脂質は，三大栄養素のなかで，最も消化吸収に時間がかかる．これは，生体内での脂質の代謝過程が影響している．食後，胃から脂質が送られてくると，十二指腸では小腸での脂質の消化吸収を促進する消化管ホルモン（コレシストキニン）を分泌する．このホルモンは，脂肪の消化吸収を促す一方で，胃運動を抑制する作用もある．そのため，通常，脂質の多い食品を多く摂取した場合，胃での滞留時間が長くなるとされ

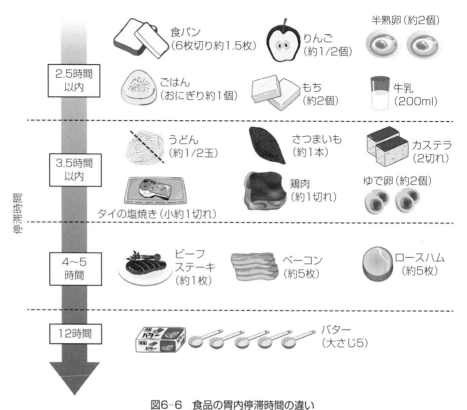

図6-6　食品の胃内停滞時間の違い

食品100gあたりを基本として胃内停滞時間を算出.
食品の胃内停滞時間は，個人差，食品の種類，調理法によって異なる.
（澤　純子，細田四郎監修，日本栄養士会編：胃腸病. 病態栄養実務双書，第一出版，1977より引用改変）

ている.

　図6-6には，食品の違いによるヒトでの消化時間の影響を示した．基本的には，トレーニング前や試合前の食事や補食は，消化にかかる時間を考慮した場合，脂質を多く含む食品を避けるのが望ましい.

3. 脂質と運動パフォーマンス

　長時間実施可能な低強度の運動では，おもに有酸素系のエネルギー供給機構により，糖質だけでなく脂質からも多くのATPを合成する．そのため，マラソンなどの長時間運動時に必要とされるエネルギー源の大半は脂質となる．一方，短時間で疲労困憊となるような高強度の運動を行う場合は，瞬時にATPを合成する解糖系などの無酸素系のエネルギー供給機構に依存するため，糖質がおもなエネルギー源となり，脂質の利用率が低下する（図6-7）．しかしながら，生体内に貯蔵されたグリコーゲンからは，2,500kcalのエネルギーしか生み出せない．一方，生体内に貯蔵された脂肪からは70,000～75,000kcalものエネルギーを生み出すことができる[9]．特に，有酸素系

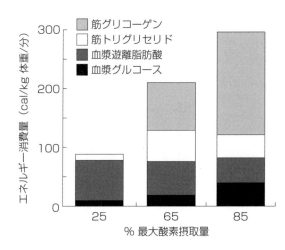

図6-7　異なる運動強度における各種エネルギー基質の利用率の違い

低強度の運動では，必要なエネルギーの大半が脂質となり，高強度の運動では，糖質がおもなエネルギー源となる．
（Romijn JA, Coyle EF, Sidossis LS, et al.: Regulation of endogenous fat and carbohydrate metabolism in relation to exercise intensity and duration. Am J Physiol, 265: E380-E391, 1993より引用改変）

種目のマラソンやトライアスロンなどにおいては，運動時に，生体内の糖質利用を節約しつつ，脂質を上手く活用することが出来れば，持久性パフォーマンスをより向上させる可能性がある．ここでは，スポーツ選手の運動パフォーマンスに影響を及ぼす可能性がある脂質の種類や摂取方法について示す．

（1）n-3系脂肪酸

　n-3系脂肪酸は，2018年の国際オリンピック委員会の合意声明で，トレーニング能力，リカバリー，筋痛および傷害のマネジメントに役立つ可能性があるサプリメントとして，紹介されている[10]．このように，n-3系脂肪酸による多様な栄養生理作用は，健康面だけでなく運動パフォーマンスの向上効果も期待されている．特に，n-3系脂肪酸に含まれるEPAとDHAは，免疫系，血管系，筋たんぱく質合成に好ましい影響を与える可能性がある[11]．さらに，n-3系脂肪酸は抗炎症作用を有し，高強度運動からの回復，特に筋損傷を伴う伸張性収縮運動後には有効である可能性が高い．実際に，n-3系脂肪酸を30日間継続した場合，摂取後に行った運動に伴う遅発性筋痛が減少したという報告もある[12]．これらのことから，リハビリテーション中のスポーツ選手にも役立つ可能性を秘めた栄養素である．

　また，n-3系脂肪酸に含まれるDHAは，脳に対しても重要な働きをしている．多くの研究では，n-3系脂肪酸の習慣的な摂取により，高齢者で多く見受けられる認知症を改善するという報告が多数されている[13]．しかしながら，スポーツ選手における認知機能に対して，同様の効果が得られるかは不明である．

　n-3系脂肪酸が不足した場合に欠乏症が生じることを示す十分なデータがないため，スポーツ選手がn-3系脂肪酸源として，食事の代わりにサプリメント摂取で補う必要性があるかどうかは明らかでない．まずは，日常の食事の内容で不足していないか確認することが重要である．

（2）中鎖脂肪酸（Medium Chain Triglyceride: MCT）

　中鎖脂肪酸は，炭素が8〜10個の脂肪酸であり，ココナッツオイルなどのヤシ科植

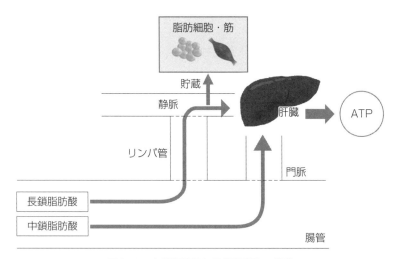

図6-8　中鎖脂肪酸と長鎖脂肪酸の代謝

物，牛乳に含まれる．一般的な食用油に含まれる長鎖脂肪酸は，リンパ管，静脈を通って脂肪細胞，筋，肝臓に運ばれ，分解・貯蔵されるのに対し，中鎖脂肪酸は，肝臓に通じる門脈を経て直接肝臓に運ばれ分解される．このため，中鎖脂肪酸は，一般的な油に比べて，摂取後に速やかに消化，吸収され，その一部が肝臓でケトン体に変換される（図6-8）．ケトン体とは，アセト酢酸，β-ヒドロキシ酪酸，アセトンの総称で，これらはいずれも脂肪酸やアミノ酸の代謝物であり，肝臓で産生される．このケトン体のうち，アセト酢酸，β-ヒドロキシ酪酸が糖に代わるエネルギー源として脳をはじめとするさまざまな体の器官で使われる．通常，脂質をエネルギー源として利用する際には，脂肪酸はβ酸化を経るが，β酸化の過程ではさまざまな酵素が関わるため，ATPの再合成までに時間がかかる．一方，ケトン体は細胞内に取り込まれたのち，素早くアセチルCoAに変換される性質を持っている．そのため，ケトン体は効率のよいエネルギー源と考えられている．

　中鎖脂肪酸の継続摂取は，脂質の摂取比率を増やさずとも，運動中の脂質利用亢進作用を示すことが報告されている[14]．ただし，中鎖脂肪酸の過剰摂取（50〜60g）では，下痢などの胃腸の不快状態を生じることが報告されており，摂取量には十分に注意しなければならない．

　肥満者を対象とした研究では，中鎖脂肪酸の習慣的な摂取により体脂肪が減少する[15]．加えて，スポーツ選手においても，習慣的な中鎖脂肪酸摂取により，レスリング選手の体組成が改善（上肢の皮下脂肪厚の減少と筋厚の増加）することが報告されている[16]．しかしながら，中鎖脂肪酸摂取とスポーツ選手の競技力向上に関する研究報告は限られており，今後さらなる研究が求められている．

（3）高脂肪食

　これまでに，パフォーマンスの向上のために，糖質を制限し，脂質の摂取量を増加させる高脂肪食に着目した研究が進められてきた．これまでの高脂肪食を用いた研究

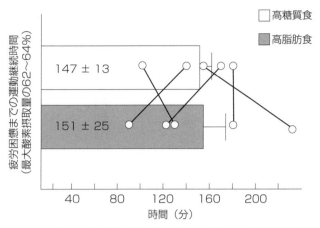

図6-9　4週間の高脂肪食摂取がスポーツ選手における持久性運動
　　　　パフォーマンスに及ぼす影響
グラフの値は，平均値±標準誤差とし，個人間の値の変化はそれぞ
れ○で示した.
（Phinney SD, Bistrian BR, Evans WJ, et al.: The human metabolic
response to chronic ketosis without caloric restriction: preservation
of submaximal exercise capability with reduced carbohydrate
oxidation. Metabolism, 32: 769-776, 1983より引用改変）

の多くは，脂質摂取量の増加にともない，糖質の摂取量を若干減少させてはいるもの
の，ある程度の糖質摂取量は維持された食事を用いている（たんぱく質：15〜20%，
脂質：60〜65%，糖質：15〜20%［2.5g/kg 体重／日以下］）.この高脂肪食を摂取す
ることにより，運動時の血中遊離脂肪酸濃度が上昇し，脂質酸化量が増加することが
明らかとなっている.加えて,高脂肪食を数週間摂取することによって,持久性トレー
ニングと同様に，骨格筋内のミトコンドリアが増加し，脂肪酸酸化能力が向上するこ
とが報告されている[17].しかしながら，4週間の高脂肪食摂取がスポーツ選手におけ
る持久性パフォーマンスに及ぼす影響を検討した研究では，対照群である高糖質食摂
取との差は認められなかったとされている（図6-9）[18].
　習慣的な高脂肪食の摂取により，骨格筋のミトコンドリアが増加し，エネルギー産
生面での改善が認められる一方，体脂肪や体重の増加，解糖系酵素の抑制などのデメ
リットも指摘されている[19].このため，ヒトにおける習慣的な高脂肪食は，運動時の
疲労の抑制や運動パフォーマンスの改善にはつながりにくくなっているようである.

（4）ケトジェニック食

　ケトジェニック食は，高脂肪食よりもさらに糖質を制限し，糖質の摂取量を50g以
下あるいは,エネルギー摂取量の10%以下に抑え,たんぱく質摂取量を確保（1.2〜1.5g/
kg 体重／日）した状態で，残りのエネルギーを脂質（脂質エネルギー比率：60〜
80%以上）から摂取する食事法と定義されている[20].
　ケトジェニック食は，肝臓において，脂肪酸の酸化の亢進にともない多量のケトン
体が生成され，その血中濃度が増加する.加えて，骨格筋では，脂質代謝に関連する

70

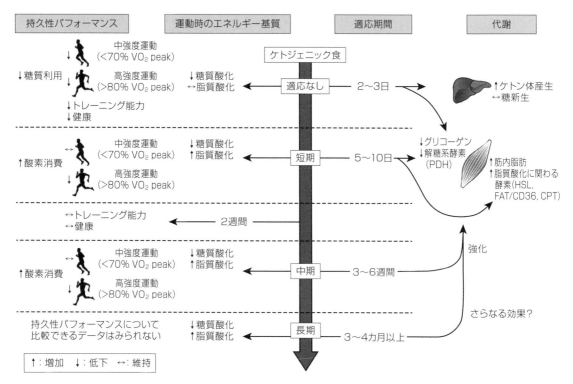

図6-10　ケトジェニック食の摂取期間による適応の変化

ケトジェニック食を行って3〜6週間（早ければ，5〜10日）以内に，脂質酸化が大幅に増加する適応が生じる.
(Burke LM: Ketogenic low-CHO, high-fat diet: the future of elite endurance sport? J Physiol, 599: 819–843, 2021より引用改変)

酵素活性が亢進し，解糖系酵素の発現が抑制される．実際に，ケトジェニック食の習慣的な摂取では，運動中の脂質酸化量が2倍以上著しく増大することが明らかとなっている（図6-10）.

　ケトジェニック食では，脂質代謝の亢進に加え，消化管ホルモンの影響で食欲が抑制されるため，スポーツ選手の体重や体脂肪量を減少させる効果があることが報告されている．このことは，体重が目標値を超えており，体重の重さがパフォーマンスの制限因子となっているスポーツ選手においては効果的な食事方法かもしれない．一方，習慣的なケトジェニック食によりコレステロール値が高くなることも報告されていることから[21]，コレステロール値の高いスポーツ選手がケトジェニック食を行う場合には，注意する必要がある.

　ケトジェニック食により，生体に貯蔵できる量が限られたエネルギー源である糖質の利用量を節約し，脂質を有効利用できることは，前述したように持久性スポーツ選手にとってはよい影響を与える可能性が考えられる．しかしながら，ケトジェニック食摂取による疲労の抑制やパフォーマンスに及ぼす影響については，まだまだエビデンスが不足しており，スポーツ選手のパフォーマンス向上に有効な栄養戦略であるかどうか，議論の余地がある.

　ケトジェニック食は，脂肪からケトン体を生成し，かつそれを利用できる状態にま

で適応するまで，少なくとも数週間〜数カ月程度時間を要するとされている（図6-10)[22]．また，ケトジェニック食の開始後1週間程度は，易疲労感などのコンディションの低下が生じることも報告されている[23]．このように，ケトジェニック食を誤った理解で行った場合，コンディションの低下やケガに繋がる恐れがあるため，公認スポーツ栄養士などの専門家の指導のもと，慎重に実践することが望ましい．

Column *

従来の日本型の食事では，他国と比較し魚介類が豊富に含まれる点が特徴であった．しかしながら，厚生労働省，令和元年国民健康・栄養調査報告によると，おもな食品群別摂取量における1日あたりの魚介類と肉類の摂取量は，20年前と比較して魚介類の摂取量が減少傾向，肉類が増加傾向にある（図）．このような欧米型の食生活が日本でも普及する中で，摂取する脂肪の量だけでなく脂肪の質の重要性が指摘されている．

生体内のn-3系脂肪酸の栄養摂取状況を把握するため，EPA/AA（arachidonic acid）が用いら

れることがある．このEPA/AAは，血中の脂肪酸組成を評価する方法であり，おもに採血前の食事の内容のn-3系脂肪酸（EPA）とn-6系脂肪酸（AA）の摂取割合をそれぞれ反映するものと考えられている．このEPA/AAの比率が低い場合，心血管疾患の発症リスクが高くなる可能性があることから，心血管疾患の発症リスクの予測因子として期待されている[24]．

持久性種目の日本代表選手6名らが，青魚を含む食品（DHA: 585〜1,107mg, EPA: 387〜486mg/食）を週に4〜5回，6週間継続して摂取した結果，

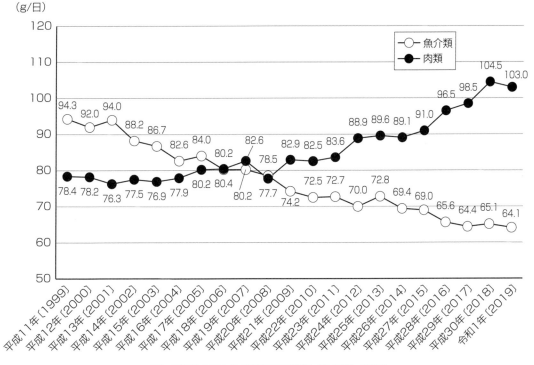

図　国民1人あたりの摂取量の推移（魚介類・肉類）
（厚生労働省：国民栄養調査（平成11〜14年）および厚生労働省：国民健康・栄養調査報告（平成15〜令和1年）を基に著者作図）

EPA/AAは3倍近くの増加が認められた[25]．魚を習慣的に摂取していないスポーツ選手では，生体内のEPA/AAは低いことが予想されるが，サプリメントを摂取せずとも食品からの摂取量を増やすことでこのEPA/AAを増加させることができる．n-3系脂肪酸は，スポーツ選手のパフォーマンス向上やコンディションの維持にも貢献する可能性が示唆されていることから，食事からの魚の摂取量を見直してみることも重要である．

*		Column*

［文　献］

1）厚生労働省：日本人の食事摂取基準2020年版．第一出版，2020.

2）Miyake Y, Sasaki S, Arakawa M, et al.: Fatty acid intake and asthma symptoms in Japanese children: the Ryukyus Child Health Study. Clin Exp Allergy, 38: 1644-1650, 2008.

3）Zock PL, Katan MB, Mensink RP: Dietary trans fatty acids and lipoprotein cholesterol. Am J Clin Nutr, 61: 617, 1995.

4）Mozaffarian D, Katan MB, Ascherio A, et al.: Trans fatty acids and cardiovascular disease. N Engl J Med, 354: 1601-1613, 2006.

5）WHO: Diet, nutrition and the prevention of chronic diseases. Report of a joint WHO/FAO expert consultation, WHO Technical Report Series, No.916, 2003.

6）宮崎さおり，丸山広達，松本友希ほか：トランス脂肪酸摂取量を推定するための食品成分表の作成．日本栄養・食糧学会誌，74: 93-101, 2021.

7）Jenner SL, Buckley GL, Belski R, et al.: Dietary Intakes of Professional and Semi-Professional Team Sport Athletes Do Not Meet Sport Nutrition Recommendations-A Systematic Literature Review. Nutrients, 11: 1160, 2019.

8）Institute of Medicine, FaNB: Dietary Reference Intakes for Energy, Carbohydrate, Fiber, Fat, Fatty Acids, Cholesterol, Protein, and Amino Acids. National Academies Press, 2005.

9）Wilmore JH, Costill DL, Kenney WL: Fuel for exercising muscle: metabolism and hormonal control. In: Wilmore JH, Costill D, Kenney WL, Eds.: Physiology of sport and exercise. 4th ed., Human Kinetics, pp.48-59, 2008.

10）Maughan RJ, Burke LM, Dvorak J, et al.: IOC Consensus Statement: Dietary Supplements and the High-Performance Athlete. Int J Sport Nutr Exerc Metab, 28: 104-125, 2018.

11）Da Boit M, Hunter AM, Gray SR: Fit with good fat? The role of n-3 polyunsaturated fatty acids on exercise performance. Metabolism, 66: 45-54, 2017.

12）Jouris KB, McDaniel JL, Weiss EP: The Effect of Omega-3 Fatty Acid Supplementation on the Inflammatory Response to eccentric strength exercise. J Sports Sci Med, 10: 432-438, 2011.

13）Yurko-Mauro K, Alexander DD, Van Elswyk ME: Docosahexaenoic acid and adult memory: a systematic review and meta-analysis. PLoS One, 10: e0120391, 2015.

14）Fushiki T, Matsumoto K, Inoue K, et al.: Swimming endurance capacity of mice is increased by chronic consumption of medium-chain triglycerides. J Nutr, 125: 531-539, 1995.

15) St-Onge MP, Ross R, Parsons WD, et al.: Medium-chain triglycerides increase energy expenditure and decrease adiposity in overweight men. Obes Res, 11: 395–402, 2003.

16) 野坂直久, 久木留毅, 鈴木佳恵ほか：中鎖脂肪酸を構成成分とするトリアシルグリセロール摂取が男子レスリング選手の筋肉厚と血液成分に及ぼす影響. 日本臨床栄養学会雑誌, 33: 12–21, 2011.

17) Hancock CR, Han DH, Chen M, et al.: High-fat diets cause insulin resistance despite an increase in muscle mitochondria. Proc Natl Acad Sci USA, 105: 7815–7820, 2008.

18) Phinney SD, Bistrian BR, Evans WJ, et al.: The human metabolic response to chronic ketosis without caloric restriction: preservation of submaximal exercise capability with reduced carbohydrate oxidation. Metabolism, 32: 769–776, 1983.

19) 寺田　新：スポーツ栄養における脂質の活用. オレオサイエンス, 18: 367–373, 2018.

20) Aragon AA, Schoenfeld BJ, Wildman R, et al.: International society of sports nutrition position stand: diets and body composition. J Int Soc Sports Nutr, 14: 16, 2017.

21) Lee HS, Lee J: Influences of Ketogenic Diet on Body Fat Percentage, Respiratory Exchange Rate, and Total Cholesterol in Athletes: A Systematic Review and Meta-Analysis. Int J Environ Res Public Health, 18: 2912, 2021.

22) Burke LM: Ketogenic low-CHO, high-fat diet: the future of elite endurance sport? J Physiol, 599: 819–843, 2021.

23) McSwiney FT, Wardrop B, Hyde PN, et al.: Keto-adaptation enhances exercise performance and body composition responses to training in endurance athletes. Metabolism, 81: 25–34, 2018.

24) Nelson JR, Raskin S: The eicosapentaenoic acid:arachidonic acid ratio and its clinical utility in cardiovascular disease. Postgrad Med, 131: 268–277, 2019.

25) Ishibashi A, Kono T, Kamei A, et al.: Effects Of 8-Weeks Of Blueback-fish Consumption On Gut Microbiota In Elite Japanese Nordic Combined Athletes: 2747 Board #208 May 29 9:30 AM - 11:00 AM. Med Sci Sports Exerc, 52(7S): 759, 2020.

Chapter **7**

スポーツ選手の骨の健康と栄養摂取

石津　達野

●この章で学ぶこと
・骨の役割とその発育発達について学ぶ
・スポーツ現場や研究現場で骨の健康を評価するために用いられる骨の健康の評価方法の特徴について学ぶ
・日本人スポーツ選手における骨の健康障害の実態について学ぶ
・スポーツ選手における栄養摂取と骨の健康の関係について学ぶ
●事前学習
・自分が興味を持つスポーツにおける骨の健康問題を調べておこう
●事後学習
・栄養摂取と骨の健康との関係について説明してみよう

1. 骨の役割と発育発達

（1）骨の役割

　生体内において骨は，支持組織，臓器保護，運動器，造血組織，カルシウム貯蔵，といった大きく5つの役割を担っている．支持組織として，頭部や内臓を支持し，身体を支える保護作用，臓器保護として骨格を形成し，頭蓋骨や胸腔等，脳や内臓など重要な器官を保持する役割を担う．運動器として，骨と付着する筋，腱の収縮・伸長などによる可動性のある関節を支点に運動を行い，造血組織として，骨の中心部にある骨髄で造血幹細胞による赤血球，白血球，血小板などの産生を盛んに行っている．また骨は体内のカルシウムの約99％を貯蔵するという役割を担っている．カルシウムは体重の1〜2％（体重60kgの成人で約1.2kg）含まれており，生体内に最も多く存在するミネラルである．99％以上はリン酸と結合したリン酸カルシウム（ハイドロキシアパタイト）として骨や歯などの硬組織に存在し，残りの約1％は血液，筋肉，神経などの軟組織に存在する．カルシウムは血液凝固，神経刺激伝達，細胞分裂，収縮および運動などに関与している．血中カルシウム濃度は常に一定（8.8〜10.0mg/dL）に保たれているが，8.8mg/dL以下（低カルシウム血症）になるとテタニーを発症し，痙攣を誘発する．また10.0mg/dL以上になるとほとんどの臓器機能に異常が起こる（高カルシウム血症）．体内でカルシウム濃度の調節に関与している器官は骨，

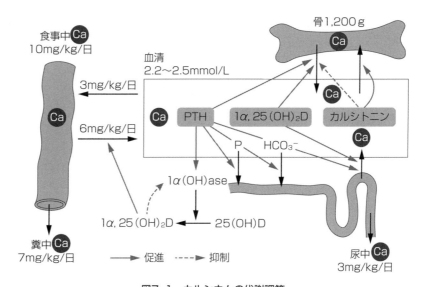

食事中Ca
10mg/kg/日

血清
2.2〜2.5mmol/L

骨1,200g

3mg/kg/日

6mg/kg/日

Ca　PTH　1α, 25(OH)₂D　カルシトニン

P　HCO₃⁻

1α(OH)ase

1α, 25(OH)₂D ← 25(OH)D

糞中Ca
7mg/kg/日　　→ 促進　----▶ 抑制

尿中Ca
3mg/kg/日

図7-1　カルシウムの代謝調節
（奥　恒行，柴田克己編：健康・栄養科学シリーズ　基礎栄養学．改訂第5版，p.202，南江堂）

腎臓および小腸であり，ホルモンは副甲状腺ホルモン（PTH），1α, 25(OH)₂D（活性型ビタミンD）およびカルシトニンである．カルシウム摂取量低下やビタミンD欠乏症などの要因により血中カルシウム濃度が低下した場合，PTHや活性型ビタミンDの作用によって小腸や腎細尿管からのカルシウム吸収や骨吸収を促進する．一方，血中カルシウム濃度が上昇すると，カルシトニンが甲状腺の傍濾胞細胞（C細胞）から分泌され，骨吸収を抑制することで，血中カルシウム濃度が一定に保たれている（図7-1）．

（2）骨の発育発達とリモデリング

　骨のカルシウムは常に溶出と沈着を繰り返している．カルシウムの代謝回転速度は加齢とともに遅くなり，付随して骨量も変化する．骨量は10代前半から10代後半にかけて著しく増加する．20歳頃までに最大骨量に達し，40歳頃まで維持されるが，その後徐々に減少していく（図7-2）[1]．10代の間に最大骨量を高めることは，競技生活における疲労骨折などの疲労性骨損傷を予防するだけでなく，高齢期における骨粗鬆症予防の観点からも重要である．疲労性骨損傷は，骨が反復的な機械的負荷に耐えられずに引き起こされる構造的劣化と局所的な骨痛を指す．日本人一般女性を対象とした研究では，体重が骨密度と関連しており，最大骨量を高めるためには18歳までに介入する必要があることを報告している[2]．同様に，最大骨量を獲得した一般女性においてBMIが腰椎骨密度に影響を及ぼすことも報告されている[3]．BMIが低い場合には，習慣的に身体活動に見合った食事が摂れていないと推察される．特にジュニア選手においては適切な栄養摂取は骨の発育発達に欠かすことができない．競技パフォーマンス向上を目的として指導者がジュニア選手に対して食事制限をさせることが散見されるが[4]，指導者は短期的な視点ではなく長期的な視点で10代スポーツ選手

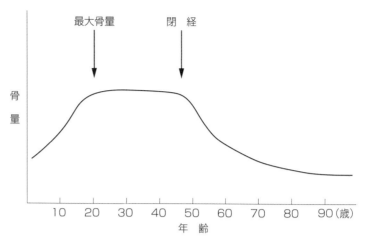

図7-2　生涯における骨量の変化
（鈴木隆雄：Ⅳ. 骨粗しょう症自然歴 骨量の自然史と骨粗しょう症, 骨折の予防戦略. 日本臨床. 62：225-232, 2004）

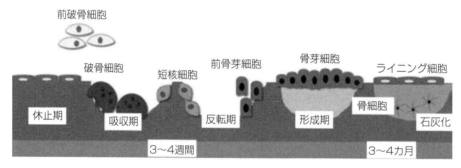

図7-3　骨リモデリングサイクル
（Dolan E, Varley I, Ackerman KE, et al.: The Bone Metabolic Response to Exercise and Nutrition. Exerc Sport Sci Rev, 48: 49-58, 2020より引用, 著者訳）

に対して指導を行うよう留意すべきである.

　骨は, 骨基質の吸収と形成によって常に代謝を繰り返しており, 骨のリモデリング（再構成）を行っている. この骨のリモデリングは生涯にわたって継続する. 骨吸収とは, 破骨細胞によって骨表面に微細な吸収窩が作られることを指す. 骨吸収は成長期に起こる骨サイズの増大, 骨の微細な損傷の修復, 血中カルシウムレベルの維持のために必要である. 骨の吸収窩は骨芽細胞による骨形成によって埋められる（図7-3）.

2. 骨の健康の評価方法

　本項では, スポーツ現場や研究現場で骨の健康を評価するために用いられる骨密度と骨代謝マーカー測定について解説する.

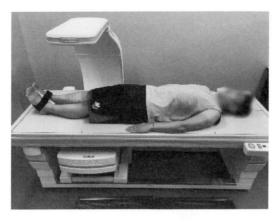

図7-4　DXA法による測定風景

（1）骨密度測定

　二重エネルギーX線吸収測定法（Dual energy X-ray absorptiometry: DXA）は骨密度（g/cm²）を評価するために世界中で標準的に用いられ，広く普及している（図7-4）．骨密度（g/cm²）は，骨の単位面積（cm²）当たりの骨塩量（g）を意味する．DXA法は，2種類の異なる波長のX線を透過し，その相対的な吸収量を測定・評価することにより骨密度を推定する方法であり，高い精度と再現性を有している．

　骨密度が低下した際に生じる疾患として，一般的に骨粗鬆症が知られている．骨粗鬆症は，WHOにより「低骨量と骨組織の微細構造の異常を特徴とし，骨の脆弱性が増大し，骨折の危険性が増大する疾患」と定義されている．骨密度は骨強度の約70％を説明するため，骨の健康を維持するためには高い骨密度の獲得が重要となる．

　スポーツ選手はスポーツ活動そのもののメカニカルストレスによって骨に対して日常的な負荷が加わる．そのため，スポーツ選手は運動をしない一般人と比較して高い骨密度を有することが報告されている．日本人大学生スポーツ選手を対象とした骨密度の競技種目間の比較では，一般学生と比較して長距離走や競泳を除くスポーツ種目で高い骨密度を有すること，また同じ種目であっても男性と比較して女性は低い骨密度を有するといった性差があることが報告されている（図7-5）[6]．しかしながら，近年スポーツ選手においてエネルギー不足を起因とする骨粗鬆症（骨密度zスコア≦−2.0）や低骨密度（骨密度zスコア−1.0＜−2.0）が国際的な問題となっている[7]．骨密度の低さは疲労骨折発生リスクや疲労性骨損傷からの復帰遅延と関連することから[8]，スポーツ選手において丈夫な骨作りは重要である．

（2）骨代謝マーカー

　骨のリモデリングの過程を骨代謝回転と呼び，活発な骨吸収と骨形成とのバランス（カップリング）によって，その恒常性を保っている[9]．骨代謝マーカーとして用いられているのは血中もしくは尿中に排出された骨芽細胞や破骨細胞から特異的に分泌されている可溶性因子もしくはI型コラーゲン代謝産物である（表7-1）．骨代謝マーカーは機能性から骨形成マーカーと骨吸収マーカーに分類される．骨形成マーカーは

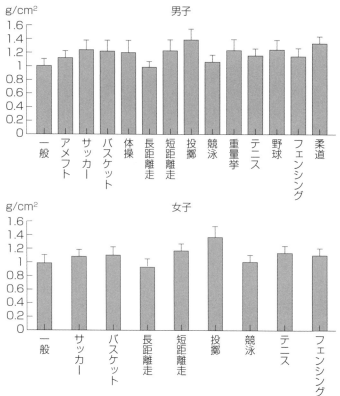

図7-5　大学生スポーツ選手における腰椎骨
　　　　密度の種目間比較
（鳥居　俊：成長期中長距離選手におけるスポ
ーツ障害とその予防．臨床スポーツ医学．
33：1088-1092, 2016）

表7-1　一般的に用いられる骨代謝マーカー

名称	略語	おもな特徴
骨形成マーカー		
骨型アルカリホスファターゼ	BAP	骨芽細胞上に存在する糖たんぱく質
Ⅰ型プロコラーゲンN-プロペプチド	P1NP	骨芽細胞で合成・分泌されたⅠ型コラーゲンがペプチターゼの作用により切断・放出される代謝産物
オステオカルシン	OC	成熟した骨芽細胞から分泌される骨基質たんぱく
骨吸収マーカー		
デオキシピリジノリン	DPD	成熟したⅠ型コラーゲンから分解される代謝産物
Ⅰ型コラーゲン架橋N-テロペプチド	NTX	Ⅰ型コラーゲンの異化の過程でカテプシンKによってⅠ型コラーゲンから切断され，生成される代謝産物
Ⅰ型コラーゲン架橋C-テロペプチド	CTX	コラーゲン線維を分解する際に破骨細胞から放出される代謝産物
酒石酸抵抗性酸ホスファターゼ-5b	TRACP-5b	破骨細胞内酵素であるTRACPのアイソザイム
骨質関連マーカー		
低カルボキシル化オステオカルシン	ucOC	ビタミンKが不足した場合に血中に放出される正常な機能を持たないオステオカルシン

（Dolan E, Varley I, Ackerman KE, et al.: The Bone Metabolic Response to Exercise and Nutrition. Exerc Sport Sci Rev, 48: 49-58, 2020 より引用改変）

骨形成を担う骨芽細胞の機能を評価するものであり，骨芽細胞から分泌される酵素や産生物質などを測定する．一方，骨吸収マーカーは骨吸収を担う破骨細胞から分泌される酵素と骨吸収によって骨基質が分解されたために産生されるコラーゲン架橋などがある．これまでのスポーツ選手を対象とした研究では，エネルギー不足が骨吸収と骨形成のアンカップリング（骨吸収の亢進と骨形成の低下）を誘発することが報告されている[10, 11]．エネルギー不足を起因とする骨代謝の不均衡は，骨密度低下や疲労骨折発生リスクを高める[7, 12]．日本人スポーツ選手において骨吸収マーカーが高値であることは疲労骨折の予測因子となり，疲労骨折の早期発見の指標となることが示唆されている[13, 14]．そのため，骨代謝マーカーのモニタリングは骨の健康維持に有用と考えられる．

3. 日本人スポーツ選手における骨の健康障害の実態

年代を問わず，スポーツは盛んに実施されている．そこで本項では，おもに日本国内の研究データを基に各年代における骨の健康障害の実態を解説する．

(1) 中学生
日本陸上競技連盟が実施した調査[15]によると，中学駅伝に参加した選手の5名に1名が疲労骨折既往を有していたことが報告されている．また疲労骨折は短距離や跳躍でも中長距離と同程度に生じていたことから，この年代から疲労骨折発生には注意が必要である．特に，男子に関してはBMIが18.5kg/m²未満の選手における疲労骨折の発生率が26.0％であったのに対して，BMIが18.5kg/m²以上の選手は10.4％と発生率に有意な差が認められた．海外で行われた研究では，中学生ランナーにおいて摂食障害や1日3食未満の食事など，エネルギー不足につながる食行動は疲労性骨損傷と関連する独立因子であることが報告されている[16]．中学生の年代から骨量獲得のスパートが始まるため，できるだけ早い年齢で適切な食習慣を形成することが望ましい．

(2) 高校生
インターハイ入賞選手を対象としたスポーツ障害に関する質問紙調査[17]によると，疲労骨折の既往率は女子選手21.6％，男子選手12.5％，であり，女子選手が男子選手より有意に高値を示した．またインターハイ出場選手における疲労骨折の発生時期はインターハイ出場選手，高校駅伝出場選手ともに高校2年生が最も多く，ついで高校1年生であった[4]．日本人スポーツ選手は10代後半で骨形成が完了することおよび骨の発育によって高まっていた骨代謝マーカーの値が成人の基準値に収まることが示唆されている[18]．そのため，高校1年生から高校2年生の時期（15〜17歳頃）は骨が盛んに形成されている時期であることから，エネルギー不足や過度なメカニカルストレスなどの影響を受けやすく，疲労性骨損傷が起こりやすいと考えられる．

(3) 大学生
女性大学生スポーツ選手において疲労骨折のリスク因子はBMIとエネルギー摂取

量であることが報告されている[19]．BMIが低いということは身体活動に見合ったエネルギー摂取量ができていないことを示している．また，性別を問わずエネルギー不足は骨吸収マーカーを高めることが明らかとなっている[20, 21]．男子大学生スポーツ選手を対象に大学在学期間中における骨塩量の変化を検討したところ，骨塩量の増加は除脂肪量と体重の増加に関連していることが報告されている[22]．そのため，大学生の年代においても骨量を高めるためには適切な栄養摂取が必要といえる．

4. スポーツ選手における栄養摂取と骨の健康

（1）骨の健康と栄養摂取

　骨の健康を維持するためには，適切な栄養摂取が必須である．骨代謝には骨の構成要素であるたんぱく質やカルシウムを中心に，骨代謝に関わるビタミンDをはじめとするビタミンやミネラルなど多くの栄養素が関与する．骨はビルに例えるとたんぱく質を主体とするコラーゲン（鉄筋）とカルシウムなどのミネラルを主体とする骨塩（コンクリート）によって構成されることから（図7-6），これらの栄養素の摂取不足は骨密度低下の要因となり得る．

（2）骨とミネラル摂取

　日本人は年齢問わずカルシウム摂取量が不足している傾向にある（表7-2）．日本人スポーツ選手においても年代や競技種目を問わず，カルシウム摂取量が日本人の食事摂取基準（Dietary Reference Intakes: DRIs）で示されている推奨量を下回っていることが報告されている[19, 23-28]．骨の発育発達には適切なカルシウム摂取が重要である[29]．日本人スポーツ選手においてカルシウム摂取量を増加させるための方法として，「朝食を欠食しないこと」および「カルシウムを豊富に含むさまざまな食品を摂取すること」が挙げられる．朝食摂取は骨の発育発達の著しい9〜19歳の年代においてカルシウム摂取量の増加と関連する[30]．近年，日本人の朝食欠食率は増加していることから，スポーツ選手においては朝食を必ず食べることを心掛けたい．また，カルシウム摂取の主たる供給源としては牛乳・乳製品が着目される．日本では小学校・中学校と学校給食で牛乳が提供されることが多いが，高校に入学すると提供されることは稀である．そのため，高校生年代の牛乳摂取量は小中学生の年代と比較して低下している[31]．また骨の健康を考えるとき，多くのスポーツ選手やコーチは牛乳・乳製品にのみ注目する傾向がある．牛乳・乳製品摂取が骨の健康維持に大切であることは周知の事実であるが，日本人スポーツ選手を対象とした著者らの研究において，牛乳・乳製品だけでなく大豆製品や野菜類摂取量もカルシウム摂取量と関連することが明らかとなっている[21]．また，カルシウム供給源のひとつである魚介類摂取量が骨密度に影響する可能性も示唆されている[32]．したがって，普段の食事において牛乳・乳製品だけでなく，納豆，豆腐，豆乳などの大豆製品，小松菜などの野菜類および小魚のような魚介類といったカルシウムを豊富に含む食品を摂取することは，日本人スポーツ選手においてカルシウム摂取量を増加させる効果的な方法のひとつであると考えられる．運動中，多量の発汗によりカルシウムは汗とともに体外へ排出される．この発汗によ

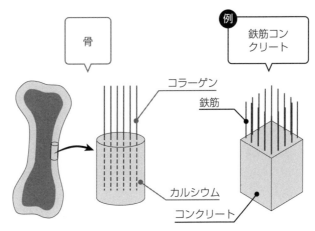

図7-6　骨の構造をビルに例えたイメージ
（川西昌浩：コラーゲンと骨のお話　https://www.takedahp.or.jp/ijinkai/blog/2019/10/16/post-353/）

表7-2　令和元年国民健康栄養調査における年代別カルシウム摂取量（1人1日あたりの平均値）と推奨量の比較

	1〜6歳	7〜14歳	15〜19歳	20〜29歳	30〜39歳	40〜49歳	50〜59歳	60〜69歳	70〜79歳	80歳以上
摂取量（男）	446	676	504	462	395	442	471	533	585	537
推奨量（男）	450/600	650/700	800	800	750	750	750	750	750/700	700
摂取量（女）	391	594	454	408	406	441	472	539	574	490
推奨量（女）	400/550	550	650	650	650	650	650	650	650/600	600

（単位：mg）

る皮膚からのカルシウム損失は，血清カルシウムレベルの低下による副甲状腺ホルモン（parathyroid hormone: PTH）の分泌亢進を介して骨吸収の増加を誘発すると考えられているが，研究結果は急性の効果検証のみに限られている[33]．そのため，慢性的な運動時における多量の発汗が骨の健康にどのような影響を及ぼすかは不明である．また発汗量がかなり多く，発汗時間が長くない限り，汗で失われるカルシウム量は骨代謝やカルシウムの恒常性に乱れを生じさせるほど重要であるとは考えにくい．しかし，発汗量が多くなるスポーツ選手においては，発汗によって失われたカルシウムを補給するために一般人と比較してカルシウム必要量が増加することに留意したい．
　リンは骨や歯の正常な発達に不可欠な成分で，カルシウムとともにハイドロキシアパタイトとして骨や歯を構成しており，特に骨形成に重要な役割を担っている．血中リン濃度は活性型ビタミンDやPTHによって維持されており，カルシウム代謝と関係している．血清カルシウム濃度が低下するとPTHが分泌され，尿からのカルシウム排泄が減少する一方で，リン排泄が増加する．PTHは腎臓におけるビタミンD活性を促進し，腸管におけるカルシウムとリンの吸収を高める．リンはほとんどの食品に含まれており，特にたんぱく質が豊富な食品（肉類，魚介類，牛乳・乳製品）や穀類に多く含まれている．また，リンは加工食品にも多く含まれており，継続して加工食品を摂取した場合（特にカルシウムの摂取量が少ない場合）には血清リン濃度が上昇

し，骨吸収を高める可能性があるため[34]，加工食品の過剰摂取には注意が必要である．

（3）骨とビタミン摂取

　ビタミンDはカルシウム代謝を調節するホルモンのひとつである．ビタミンDが生体内で機能するためには，腎臓と肝臓において代謝される活性型ビタミンDに変換される必要がある．ビタミンDは腸管でのカルシウム吸収を促進し，血清カルシウムとリンの濃度を適切に維持することで正常な骨形成を可能にする働きがあり，カルシウムの恒常性維持に密接に関わっている．そのため，ビタミンD摂取が不足しているスポーツ選手は，骨量低下や疲労骨折などの骨の健康障害受傷リスクが高くなると考えられている[35]．また本邦においてスポーツ選手を対象としたビタミンD摂取量の基準はないものの，DRIsではビタミンD摂取量の目安量を$8.5\mu g$/日と設定している．アメリカ・カナダにおけるビタミンDの推奨量は年代性別問わず$15.0\mu g$/日であり，この値と比較すると一見低値に見えるが，この背景のひとつとして，アメリカやカナダでは日照により生合成される体内のビタミンDを考慮していないことに注意する必要がある．日本人であっても高緯度（緯度35°以上）を拠点にトレーニングを行うスポーツ選手，屋内競技を行うスポーツ選手および日焼け止めやUVカット加工のされたウェアを日常的に使用するスポーツ選手は血中ビタミンDが低値になりやすいため，ビタミンDを多く含む食品摂取が推奨される．ビタミンDを多く含む食品として鮭，しらす，きのこ，卵黄などが挙げられる．ビタミンDとカルシウムは一緒に補給することにより骨密度を高めることが報告されており[36]，食事からのカルシウムとビタミンDの積極的な摂取が望まれる．またビタミンDの多い食品として注目されている鮭は，その種類によって含まれるビタミンD量に違いがある（しろさけ$32.0\mu g$/100g，ぎんざけ$15.0\mu g$/100g）．日本人スポーツ選手を対象とした研究では，ビタミンD摂取量はDRIsの推奨量を下回っていることがほとんどであり，カルシウムと同様に不足しやすい栄養素のひとつといえる．近年ではビタミンDは骨だけでなく，筋量，筋損傷および競技パフォーマンスとの関連が報告されており，骨格筋の発達や維持に重要なビタミンとして注目されている．

　ビタミンKは，体内で血液凝固や骨代謝に関わる重要な栄養素である．骨の石灰化に必要なオステオカルシン（骨芽細胞が産生する骨基質たんぱく質）はビタミンK依存性のたんぱく質である．ビタミンKはこのオステオカルシンを活性化し，骨形成を調節する．前駆体のグルタミン酸残基（Glu）はカルボキシラーゼの作用でγ-カルボキシグルタミン酸残基（Gla）に代わるGla化をすると，カルシウムとの結合が可能となる．このカルボキシラーゼの補酵素としてビタミンKが必要となる．また，Gla化されなかったオステオカルシンである低カルボキシル化オステオカルシン（ucOC）はカルシウムと結合することができず，オステオカルシンを活性化させるビタミンKの不足を反映する（図7-7）．また，血清ucOC高値は骨密度とは独立した骨折の危険因子であり，ucOCを低下させるためには血液凝固因子の活性化に必要な量以上のビタミンK摂取が必要となる[37]．日本人大学生男性ランナーを対象とした研究では，ビタミンK摂取量とucOCとの間に負の相関関係が認められている[38]．ビタミンKは緑黄色野菜（小松菜，ほうれんそう，ブロッコリーなど），海藻，納豆などに多く含まれて

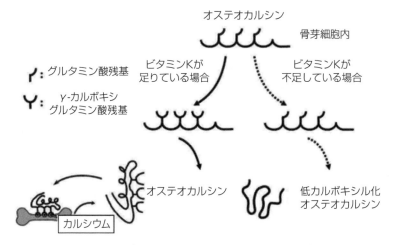

図7-7　ビタミンKとオステオカルシンの代謝経路
（Iwamoto J, Sato Y, Takeda T, et al.: High-dose vitamin K supplementation reduces fracture incidence in postmenopausal women: a review of the literature. Nutr Res, 29: 221-228, 2009より引用改変）

いる．先行研究では，納豆摂取者と納豆非摂取者ではビタミンK摂取量は大きく異なることが報告されている[39]．DRIsにおいて，ビタミンKの目安量は成人では男女ともに150μg／日に設定されているが，この値は体内での正常な血液凝固能を維持することを目的に設定されているため，スポーツ選手において骨の健康維持のためにはより多くのビタミンKの摂取が必要であると考えられる．

(4) 骨とエネルギー摂取

　スポーツ選手がエネルギー不足を改善するために運動時のエネルギー消費量を劇的に減少させることは困難と思われるため，本項ではエネルギー不足をエネルギー摂取不足として解説する．ヒトが必要な生理的機能を維持するためには，適切なエネルギー摂取が欠かせない[41, 42]．これまでに行われてきた研究の多くがエネルギー摂取不足によって男女・年齢問わず骨代謝マーカー不均衡，疲労性骨損傷および低骨密度が誘発され，骨の健康は損なわれることを報告している[12, 43, 44]．エネルギー摂取不足は主要および微量栄養素の摂取不足を引き起こすことから[45]，骨の健康維持に関与する栄養素の適切な摂取が困難となる．またエネルギー不足に陥るような食生活を送っている場合，エネルギー以外の栄養素が十分に摂取できていたとしても，それは骨の健康問題解決の意味をなさない．栄養面で悩みを抱えているスポーツ選手は公認スポーツ栄養士（管理栄養士）へ積極的に相談をし，栄養状態を改善するよう心掛けるべきである．

(5) 骨とたんぱく質摂取

　たんぱく質は，骨組織の体積の約2分の1，質量の約3分の1を占めており，骨構造の重要な構成要素となっている．競技活動によって亢進する骨代謝回転をサポートす

るために，スポーツ選手は適切な量のたんぱく質を摂取する必要がある．たんぱく質
摂取は，インスリン様成長因子I（Insulin-like Growth Factor I: IGF-1）や成長ホル
モン（Growth Hormone: GH）などのホルモン産生を増加させ，間接的な骨形成にも
関与する．近年，動物性たんぱく質の過剰摂取は体内の酸アルカリ平衡を乱すことが
示唆されている．動物性たんぱく質は酸性であるため，体内の酸塩基平衡の恒常性を
維持するために，アルカリ性ミネラルであるカルシウムの利用率を高めると考えられ
ている．実際，体内に貯蔵されているカルシウムの約99％は骨内に貯蔵されている
ため，酸性度上昇の影響を打ち消すためにカルシウムを循環内に放出する必要がある
場合は，骨吸収が促進される可能性が高い[46]．スポーツ選手を対象とした研究が必要
であるものの，現時点では食事から適切なカルシウム摂取ができている場合，スポー
ツ選手に推奨されているたんぱく質摂取量の範囲（1.2〜2.0g/kg 体重／日）[47]であれ
ば骨の健康には悪影響を与えないと考えられる．

まとめ

　スポーツ選手における疲労性骨損傷や低骨密度を予防するうえで，最も重要なこと
は身体活動に見合った適切なエネルギー摂取を継続して行うことである．適切なエネ
ルギー摂取なくして骨の健康を維持することはできない．栄養素摂取に関して，日本
人スポーツ選手は特にカルシウム摂取が不足する傾向にある．カルシウムの供給源で
ある牛乳・乳製品摂取はもちろん，納豆，豆腐，豆乳などの大豆製品，小松菜などの
野菜類およびししゃも，しらすのような魚介類といったカルシウムを豊富に含む食品
を摂取することは日本人スポーツ選手においてカルシウム摂取量を増加させる効果的
な方法のひとつである．また骨に関わるビタミンや他のミネラルの摂取にも配慮が必
要となる．そのため，栄養バランスのよい食事を摂るための方策は，日常的に主食，
主菜，副菜，牛乳・乳製品，果物を揃えた食事を過不足なく取ることが基本となる．

［文　献］

1）鈴木隆雄：IV. 骨粗しょう症自然歴　骨量の自然史と骨粗しょう症，骨折の予防戦略．
　日本臨床，62: 225-232, 2004.
2）Orito S, Kuroda T, Onoe Y, et al.: Age-related distribution of bone and skeletal
　parameters in 1,322 Japanese young women. J Bone Miner Metab, 27: 698-704, 2009.
3）Miyabara Y, Onoe Y, Harada A, et al.: Effect of physical activity and nutrition on bone
　mineral density in young Japanese women. J Bone Miner Metab, 25: 414-418, 2007.
4）田原圭太郎，鎌田浩史，山澤文裕：高校陸上競技選手のスポーツ外傷・障害調査におけ
　る疲労骨折に関する検討：全国高等学校総合体育大会・全国高等学校駅伝競走大会の調
　査．日本臨床スポーツ医学会誌，29: 372-379, 2021.
5）Dolan E, Varley I, Ackerman KE, et al.: The Bone Metabolic Response to Exercise and
　Nutrition. Exerc Sport Sci Rev, 48: 49-58, 2020.
6）鳥居　俊：成長期中長距離選手におけるスポーツ障害とその予防．臨床スポーツ医学，
　33: 1088-1092, 2016.
7）Nattiv A, Loucks AB, Manore MM, et al.: American College of Sports Medicine
　position stand. The female athlete triad. Med Sci Sports Exerc, 39: 1867-1882, 2007.

8) Nattiv A, Kennedy G, Barrack MT, et al.: Correlation of MRI grading of bone stress injuries with clinical risk factors and return to play: a 5-year prospective study in collegiate track and field athletes. Am J Sports Med, 41: 1930–1941, 2013.

9) Eastell R, Robins SP, Colwell T, et al.: Evaluation of bone turnover in type I osteoporosis using biochemical markers specific for both bone formation and bone resorption. Osteoporos Int, 3: 255–260, 1993.

10) Barrack MT, Van Loan MD, Rauh MJ, et al.: Physiologic and behavioral indicators of energy deficiency in female adolescent runners with elevated bone turnover. Am J Clin Nutr, 92: 652–659, 2010.

11) Loucks AB, Thuma JR: Luteinizing hormone pulsatility is disrupted at a threshold of energy availability in regularly menstruating women. J Clin Endocrinol Metab, 88: 297–311, 2003.

12) Papageorgiou M, Dolan E, Elliott-Sale KJ, et al.: Reduced energy availability: implications for bone health in physically active populations. Eur J Nutr, 57: 847–859, 2018.

13) Nose-Ogura S, Yoshino O, Dohi M, et al.: Relationship between tartrate-resistant acid phosphatase 5b and stress fractures in female athletes. J Obstet Gynaecol Res, 46: 1436–1442, 2020.

14) 藤田真平，櫻庭景植，若松健太ほか：骨代謝マーカーを用いた疲労骨折の早期発見と予防（第30回日本臨床スポーツ医学会学術集会）．日本臨床スポーツ医学会誌，28: 281–283, 2020.

15) 日本陸上競技連盟：陸上競技ジュニア選手のスポーツ障害・外傷調査〜第3報（2017年度版）〜中学生アスリート調査．2018.

16) Tenforde AS, DeLuca S, Wu AC, et al.: Prevalence and factors associated with bone stress injury in middle school runners. PM and R. https://doi.org/10.1002/pmrj.12673

17) 鳥居　俊，阿江通良，石井好二郎ほか：インターハイ入賞選手に対するスポーツ障害に関する質問紙調査．陸上競技研究紀要，6: 148–152, 2010.

18) Tsukahara Y, Torii S, Yamasawa F, et al.: Bone Metabolism, Bone Mineral Content, and Density in Elite Late Teen Female Sprinters. Int J Sports Med, 42: 1228–1233, 2021.

19) Ishizu T, Torii S, Taguchi M: Habitual Dietary Status and Stress Fracture Risk Among Japanese Female Collegiate Athletes. J Am Coll Nutr, 14: 1–8, 2021.

20) Taguchi M, Moto K, Lee S, et al.: Energy Intake Deficiency Promotes Bone Resorption and Energy Metabolism Suppression in Japanese Male Endurance Runners: A Pilot Study. Am J Mens Health, 14: 1557988320905251, 2020.

21) Ishizu T, Torii S, Takai E, et al.: Japanese female athletes with low energy availability exhibit low multiple food group intake and increased tartrate-resistant acid phosphatase 5b levels: a cross-sectional study. J Phys Fitness Sports Med, 11: 107–116, 2022.

22) 初雁晶子，飯塚哲司，鳥居　俊：大学生男子運動部員の骨塩量変化の縦断的検討．日本成長学会雑誌，24: 23–27, 2018.

23) Kumahara H, Ohta C, Nabeshima E, et al.: Dietary Intake and Energy Expenditure During Two Different Phases of Athletic Training in Female Collegiate Lacrosse Players. J Strength Cond Res, 34: 1547–1554, 2020.

24) Miyamoto T, Oguma Y, Sato Y, et al.: Elevated Creatine Kinase and Lactic Acid

Dehydrogenase and Decreased Osteocalcin and Uncarboxylated Osteocalcin are Associated with Bone Stress Injuries in Young Female Athletes. Sci Rep, 8: 18019, 2018.

25) Ikedo A, Ishibashi A, Matsumiya S, et al.: Comparison of Site-Specific Bone Mineral Densities between Endurance Runners and Sprinters in Adolescent Women. Nutrients, 8: 781, 2016.

26) Noda Y, Iide K, Masuda R, et al.: Nutrient intake and blood iron status of male collegiate soccer players. Asia Pac J Clin Nutr, 18: 344–350, 2009.

27) Imamura H, Iide K, Yoshimura Y, et al.: Nutrient intake, serum lipids and iron status of colligiate rugby players. J Int Soc Sports Nutr, 10: 9, 2013.

28) Iwamoto J, Takeda T, Uenishi K, et al.: Urinary levels of cross-linked N-terminal telopeptide of type I collagen and nutritional status in Japanese professional baseball players. J Bone Miner Metab, 28: 540–546, 2010.

29) Tsukahara N, Sato K, Ezawa I: Effects of physical characteristics and dietary habits on bone mineral density in adolescent girls. J Nutr Sci Vitaminol (Tokyo), 43: 643–655, 1997.

30) Barton BA, Eldridge AL, Thompson D, et al.: The relationship of breakfast and cereal consumption to nutrient intake and body mass index: the National Heart, Lung, and Blood Institute Growth and Health Study. J Am Diet Assoc, 105: 1383–1389, 2005.

31) Nakagi Y, Ito T, Hirooka K, et al.: Association between lifestyle habits and bone mineral density in Japanese juveniles. Environ Health Prev Med, 15: 222–228, 2010.

32) 池戸　葵，石橋　彩，松宮さおりほか：高校生女子長距離選手および短距離選手の骨密度に関わる因子の検討．日本栄養・食糧学会誌，70: 9–15, 2017.

33) Barry DW, Hansen KC, van Pelt RE, et al.: Acute calcium ingestion attenuates exercise-induced disruption of calcium homeostasis. Med Sci Sports Exerc, 43: 617–623, 2011.

34) Calvo MS, Park YK: Changing phosphorus content of the U.S. diet: potential for adverse effects on bone. J Nutr, 126: 1168S–1180S, 1996.

35) Holick MF: Vitamin D deficiency. N Engl J Med, 357: 266–281, 2007.

36) Mehlenbeck RS, Ward KD, Klesges RC, et al.: A pilot intervention to increase calcium intake in female collegiate athletes. Int J Sport Nutr Exerc Metab, 14: 18–29, 2004.

37) Binkley NC, Krueger DC, Kawahara TN, et al.: A high phylloquinone intake is required to achieve maximal osteocalcin gamma-carboxylation. Am J Clin Nutr, 76: 1055–1060, 2002.

38) 虎石真弥，上西一弘：大学生男子陸上長距離選手の骨状態と骨におけるビタミンＫ栄養状態の関連．栄養学雑誌，69: 115–125, 2011.

39) Kamao M, Suhara Y, Tsugawa N, et al.: Vitamin K content of foods and dietary vitamin K intake in Japanese young women. J Nutr Sci Vitaminol (Tokyo), 53: 464–470, 2007.

40) Iwamoto J, Sato Y, Takeda T, et al.: High-dose vitamin K supplementation reduces fracture incidence in postmenopausal women: a review of the literature. Nutr Res, 29: 221–228, 2009.

41) Wade GN, Schneider JE: Metabolic fuels and reproduction in female mammals. Neurosci Biobehav Rev, 16: 235–272, 1992.

42) Wade GN, Schneider JE, Li HY: Control of fertility by metabolic cues. Am J Physiol, 270: E1–E19, 1996.

43) Mountjoy M, Sundgot-Borgen JK, Burke LM, et al.: IOC consensus statement on relative energy deficiency in sport (RED-S): 2018 update. Br J Sports Med, 52: 687–697, 2018.

44) Nattiv A, De Souza MJ, Koltun KJ, et al.: The Male Athlete Triad-A Consensus Statement From the Female and Male Athlete Triad Coalition Part 1: Definition and Scientific Basis. Clin J Sport Med, 31: 335–348, 2021.

45) Viner RT, Harris M, Berning JR, et al.: Energy Availability and Dietary Patterns of Adult Male and Female Competitive Cyclists With Lower Than Expected Bone Mineral Density. Int J Sport Nutr Exerc Metab, 25: 594–602, 2015.

46) Fenton TR, Eliasziw M, Lyon AW, et al.: Meta-analysis of the quantity of calcium excretion associated with the net acid excretion of the modern diet under the acid-ash diet hypothesis. Am J Clin Nutr, 88: 1159–1166, 2008.

47) Thomas DT, Erdman KA, Burke LM: American College of Sports Medicine Joint Position Statement. Nutrition and Athletic Performance. Med Sci Sports Exerc, 48: 543–568, 2016.

Chapter **8**

スポーツ選手の貧血予防と栄養摂取

松本　恵

●**この章で学ぶこと**

・貧血の病理的原因とパフォーマンスに及ぼす影響，貧血の診断と体調の自己チェック方法を学ぶ

・貧血予防と改善のための栄養摂取方法を考え，実践する

●**事前学習**

・自身の食事バランス，特にたんぱく質や鉄の摂取状況を振り返ろう

・最近の体調不良やトレーニング強度についてチェックしておこう

●**事後学習**

・貧血予防の食事献立について考えてみよう

・サプリメントや鉄注射の使用事例について調べ，教育方法を考えてみよう

　貧血はスポーツ選手にとって酸素運搬能力やエネルギー代謝を低下させ，競技パフォーマンスやコンディションを低下させる深刻な病気のひとつであり，最も注意すべき疾病であるにもかかわらず，女性や持久系競技の選手で頻発している．その予防や改善には食事の改善が欠かせず，適切なエネルギー・栄養素の摂取，特に鉄の栄養状態を良好に保つことがポイントとなる．また，近年，スポーツ現場での鉄の吸収効率について新たな知見が増え，戦略的かつ，安全な鉄の摂取方法についても注目されている．

1．血液の働きと貧血

　体重の約8％を占めている血液は，赤血球，白血球，血小板の細胞成分と，血漿と呼ばれる液体部分から成り立っており，血液全体のおよそ45％が細胞成分で，残り55％程度が血漿成分である．血液は心臓の拍出で全身に巡っており，体内に取り込んだ酸素や栄養成分などを運搬し，全身から二酸化炭素や老廃物を回収し，体外へ排出する．酸素と二酸化炭素は赤血球によって運搬，回収されるが，赤血球にはヘモグロビンというたんぱく質が含まれており，酸素はその中心にある鉄と結合する．鉄は体内で合成できない栄養成分であるため，必要量を摂取できなくなると鉄の栄養状態が悪化して，ヘモグロビンや赤血球が減少し，酸素運搬能力が低下する．この酸素運搬能力の

低下がさまざまな体調不良を引き起こし，慢性化や重篤化すると貧血症と診断される．

2. 体内の鉄栄養状態

（1）体内の鉄分布

　食事から摂取した鉄はさまざまな形態で体内に分布する．一般成人の体内にある鉄量はおおよそ30～40mg/kg 体重で，そのうち60～70％が機能鉄として血液中の赤血球のヘモグロビンに含まれており，20～30％が肝臓・脾臓・骨髄中に貯蔵鉄として存在する[1]．貯蔵鉄の約60％は鉄結合たんぱく質のフェリチンと結合して，肝臓に貯蔵されている．その他，筋肉中に鉄結合たんぱく質のミオグロビンとして3～5％，細胞内に金属酵素，血液中に鉄輸送たんぱく質のトランスフェリンと結合して約1％程度存在する．一般成人では，体内の鉄から，便や汗，尿で1日に約1mgを失っているとされている[2]．体内での鉄の消費や排泄に対して，食事から摂取する鉄が満たない場合，鉄栄養状態が悪化して鉄欠乏性貧血を誘発する．鉄欠乏性貧血に至る過程では，大量の出血などで鉄が損失する場合を除き，栄養不良や緩やかな出血によって徐々に鉄欠乏状態が進んで行く[3]．

（2）鉄の必要量

　1日に必要とされる鉄の量は，成人男性で0.5～1.0mg，月経のある女性で2.0～3.0mg程度とされる．食品から摂取する鉄は吸収率が低く，平均して2～3割程度であると考えられている．そのため，十分に必要量が補える量が実際に推奨される摂取量として設定される．厚生労働省の日本人の食事摂取基準（2020年版）では，推奨される1日の鉄摂取量は12～14歳男子で11.0mg，成人男性で7.0～7.5mg，12～14歳女子で14.0mg，成人女性で10.5～11.0mgとされる[4]．一方，鉄の耐容上限量は成人で40～50mgに設定されており，この量を超えないように食事やサプリメントの摂取量を計画する必要がある．また，若年者では耐容上限量がさらに低用量で設定されているため注意が必要である．

3. 貧血の種類と鉄栄養状態の程度

（1）一般的な貧血の種類

　貧血症にはその原因による分類と，鉄栄養状態の程度による段階による分類の考え方がある．貧血症状は広く乳幼児から高齢者まで見られる症状で，妊娠期などにも発症しやすい病気のひとつである．貧血をその原因から大きく分けると，①赤血球の産生障害，②赤血球の破壊亢進，③赤血球の体外への喪失となり，赤血球の異常が引き起こす症状である[5]．上記のような赤血球の異常は，遺伝性の赤血球の生成異常や鉄代謝異常によるものと，鉄栄養状態不良や出血がおもな原因の鉄欠乏性の症状，赤血球の破壊が増加した溶血性，血液中の血漿量が増加した希釈性などがある[6]．このように，貧血症は先天的な異常が原因の場合と後天的に栄養状態や身体活動状況の変化が原因の場合がある．栄養状態や身体活動状況に原因のある貧血のうち，スポーツの

現場で多く発症する貧血は特にスポーツ貧血と呼ばれる[7].

（2）スポーツ貧血と原因

　スポーツ現場でよく見られる貧血は鉄栄養状態の不良によって引き起こされる鉄欠乏性貧血である．スポーツ選手は身体活動量が増加することにより多くの酸素を運搬する必要があり，鉄の需要が増加することが考えられるが，スポーツ現場ではさまざまな理由で鉄の栄養状態の不良が起こりやすい．第1にスポーツの現場では，精神的なストレスや，高強度のトレーニング時に消化管からの出血があり，赤血球やヘモグロビン量の低下があることも知られており，このことが鉄栄養状態を悪化させるとも考えられる[8]．第2にスポーツ選手は競技種目の特性によって足底への強い物理的衝撃が原因で，血管内で赤血球が破壊される，溶血が起こりやすいと考えられている．生理的な赤血球の代謝よりも高い頻度で溶血が繰り返されると，赤血球の生産が間に合わず，鉄栄養状態が悪化し酸素運搬能力が低下する．スポーツの現場で起こる溶血は，硬いアスファルトの上を長時間にわたって走行する陸上長距離選手や，跳躍を繰り返すバレーボール選手，裸足で強い踏込動作を多く行う剣道や空手は，溶血を起こしやすいことが知られている[9]．第3に，近年，感染症や高強度のトレーニングによる炎症によってヘプシジンという炎症性サイトカインが上昇し，消化管での鉄の吸収が妨げられることがわかってきた．また，ヘプシジンは体内での炎症に加えて，体内の鉄濃度の上昇によっても増加し，鉄の吸収を阻害することが報告されている[10]．高強度のトレーニングを繰り返している期間にサプリメントなどで鉄の摂取を増加させるとヘプシジンレベルがさらに上昇した研究結果もあり，注意が必要である[11]．どの程度のトレーニングによって鉄吸収阻害が起こるのか，体内の炎症状態によって鉄やその他の栄養素をどの程度に設定すべきかについては詳細な基準はまだ明らかではないため，今後の研究によるエビデンスの蓄積が待たれる．

（3）鉄欠乏性貧血と鉄栄養状態の関係

　鉄欠乏性貧血は臨床的に血液検査データによって鉄栄養状態を3つの段階に分けて評価することができる（図8-1，表8-1〜表8-3）．第一段階として骨髄，肝臓，脾臓が貯蔵している鉄が欠乏し始める「貯蔵鉄欠乏」に始まり，第二段階として赤血球数が低下し始める「潜在性鉄欠乏」状態に移行する．そして，第三段階としてヘモグロビン値が顕著に低下し，貧血症と診断される（表8-1，図8-1）[12]．スポーツ現場では「潜在性の鉄欠乏」の段階で，自覚的な不定愁訴として，トレーニング中の息切れや疲れやすさ，トレーニング後の頭痛などが現れることがある．また，各段階の移行は数カ月にわたって緩やかに進行することもあり，スポーツ選手が鉄栄養状態の不良を自覚することを難しくしているかもしれない[13]．

（4）貧血のチェック方法とスクリーニング
1）貧血の症状と対処

　貧血の自覚症状の始まりは，酸素運搬能力の低下から誘引される，疲労感やだるさ，頭痛などが代表的で，スポーツ現場では筋疲労からの回復の遅れや息切れ，動悸など

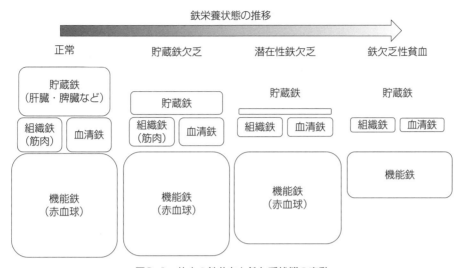

図8-1　体内の鉄分布と鉄欠乏状態の変動

表8-1　鉄栄養状態の分類基準

	ヘモグロビン濃度 (g/dL)	トランスフェリン飽和度 (%)	血清フェリチン (ng/mL)
正常	14±2	35±15	100±60
貯蔵鉄欠乏	≧12	≧16	<12
潜在性鉄欠乏	≧12	<16	<12
鉄欠乏性貧血	<12	<16	<12

（Cook JD, et al., Eds.:Measurements of Iron Status: A Report of the International Nutritional Anemia Consultative Group. Nutrition Foundation, 1985）

が訴えられることが多い．また，貧血症状ではめまいやふらつきだけでなく，疲労感や胃腸不良によって食欲が低下していたり，消化不良が併発している場合があるため，貧血症状が見られる選手の対処ではまず，疲労感や胃腸不良の程度に留意して，医療的な処置が必要かどうかを配慮し，体調不良の改善を優先する必要がある．鉄栄養状態の不良や貧血が疑われる場合は，表8-1，表8-2を参考に，いくつかの項目を複合的に確認するとよいだろう[14]．食事などで鉄の摂取を増加する前に，胃腸の状態に留意しながら，消化のよい食事から改善を始めることも重要である（表8-3）．また，現在の医療機関での治療の状況やこれまでの貧血の治療履歴によっても，取り組む貧血の改善の食事方法が変わってくる．ストレス性の出血や食欲不振，炎症によるヘプシジンの上昇を防ぐためにも，トレーニングピリオドとの関係も考慮して，鉄栄養状態の改善に取り組むべきである[15]．

2）貧血のスクリーニング方法

　スクリーニングでは年間のトレーニングピリオドごとにチェックすべき項目と，1年に1回，隔年，または数年に1回程度でよい項目がある．採血を伴う詳細な血液検査は頻繁に実施することが難しいため，貧血症やその履歴がある選手，また，自覚症

表8-2　貧血の指標となる血液成分基準値

略称	検査項目	基準値(一般成人)	単位	解説
RBC	赤血球	男：440～580 女：380～520	×10,000/μL	酸素を運搬する.
Hb	ヘモグロビン	男：14～18 女：12～16	g/dL	鉄を構成要素に持ち，酸素を運ぶ.
Ht	ヘマトクリット値	男：40～52 女：34～45	%	血液中に含まれる赤血球の割合.
MCV	平均赤血球容積	83～98	fL	赤血球の1個あたりの容積. 赤血球の大きさを判断する.
MCH	平均赤血球ヘモグロビン量	27～32	pg	赤血球の1個あたりのHb量.
MCHC	平均赤血球ヘモグロビン濃度	32～36	%	赤血球の容積に対するHbの比.
RDW	赤血球分布幅	9.5～14.5	%	赤血球体積の不均一性を表す.
RET	網赤血球	0.8～2.0	%	骨髄で作られたばかりの若い赤血球.
PLT	血小板	13～35	×10,000/μL	出血を止める成分.
Fe	血清鉄	男：54～181 女：43～172	μg/dL	血液中の鉄. 鉄栄養状態の指標.
UIBC	不飽和鉄結合能	男：111～255 女：137～325	μg/dL	トランスフェリンと結合できる鉄.
TIBC	総鉄結合能	男：231～385 女：251～398	μg/dL	血清鉄＋UIBC.
Fer	フェリチン	男：39.4～340 女：3.6～114	ng/mL	肝臓での貯蔵鉄の指標.
Hp	ハプトグロビン	19～170	mg/dL	溶血して放出されたヘモグロビンによって減少.

注：基準値は分析方法や分析機関によって変動することがある.
（桑島　実：臨床検査項目辞典. 医歯薬出版，pp.43-46, 2003より引用改変）

表8-3　鉄栄養状態の不良・貧血が疑われる場合の体調チェック項目

	項目	具体的な体調不良
慢性症状	全身疲労感	だるさ，疲労感，意欲の低下
	睡眠	寝起きの悪さ，ひどい眠気
	頭痛	頭痛，めまい，立ち眩み
	胃腸	食欲不振，吐き気など
	月経	月経の停止，または頻発月経，月経困難症（強い腹痛，腰痛など）
トレーニング時の症状	持久能力の低下	息が切れやすくなった. 心拍数が上がりやすくなった. または，落ちにくくなった. トレーニング後，頭痛がするなど.
	筋量・筋力の低下	筋肉痛の頻発など
	その他	集中力の低下など
その他	頻回の出血	下痢などによる血便，痔による出血，頻繁な鼻血など

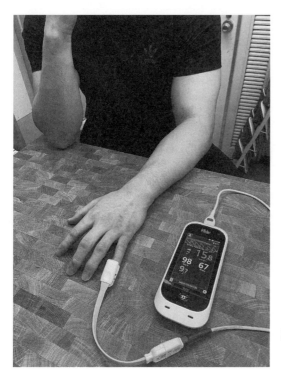

図8-2　指先センサーによるヘモグロビン値の測定

2〜3カ月ごと		毎年定期的に		隔年程度

①1年以内につぎの内容があった
・貧血の診断
・強い疲労感や体調不良
・原因不明の競技パフォーマンス低下
・頻回の疲労骨折
・月経の停止，月経困難症の発症
②高い持久能力が必要な競技選手である
③厳しい体重コントロールを行っている
④利用可能エネルギー不足が疑われている
⑤高地・低酸素トレーニングの実施中
⑥菜食主義・特定の食事制限がある

①2年以上前につぎの内容があった
・貧血の診断
・無月経などの月経の問題
②球技系の競技である
③減量を定期的に行っている
④高地・低酸素トレーニングの予定がある

①すべての女性スポーツ選手
②2年以上前に鉄欠乏があった
③冬季など持久系のトレーニングを実施する予定がある

図8-3　血液検査や医療機関による診断の必要性と頻度

状が顕著な場合に限定してもよいだろう．最近では指先に赤外線を照射して，ヘモグロビン濃度を推定するセンサー式の簡易的な装置などをスクリーニングとして活用することもできるだろう（図8-2）．図8-3に，貧血の血液検査データと自覚症状の程度やこれまでの履歴などから治療の必要の有無に考慮しながら，対処する注意点をまとめた[15]．また，スポーツ選手の血液検査では心肺機能の強化や筋肉量の増加に伴い，血液中の水分量，すなわち血漿量が増加し，相対的に赤血球やヘモグロビン濃度が低下して見えることがある[16]．高い身体活動に適応するために血液の粘性抵抗が低下して血流が速やかになり，より多くの酸素を運搬できるようなる．この時の血液検査結

果で見られる赤血球やヘモグロビンの低値は，見かけ上であり，貧血症状は伴わない．これらのことから，よく鍛錬されたスポーツ選手の貧血を評価する血液検査結果は，その数値が真の貧血を指すものかどうか，鉄栄養状態を評価する他の指標とトレーニングピリオドや内容なども考慮して判断する必要がある[17]．

(5) 貧血予防の食事ポイント

1) エネルギー摂取と食事バランス

食事から得られるエネルギーの慢性的な不足は，相対的エネルギー不足からエネルギー代謝の不均衡を引き起こし，さまざまな代謝を低下させる．特に，エネルギーの不均衡や成長ホルモンの分泌不足では，たんぱく質代謝を低下させ，造血作用にも影響を及ぼすことが考えられる．貧血の予防と改善のためには，トレーニングで増加した身体活動量に見合った食事からのエネルギー摂取を確保することが重要である．

2) 適切なたんぱく質摂取

スポーツ選手では，競技やトレーニングの強度によってたんぱく質の必要量が異なるが，身体活動量が増加することによって，必要量も増加していることが考えられる．また，鉄を輸送したり貯蔵するためにも鉄と結合するたんぱく質を確保する必要があり，貧血の予防・改善には，たんぱく質摂取も大きく関係していると考えられる．減量や日常的に体重コントロールが必要な競技では食事量が少なく，たんぱく質摂取不足が懸念され，貧血症状を悪化させることも考えられる．貧血症状をもつスポーツ選手において，鉄の補給だけでなく，たんぱく質の摂取量も増加させることにより，鉄栄養状態が改善されることが考えられ，日常的なたんぱく質の適切な摂取は貧血を予防，改善するうえで重要である．

3) 造血に必要なビタミン

ビタミンB_{12}や葉酸は体内での赤血球の合成に必要であり，貧血と関係の深いビタミンである．これらの成分は，通常の食事であれば，十分量が摂取でき，不足することはあまりないが，消化器疾患や薬物投与によって吸収不良が起こる場合がある．消化器疾患等でこれらのビタミンの吸収不全が起こると，貧血の原因にもなる．ビタミンB_{12}は貝類に，葉酸はレバー，うなぎ，緑黄色野菜に多く含まれるため，さまざまな食材を組み合わせてバランスのよい食事献立を考えるとよいだろう．一方，野菜や果物に多く含まれるビタミンCは消化管でのクエン酸鉄や硫酸鉄などの無機鉄の吸収を促す働きが期待される[18]．食事摂取基準では成人で，1日に100mgの摂取量が推奨されるが，身体活動量が増加するスポーツ選手ではより多くのビタミンCの摂取が望まれる．これらのことから，貧血を予防するためにはビタミンB群や葉酸，ビタミンCが多く含まれる野菜はもちろん，肉や魚介類もバランスよく摂取することが望ましい．

4) 鉄の必要量と摂取の工夫

鉄は酸素運搬能力のために不可欠であるとともに，体内で過剰に蓄積するとフリーラジカルを発生し，さまざまな臓器に障害を与える栄養素でもある．そのため，消化管での鉄吸収機構は体内の鉄過剰を防ぐために制御されており，血液中の鉄濃度の急激な上昇によって，消化管での鉄の吸収が抑制されたり，消化管粘膜細胞から鉄の排

泄が促進されたりする[19]. スポーツ選手に推奨される鉄の摂取量はトレーニング量や競技によって異なる報告がいくつかあるが, 持久系競技の女子スポーツ選手を対象とした鉄サプリメントを用いた介入試験では1日あたり食事と合わせて20〜30mgの鉄を2カ月間摂取することで血清フェリチン値の改善が見られたことが報告されている[14]. 一方, 集中的な激しいトレーニングを連日実施し, 体内の炎症が高まるときに, 鉄の摂取量を増加させると, 消化管の鉄吸収を抑制するヘプシジンが増加することが懸念されている. トレーニングの程度や選手個人の疲労度や炎症状態によっても異なるが, いくつかの報告では集中的な合宿練習などで1日当たり30〜50mgの鉄の摂取量でヘプシジンが増加するとされている[11, 15]. 一方で, トレーニングによる消費量が1日あたり1,000kcal以下の選手では鉄の摂取を1日当たり15mg程度増加させてもヘプシジンが増加しないことも報告されている[20]. いずれにしても, 耐容上限量を超えないように留意しながら鉄の補給量を管理すべきであろう.

5) その他のミネラル

鉄以外のミネラルも食事からバランスよく摂取することが鉄栄養状態を改善するために必要である. 亜鉛は貧血の発症に関係があるという報告があり, 鉄欠乏性貧血では血清鉄とともに血液中の亜鉛濃度も低値を示すことが報告されている[21]. 一方でカルシウムの過剰摂取は鉄の吸収を阻害することが報告されており, サプリメントなどで大量に摂取することがないように注意すべきである[22].

(6) 貧血の治療と鉄注射の事例

1) 経口鉄剤と静脈注射

貧血を予防するために毎日の食事から鉄をはじめとしたミネラル, ビタミン, たんぱく質をバランスよく摂取することが最も重要である. しかし, 貧血症状が重篤な場合は, 医師のもとで治療が必要となる. 治療のひとつとして経口鉄剤を50〜210mg/日の投与が処方される. その際に使用される非ヘム鉄のクエン酸鉄や硫酸鉄は摂取量によって, 悪心, 嘔吐などの胃腸障害や下痢, 便秘の症状がみられるという報告もある[23]. 最近では, これらの症状が緩和されるピロリン酸鉄などの開発も進んでいるので医師や薬剤師とよく相談するとよい[24]. 一方, 経口摂取だけでなく, 鉄剤を静脈へ注射や点滴によって注入する治療もある. 鉄剤の静脈注射は鉄の過剰摂取によるアナフィラキシーショックや肝機能障害を引き起こす恐れがあるため, 安易な処方には注意が必要である. 鉄剤の静脈注射では重篤な胃腸障害等で鉄剤の経口摂取が選択できない場合や, 大量の出血等で鉄の補給が急を要するような場合など, 医療的に必要とされる状況に限るべきで, 鉄欠乏の予防的な目的であったり, 持久能力のパフォーマンス向上といった誤った要望による処方は選択してはならない[25].

2) ジュニア選手の鉄剤注射問題

持久系のジュニアスポーツ選手による, 鉄剤の静脈注射による鉄過剰摂取の問題は, 選手の将来の健康被害を防ぐためにも, ドーピングコントロールの理念からもスポーツ栄養の立場から真摯に対応する必要がある. スポーツ選手の貧血を予防・改善するためには日常的な食事とトレーニング・休養のバランスが整っていることが大前提で, ジュニア選手やスポーツ選手を取り巻く保護者や指導者の栄養教育の充実がこれらの

問題を改善していく大切な取り組みになるだろう.

(7) 女性スポーツ選手の貧血症状と月経

　女性スポーツ選手では月経による経血によって鉄の損失を伴うため，男性スポーツ選手よりも貧血の危険性が高い．月経期の女性では鉄の損失量は1日に約1.5mgに増加することから，月経のある女性の鉄必要量は高く設定されている．しかし，スポーツ現場では審美系競技などで,体型を気にするあまり,過度な体重コントロールによって食事量が足りずにエネルギー，たんぱく質，鉄やその他のミネラル，ビタミンが不足しやすく，鉄栄養状態の不良が起こりやすい．鉄栄養状態の不良は若年女性の初経の発来の遅延や月経不順，無月経症候群の原因となることも報告されており，低エナジーアベイラビリティーと併発すると，女性選手の三主徴（female athlete triade, FAT）が引き起こされ，疲労骨折や将来的な骨粗鬆症など重大な健康被害にもつながる恐れがある[26].

(8) 食事改善のポイント
1) 食事献立の工夫について

　貧血改善の食事の基本として，鉄分とたんぱく質を確保できる料理を多く選択するためには，赤身の肉や魚，小松菜やほうれん草などの緑黄色野菜などの食材を活用した献立を工夫することが重要である（巻末付表参照）．また，貝類の佃煮，小魚や桜エビのふりかけは手軽に鉄分やその他のミネラルを補給できる．最も鉄分の多い食材として挙げられるレバーはスポーツ選手の食卓にぜひ取り入れたい食材であるが，独特の香りや触感が好まれない場合が多い．臭みを抜く下処理やスパイスの活用，調理方法の工夫によっておいしく食べられるだろう．図8-4に貧血改善のための料理例と鉄含有量を参考として示した．また，スナック菓子や洋菓子の摂取の代わりに鉄分が多く含まれるドライフルーツのプルーンやレーズンも奨められる．また，体重コントロールと並行して貧血予防・改善のための食事改善を考える場合は，エネルギーを適正に摂取できるように配慮することは前提であるが，状況によって，少ない食事量でも効率的にたんぱく質や鉄の摂取量を確保できるように食品の選択や献立に工夫が必要である．鉄を多く含む食材を多く組み込み，鉄剤やサプリメントに頼らなくても1日に鉄分を20mg以上摂取できるように食事献立を工夫したい.

2) サプリメントや鉄補強食品の利用

　減量中であったり，遠征や合宿等で食環境が変化し，十分な食事量やバランスのとれた食事内容が摂れない場合や，動物性の食品を摂取しないビーガンやベジタリアンは鉄やたんぱく質，ビタミンB_{12}が不足することが考えられ，サプリメントの利用が有効かもしれない[27]．ヘム鉄は非ヘム鉄と比較して，吸収性も良く，胃腸への負担も少ないことから，サプリメントとして注目されている[28]．また，鉄吸収を担う，腸上皮粘膜細胞の鉄輸送たんぱく質や酵素は3〜4日ごとに代謝されているため，間欠的に高容量の鉄サプリメントを摂取すると，鉄の吸収が非効率的になると考えられる．鉄サプリメントを使用する際は，鉄成分の由来に注意することと，一度に大量に摂取するのではなく，1日に推奨される摂取量を大きく上回らないように摂取すべきであ

献立名	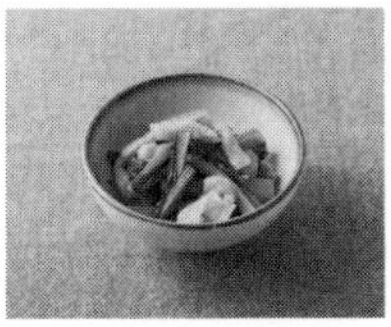 小松菜と油揚げの煮びたし	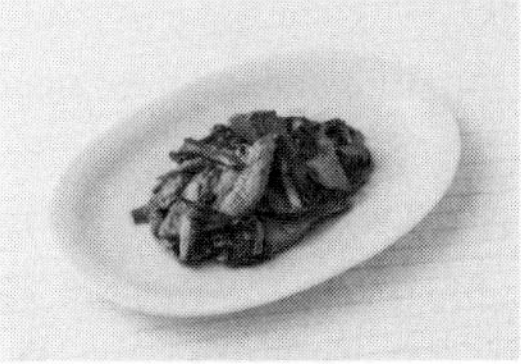 レバーニラ炒め	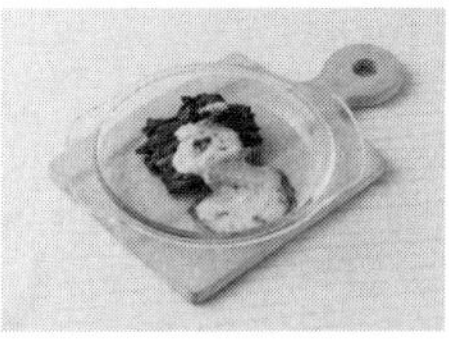 ほうれん草のチーズ焼き
食材使用量	小松菜60g	豚レバー60g	ほうれん草80g
鉄含有量	2.0mg	8.8mg	1.6mg
献立名	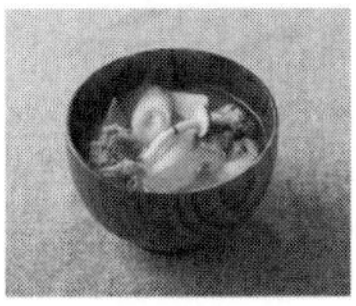 いわしのつみれ汁	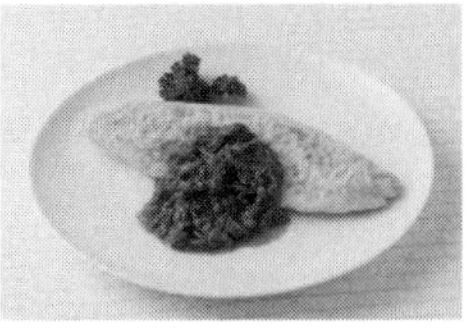 レバーミートソースオムレツ	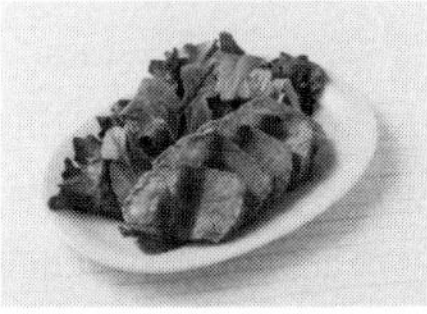 ローストビーフ
食材使用量	いわし90g	鶏レバー20g	牛肉赤身100g
鉄含有量	3.4mg	3.7mg	2.3mg

図8-4　貧血改善のための料理例と1回使用量中の鉄含有量

る[29]. 貧血予防として鉄サプリメントを使用する場合は，血液検査によって，鉄栄養状態を確認し，その状態が不良であっても医療機関での治療を要しない場合に，適切な摂取量を摂取することが望ましい.

3) 貧血予防・改善の食環境づくり

　貧血改善のための食事改善を実行するためには，スポーツ選手の本人や家族が食事を用意しなくてはならない場合は，献立や料理の調理方法，食材の選択方法を調理担当者に教育するなど，個人の生活スタイルに合わせた食事改善の計画が必要となる.特に，体重コントロールが必要で，食事量を増やすことができない選手では，3食の食事だけではビタミンやミネラルを十分に摂取する計画を立てることは難しい. 栄養補助食品やサプリメントの使用についても十分に教育しながら計画のひとつに加えるとよいだろう. また，過度なトレーニングによる疲労やストレスが貧血の原因のひとつと考えられる場合は，トレーニングの内容，睡眠時間の改善についても選手やコーチ，スタッフと話し合って，改善計画に加えるとよいだろう. 年間スケジュールの中で，鉄のサプリメントを使用したり，鉄栄養状態の改善を図る場合は，どのタイミングで貧血改善に着手するのかトレーニング強度や合宿・遠征のスケジュールと合わせて戦略的に計画することも重要である.

[文　献]
1) Bothwell TH, Charlton RW, Cook JD, et al.: Iron Metabolism in Man. Blackwell Scientific Pub., 1979.
2) Finch CA, Deubelbeiss K, Cook JD, et al.: Ferrokinetics in man. Medicine (Baltimore),

49: 17–53, 1970.

3) Haymes EM: Nutritional concerns: need for iron. Med Sci Sports Exerc, 19: S197–S200, 1987.

4) 厚生労働省：日本人の食事摂取基準2020年版.

5) Prchal JT: Clinical manifestations and classification of erythrocyte disorders. In: Kaushansky, K, Lichtman MA, Beutler E, Eds.: Williams Hematology. McGraw-Hill, pp.455–462, 2010.

6) 金倉　譲監修, 中尾眞二ほか編：血液診療エキスパート貧血. 中外医学社, 2010.

7) Yoshimura H: Anemia during physical training (sports anemia). Nutr Rev, 28: 251–253, 1970.

8) Pfeiffer B, Stellingwerff T, Hodgson AB, et al.: Nutritional intake and gastrointestinal problems during competitive endurance events. Med Sci Sports Exerc, 44: 344–351, 2012.

9) Telford RD, Sly GJ, Hahn AG, et al.: Footstrike is the major cause of hemolysis during running. J Appl Physiol (1985), 94: 38–42, 2003.

10) Nemeth E, Ganz T: The role of hepcidin in iron metabolism. Acta Haematol, 122: 78–86, 2009.

11) Ishibashi A, Maeda N, Kamei A, et al.: Iron Supplementation during Three Consecutive Days of Endurance Training Augmented Hepcidin Levels. Nutrients, 9: 820, 2017.

12) Cook JD, et al., Eds.:Measurements of Iron Status: A Report of the International Nutritional Anemia Consultative Group. Nutrition Foundation, 1985.

13) Peeling P, Blee T, Goodman C, et al.: Effect of iron injections on aerobic-exercise performance of iron-depleted female athletes. Int J Sport Nutr Exerc Metab, 17: 221–231, 2007.

14) Matsumoto M, Hagio M, Katsumata M, et al.: Combined Heme Iron Supplementation and Nutritional Counseling Improves Sports Anemia in Female Athletes. Ann Sports Med Res, 2: 1036–1042, 2015.

15) Dominguez R, Sanchez-Oliver AJ, Mata-Ordonez F, et al.: Effects of an Acute Exercise Bout on Serum Hepcidin Levels. Nutrients, 10: 209, 2018.

16) Armstrong LE, Pumerantz AC, Fiala KA, et al.: Human hydration indices: acute and longitudinal reference values. Int J Sport Nutr Exerc Metab, 20: 145–153, 2010.

17) Stellingwerff T, Morton JP, Burke LM: A Framework for Periodized Nutrition for Athletics. Int J Sport Nutr Exerc Metab, 29: 141–151, 2019.

18) Cook JD, Monsen ER: Vitamin C, the common cold, and iron absorption. Am J Clin Nutr, 30: 235–241, 1977.

19) Hallberg L, Hulthén L: Prediction of dietary iron absorption: an algorithm for calculating absorption and bioavailability of dietary iron. Am J Clin Nutr, 71: 1147–1160, 2000.

20) Matsumoto M, Saruta T, Aizawa S, et al.: Effects of long-term intake of an iron-enriched beverage containing L-ascorbic acid 2-glucoside on the iron nutrition status and condition of female college athletes. JPFSM, (in press)

21) Hegazy AA, Zaher MM, Abd El-Hafez MA, et al.: Relation between anemia and blood levels of lead, copper, zinc and iron among children. BMC Res Notes, 3: 133, 2010.

22) Toxqui L, Vaquero MP: Chronic iron deficiency as an emerging risk factor for

osteoporosis: a hypothesis. Nutrients, 7: 2324–2344, 2015.

23) Ellenhorn MJ, Barceloux DG, Eds.: Medical Toxicology. Elisevier, pp.1023–1030, 1988.

24) Fidler MC, Walczyk T, Davidsson L, et al.: A micronised, dispersible ferric pyrophosphate with high relative bioavailability in man. Br J Nutr, 91: 107–112, 2004.

25) 日本陸上競技連盟：不適切な鉄剤注射の防止に関するガイドライン　https://www.jaaf.or.jp/files/upload/201905/2019.pdf

26) Benjamin HJ: The female adolescent athlete: specific concerns. Pediatr Ann, 36: 719–726, 2007.

27) Rogerson D: Vegan diets: practical advice for athletes and exercisers. J Int Soc Sports Nutr, 14: 36, 2017.

28) Andrews NC: Understanding heme transport. N Engl J Med, 353: 2508–2509, 2005.

29) Laftah AH, Simpson RJ, Peters TJ, et al.: The effect of haem biosynthesis inhibitors and inducers on intestinal iron absorption and liver haem biosynthetic enzyme activities. Toxicol Appl Pharmacol, 229: 273–280, 2008.

Chapter 9
スポーツ選手のビタミン摂取とコンディショニング

佐藤　晶子

●この章で学ぶこと
・ビタミンの種類と働きを学ぶ
・各ビタミンと競技パフォーマンス・コンディショニングの関連性を知る
・抗酸化作用や免疫機能を持つビタミンについて学ぶ
・スポーツ選手のビタミンの必要量の考え方について理解する
・各ビタミンが含まれている食品や効率のよい摂取の方法を学ぶ
●事前学習
・ビタミンの種類を調べておこう
●事後学習
・サプリメントによる大量投与が持久トレーニングの効果を抑制することが示されているビタミンについて説明しよう
・ビタミン摂取を改善するために日常の食事に取り入れる食品や方法を考えよう

1．ビタミンとは

　ビタミンは，ヒトが正常な生理機能を維持し，生命を健康に営むために必要不可欠な有機化合物の総称である．その必要量はエネルギー産生栄養素（たんぱく質，脂質，糖質）に比べるとはるかに微量であるが，ヒトの体内では十分に作れないため，体外から摂取しなければならない．現在ビタミンは13種類確認されており，水に溶けやすい水溶性ビタミン（ビタミンB群，ビタミンC），溶けにくい脂溶性ビタミン（ビタミンA，D，E，K）に分類される（表9-1）．あるビタミンが欠乏すると，そのビタミン特有の欠乏症を発症する．また通常の食事では起こることはあまりないが，薬剤やサプリメントなどで大量に摂取した場合に，特に脂溶性ビタミンにおいて過剰症が発生することがある．

表9-1　各種ビタミンのおもな働き

ビタミン名称		おもな働き	多く含む食品
脂溶性ビタミン	ビタミンA	視覚の維持とともに，遺伝子発現，細胞分化，皮膚や粘膜の機能保持，免疫機能にも関与する	レバー，緑黄色野菜
	ビタミンD	カルシウムの吸収を促進して体内量を保持する作用のほか，遺伝子発現，細胞分化，免疫機能にも関わる	魚介類，きのこ
	ビタミンE	強力な抗酸化作用を持つ	植物油
	ビタミンK	血液凝固に加え，骨代謝にも関わる	緑黄色野菜，納豆
水溶性ビタミン	ビタミンB$_1$	エネルギー代謝をはじめさまざまな代謝における補酵素の作用をもつ	豚肉，米の胚芽，うなぎ
	ビタミンB$_2$	エネルギー代謝をはじめさまざまな代謝における酸化還元反応補酵素として働く	牛乳・乳製品，納豆
	ビタミンB$_6$	アミノ酸の代謝やグリコーゲン分解における酵素の補酵素として働く	肉類，ナッツ類
	ナイアシン	エネルギー代謝やアミノ酸生合成における酸化還元反応補酵素として働く	肉類，魚介類
	パントテン酸	エネルギー代謝における補酵素の活性基となる	あらゆる食品に含まれる
	葉酸	アミノ酸やDNA生合成に関与する	緑黄色野菜，レバー
	ビタミンB$_{12}$	アミノ酸やDNA生合成に関与する	魚介類，肉類，牛乳・乳製品
	ビオチン	脂質合成や糖新生，アミノ酸代謝に関与する	野菜類，穀類
	ビタミンC	強い抗酸化作用を持ち，コラーゲン合成や骨形成，ホルモン代謝，鉄の吸収，免疫機能にも関与する	野菜，果物

（日本ビタミン学会編：ビタミン総合事典．朝倉書店，2011より著者作成）

2. 各ビタミンの特徴と競技パフォーマンス，コンディショニングとの関連

（1）脂溶性ビタミン
1）ビタミンA

　視覚の明暗順応作用を調節するだけでなく，正常な細胞分化や皮膚や粘膜などの上皮細胞を正常に保つ機能も有する．免疫細胞の分化や腸管粘膜の維持を通して，免疫にも関与している．動植物に存在する黄色または赤色の色素成分であるカロテノイド類のうち，体内でビタミンAに変換されるものをプロビタミンA（ビタミンAの前駆体）と呼び，このうち緑黄色野菜に多く含まれるβ-カロテンは最も効率よくビタミンAに変換される．またβ-カロテンをはじめカロテノイド類にはビタミンAとしての作用のほか，抗酸化作用もある．

　脂溶性ビタミンであるビタミンAは，急性の食中毒として腹痛や嘔吐，慢性の関節痛，皮膚乾燥，脱毛，肝障害，胎児の奇形などの過剰症のほか，骨密度の減少や骨折リスクの上昇などの報告もある[1]．スポーツ選手においては，日本人の男性長距離選手を対象とした研究において過剰なビタミンA摂取が疲労骨折の発生と関連することを示唆する報告もあり[2]，サプリメントなどによる大量摂取には注意が必要である．

2）ビタミンD

　小腸でのカルシウム吸収，腎臓での再吸収など骨の健康に関わるだけでなく，遺伝子発現の制御にも関わっており，さらに免疫機能への関与も注目されている．ビタミ

ンDは体内でコレステロールから前駆体が生成され，皮膚における太陽の照射と肝臓および腎臓における代謝を経て活性型となり，特定の受容体に結合して生理作用を発揮する．ビタミンDは体内での生成が可能だが，日照時間の短い季節，または地域では十分なビタミンDを生成できないことから体外からの摂取が必要とされる．供給源としては魚介類やきのこ類が知られ，栄養状態の指標としては，活性型である血清25-ヒドロキシビタミンD（25(OH)D）濃度が使用されている[1]．

スポーツ選手においては疲労骨折のリスクの低下などが検討されてきたが[3,4]，近年はビタミンDの骨格筋における生体分子レベルの働きや免疫機能が注目され，パフォーマンスやコンディショニングにおける効果についても精力的に研究が行われている[5,6]．一方で，日照の少ない季節や地域[7]，室内競技[8]，成長期[9]におけるスポーツ選手の血清25(OH)D濃度の低値が数多く報告されている[10]．しかしながら血清濃度を維持するための量やパフォーマンスへの影響については十分なデータが得られておらず，サプリメントによる補給は，現時点ではリスクの高い集団に対し血清25(OH)D濃度のアセスメントを行ったうえで，過剰症のリスクを考慮しながら検討すべきとされている[11]．

3）ビタミンE

強力な抗酸化作用を持ち，活性酸素を直接捕捉するほか，細胞内情報伝達によって酸化ストレスを抑制する[1]．スポーツ選手における効果としては，抗酸化物質としてビタミンCなどとともに検討されることが多いため，別項にて後述する．

4）ビタミンK

出血時の血液凝固の補因子として作用する．緑黄色野菜のほか，納豆には特に多くのビタミンKが含まれている．そのため，血栓症の治療に使用される抗血液凝固薬のワルファリン服用時には，納豆の摂取が禁忌となる．ビタミンKの供給源としては，食物に加え，腸内細菌が産生するビタミンKも利用することができる．このほか骨代謝においてたんぱく質の骨への結合に関わり，ビタミンDとともに骨の健康に欠かせないビタミンである[1]．

(2) 水溶性ビタミン

1）ビタミンB1

エネルギー代謝をはじめさまざまな代謝で働く酵素の補酵素として機能している．欠乏症の脚気については江戸時代より記録が残っており，脚気治療を目的とした研究がわが国においても長年にわたり行われてきた．多く含む食品としては穀類の胚芽や外皮，豚肉が挙げられる[1]．

ビタミンB1は特に糖質代謝における補酵素の役割が重視されてきたが，高糖質食とビタミンB1欠乏の関連やメカニズムはいまだ明らかになっていない[12]．身体活動量の増加による体内ビタミンB1量の減少を示唆する研究もあるが[13,14]，パフォーマンスへの影響は明確ではない．また大量投与によるパフォーマンス向上や疲労回復作用についても検討されてきたが，見解は一致していない[15,16]．

2）ビタミンB2

エネルギー代謝をはじめ，脂肪酸の酸化やアミノ酸の脱アミノ反応などあらゆる代

謝において補酵素として機能している．牛乳・乳製品，豆類，卵に多く含まれる[1]．

一過性の運動はビタミンB_2の栄養状態に影響しないが[17]，長期的な運動介入により低下することを示唆する報告がいくつか見られる[18]．しかしいずれの場合もスポーツ選手のパフォーマンスやコンディションへの影響は明らかでない．

3）ビタミンB_6

アミノ酸のアミノ基転移反応や，グリコーゲン分解において補酵素として機能している．幅広い食品に含まれるが，特に肉類やナッツ類などに多く含まれる[1]．

身体活動量の多い者はビタミンB_6栄養状態が一般の人よりも低いという報告がいくつか見られ[19]，また運動することで一時的にビタミンB_6の血中指標が変動すること[20, 21]，マラソンレース後に体内のビタミンB_6量が低下すること[22]などが報告されている．また，運動前にビタミンB_6を補給することで血中の遊離脂肪酸濃度が低下する[23]などエネルギー代謝への影響を示唆する研究も見られるが，パフォーマンスやコンディションへの影響は確認できていない．

4）ナイアシン

エネルギー代謝やアミノ酸合成を含む，あらゆる酸化還元酵素の補酵素として機能しており，生体内の全酸化還元酵素の67％がナイアシンを補酵素としているとされる．生体内でも合成されるが，必要量を満たせないため体外から摂取する必要がある．おもな供給源は肉類や魚介類である[1]．

ナイアシンは多くの生体反応に欠かせないビタミンであるが，その大量投与により持久運動中の脂質利用が抑制されるという報告がいくつか見られる[24, 25]．一方で高齢者において筋肉における抗炎症作用[26]や運動中の酸化ストレスの低下[27]が確認されているが，詳しいメカニズムは明らかになっていない．

5）パントテン酸

パントテン酸は補酵素A（CoA）の構成物質として，糖質，脂肪酸，アミノ酸の代謝に関与している．中でもアセチルCoAは多くの基質から生成され，あらゆる代謝経路とTCA回路を結ぶ重要な中間代謝産物といえる．さまざまな食品に含まれるため，不足することはあまりない[1]．

スポーツ選手においてはパントテン酸の血中濃度が一般の人よりも低いことが報告されているが[28]，長期的にパントテン酸を投与してもスポーツ選手の骨格筋中のCoAおよびアセチルCoAは増加せず，パフォーマンスにも影響しないことが報告されている．

6）葉酸

葉酸は後述のビタミンB_{12}とともに，アミノ酸のシステインおよびメチオニン代謝やDNA合成に関与する．重篤な欠乏症として巨赤芽球性貧血（核の成熟が阻害され，赤血球が正常に産生されない）や，胎児における神経管閉鎖障害が知られている．緑黄色野菜やレバーに多く含まれる[1]．

メチオニンの代謝産物であるホモシステインが蓄積すると高ホモシステイン血症となり，血管内皮細胞の損傷による心血管疾患のリスクが高まることが知られている[1]．このことから，スポーツにおける葉酸の研究ではホモシステインおよびビタミンB_{12}とともに検討されているものが多い．一過性の運動により血中のホモシステイン濃度

が高まるが，葉酸やビタミンB_{12}がこの上昇を抑制することを示唆する研究がいくつか見られる[29,30]ほか，葉酸の投与により無月経のランナーの血管内皮状態が改善するなど血管系への効果も報告されているが[31]，パフォーマンスへの直接的な影響は不明である．

7）ビタミンB_{12}

葉酸とともにアミノ酸のシステインおよびメチオニン代謝に関与するほか，DNA合成にも関わる．欠乏症として，巨赤芽球性貧血や神経障害が知られている．痛みやしびれの治療にも使用される．魚介類，肉類，牛乳・乳製品に多く含まれる[1]．

前項のとおり，スポーツにおけるビタミンB_{12}の研究はホモシステインおよび葉酸とともに検討されているものが多いが，ホモシステインへの影響は葉酸ほど強くないようである[29]．

8）ビオチン

脂肪酸の合成と酸化，糖新生，分子鎖アミノ酸などに関与する酵素の補酵素として機能している．野菜類や穀類などあらゆる食品に含まれており通常は欠乏状態に陥ることはほとんどない．しかし生の卵白に含まれるアビジンはビオチンと強固に結合することが知られており，生の卵を単独で長期にわたって大量に摂取した結果，ビオチン欠乏症をおこしたという報告がある．なおビオチンは腸内細菌も産生することができるが，どの程度ヒトが利用しているかは明らかでない[1]．

9）ビタミンC

ビタミンCはその強い還元力により，抗酸化作用だけでなくコラーゲン合成や骨形成，アドレナリンなどのホルモン代謝にも関わるほか，鉄の吸収を促進する作用も持つ[1]．

その強力な抗酸化作用はスポーツにおいても注目され，運動によって発生する酸化ストレスの低減や免疫機能の向上を期待して多くの研究が行われている．詳細はビタミンEとともに別項にて後述する．

3．エネルギー代謝とビタミン

エネルギー代謝にはビタミンB群（B_1，B_2，B_6，ナイアシン，パントテン酸，葉酸，B_{12}，ビオチン）が代謝のあらゆる局面で補酵素として関わっている[32,33]（図9-1）．これらのうち，ビタミンB_1，ビタミンB_2，ナイアシンは日本人の食事摂取基準（2020年版）においてエネルギー産生栄養素の異化代謝における作用が重視され，エネルギー消費量1,000kcalあたりで1日の推定平均必要量および推奨量が算定されている[34]．

しかし，スポーツ選手に日本人の食事摂取基準の考え方をそのまま適用することについては慎重な判断が求められる．スポーツ選手のエネルギー消費量は一般の人よりも多く，運動量の増加がビタミンB群の栄養状態や酵素活性の低下を招くという報告は数多くあるが，パフォーマンスやコンディショニングにどのくらい影響するのかは明らかになっていない[35,36]．また運動強度や持続時間によって使用されるエネルギー基質やエネルギー代謝経路が変化するため，ビタミンB群のうちどれが関わるのかも運動強度や時間によって変わることが推測されるが，十分な検討は行われていない．

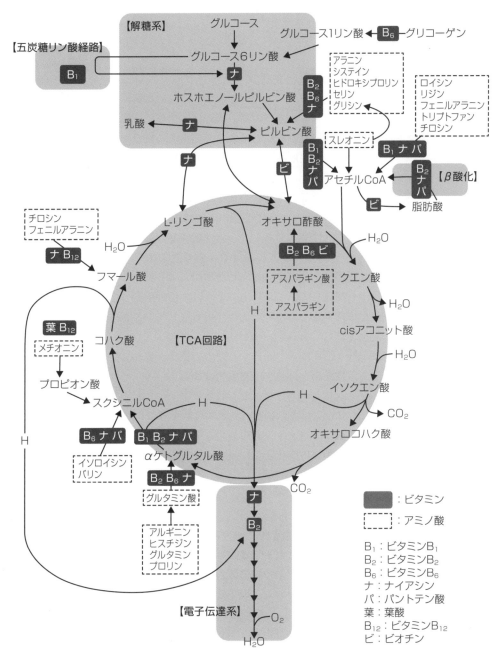

図9-1　エネルギー代謝過程とビタミンB群
(日本ビタミン学会編：ビタミン総合事典．朝倉書店，2011，ハーパー原著，上代淑人，清水孝雄監訳：
イラストレイテッド　ハーパー生化学．原著28版，丸善，2011および香川靖雄，野澤義則：図説医化学．南山堂，
2002を参考に著者作成)

4. 抗酸化作用とビタミン

(1) 活性酸素と抗酸化ビタミン

　酸素は多くの生命体がエネルギーを産生するために無くてはならないが，このうち活性酸素と呼ばれるエネルギーの高い酸素は，生体に悪影響を及ぼすことがある．活性酸素は光や紫外線，放射線などによって発生するほか，生体内でも電子伝達系から漏洩した電子によって生成される．電子伝達系はエネルギー産生の最終段階としてミトコンドリアにある系だが，脂質代謝や解毒作用を行う小胞体（ミクロソーム）にも存在する．また，白血球のうち好中球や単球などは，異物を取り込んだ後内部に活性酸素を発生させて異物に対する攻撃を行う．このほか，食品中や生体の脂質が酸化された過酸化脂質も活性酸素である．一方で活性酸素は生体内において，たんぱく質の立体構造を損なったり，DNAにおける正常なたんぱく質合成や細胞分裂を阻害したりするなど，悪影響を及ぼす．こうした作用により種々の疾患の原因となり，がんの発生や老化にも関連している．以上のように，活性酸素は必然的に生成されるものであり，生命を維持するために不可欠な作用も有しているが，同時に生体を損傷しうる非常に危険な物質でもある[37]．

　生体には余分な活性酸素を除去するための機構が備わっているが，体外から摂取する食品中にも活性酸素を抑制する物質が含まれている．これらの物質は抗酸化物質と呼ばれ，ビタミンにおいてはビタミンCとビタミンEがこれにあたり，強い抗酸化作用を持つ．ビタミンCは非常に酸化されやすいビタミンで，強力な還元力により活性酸素を除去するほか，ビタミンEの再生も行う．ビタミンEは活性酸素を直接捕捉するが，特に脂溶性物質の酸化防止に重要な役割を果たすことから，植物油脂の抗酸化剤として利用されている．また，ビタミンAの前駆体であるカロテノイド類にも抗酸化作用がある[37]．

(2) 抗酸化ビタミンの競技パフォーマンスとコンディショニングへの影響

　前述のように活性酸素は電子伝達系の副産物であり，運動によってその生成が促進される．活性酸素の量が生体の除去能力を上回ると酸化ストレスが生じ，筋収縮の抑制や筋疲労などのパフォーマンス低下を招くため[38]，抗酸化ビタミンであるビタミンCやビタミンEの抗酸化作用を期待した研究が数多く行われているが，サプリメントによる大量摂取については否定的なエビデンスが蓄積されつつある．一過性の持久運動またはレジスタンス運動によって生じる酸化ストレスに対して，抗酸化ビタミンの抑制効果の有無は見解が一致しておらず[39-42]，また筋損傷や筋肉痛の発生および回復についてもコンセンサスは得られていない[41,43]．またパフォーマンスに対しては向上も低下もさせない[38,41]だけでなく，継続的な持久トレーニングによって得られるミトコンドリア生合成の増加などの生理応答は，抗酸化ビタミンの大量投与によって抑制されることが明らかになっている[39,44]．そのメカニズムとして，ビタミンCやビタミンEが酸化ストレスの同化シグナルへの刺激を阻害するためとする説があるが[38]，これを支持する直接的なデータは十分ではなく，さらなる研究が求められる．

以上のことは，抗酸化ビタミンをサプリメントによって大量に摂取する場合であることに留意しなければならない．ビタミンCやビタミンEが抗酸化作用を有するのは事実であり，前述の報告においても，果物や野菜によって生理的な量を摂取することを否定するものではないことが強調されている[38,42]．

5. 運動・免疫機能とビタミン

　免疫には初めて出会う異物に広く反応する自然免疫と，一度出会ったことのある異物に対し抗体で攻撃を行う獲得免疫がある．適度な運動は免疫の機能を向上させるが，特に強度の高い持久運動の後3～72時間の間自然免疫のNK細胞の働きやリンパ球の増殖が抑制されることが指摘されている．この自然免疫の機能が低下している期間をNiemanは"open window"と表現し，感染リスクが高まることを指摘している（図9-2）．このほか，獲得免疫における免疫グロブリンの産生が抑制されるという報告もある[45-47]．

　こうした運動による免疫機能の低下を軽減することを期待して，前項の抗酸化ビタミンの効果を検討した研究が数多く見られる．ビタミンCについては，炎症性サイトカインのインターロイキン-6（IL-6）の運動による過剰な反応を抑えたり，上気道性感染症に一定の予防効果が認められているが，見解は一致していない[40,46,47]．ビタミンEには免疫機能に貢献するという報告は見られない．

　一方で近年注目されているのはビタミンDの免疫機能への関与である．ビタミンDの

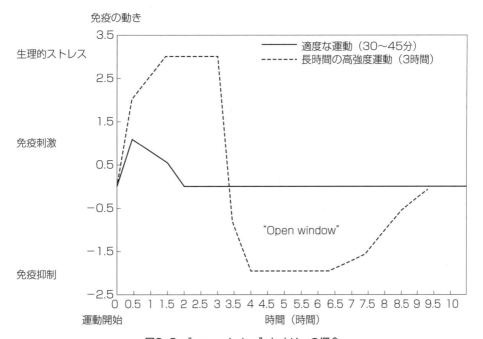

図9-2　"open window"セオリーの概念
（Nieman DC, Bishop NC: Nutritional strategies to counter stress to the immune system in athletes, with special reference to football. J Sports Sci, 24: 763-772, 2006）

栄養状態が低下すると自然免疫および獲得免疫の機能が低下することが示され[48]，スポーツ選手においても上気道性感染症のリスクが高まることが報告されている[49,50]．免疫細胞にあるビタミンD受容体に活性型のビタミンDである25（OH）Dが結合すると，自然免疫の単球やマスト細胞が活性化するだけでなく，獲得免疫のT細胞の産生が促進されることが示唆されている[50]．

　以上のようにビタミンが免疫機能維持向上に貢献する可能性があるが，不足状態であったり，一過性の高強度運動を行った場合の報告が多く，さらなる研究が求められる[51]．

6．スポーツ選手におけるビタミン必要量の考え方

　ビタミン研究の多くは欠乏症の治療や予防を目的に始まり，日本人の摂取基準において必要量は欠乏症という各ビタミンの欠乏時に生じる特有の疾患を起こさない量として，1日の平均的な必要量が設定されている[34]．しかし，スポーツ選手のビタミン必要量を考える場合には別の視点も必要である．

　スポーツ選手のビタミン栄養状態は，一般の人に比べて低いとされている[52,53]．しかし，現代においては欠乏症を起こすほどの長期的かつ重篤な不足が生じることは稀であり，スポーツ選手のビタミン栄養状態の低下が何を意味し，また改善するためにより多くのビタミンを摂取すべきかどうかを知るには，下記の点を考慮すべきである．

・スポーツ選手が一般の人と同じ量を摂取していると体内量が低下し，健康上の問題が生じる，または現在よりもパフォーマンスやコンディションが低下するかどうか
・一般の人よりも多くの量を摂取することで，現在よりもパフォーマンスが向上し，エルゴジェニックな効果が期待できるかどうか

　ビタミンのパフォーマンスやコンディショニングへの有効性を期待して多くの研究が行われてきたが，現時点ではどのビタミンについてもスポーツ選手における必要量を判断することはできず，一般の人よりも多く摂取すべきかどうか，あるいは多い方が望ましいとされても具体的な量がどのくらいなのかを決定するための科学的根拠は十分に蓄積されておらず，コンセンサスが得られていない．

7．各種ビタミン摂取の実際

　表9-1で示すように，各種ビタミンが多く含まれている食品はビタミンによって異なるため，多くの食品を幅広く摂取する必要がある．特定の食品ばかりを摂取していると，その食品に含まれていないビタミンを十分に摂取することが難しくなる．サプリメントによって摂取することは容易だが，食品に含まれているビタミンの量よりはるかに多い量が含まれている場合があり，またプロテインやアミノ酸など他のサプリメントにビタミンが含まれていることがあるため，意図せず大量のビタミンを摂取してしまう可能性もある．脂溶性ビタミンの過剰症に加え，近年ビタミンCの大量投与が持久トレーニングの効果を低下させることが報告されているが，他のビタミンについても健康被害やパフォーマンスへの影響は否定できない．以上のことから，通常の

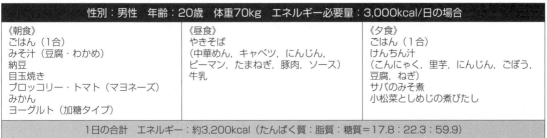

性別：男性　年齢：20歳　体重70kg　エネルギー必要量：3,000kcal/日の場合		
《朝食》 ごはん（1合） みそ汁（豆腐・わかめ） 納豆 目玉焼き ブロッコリー・トマト（マヨネーズ） みかん ヨーグルト（加糖タイプ）	《昼食》 やきそば （中華めん，キャベツ，にんじん， ピーマン，たまねぎ，豚肉，ソース） 牛乳	《夕食》 ごはん（1合） けんちん汁 （こんにゃく，里芋，にんじん，ごぼう， 豆腐，ねぎ） サバのみそ煮 小松菜としめじの煮びたし

1日の合計　エネルギー：約3,200kcal（たんぱく質：脂質：糖質＝17.8：22.3：59.9）

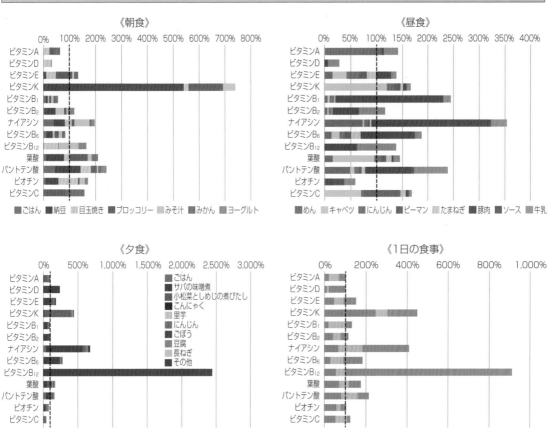

図9-3　食事によるビタミン摂取の例

朝食，昼食，夕食のそれぞれのどの料理（または食品）がどのビタミンの供給源となっているかを示す．
日本人の食事摂取基準（2020年版）の推奨量または目安量に基づき，性別・年齢・体重より各ビタミンの1日の必要量を設定し，1食における必要量は，1日の必要量の3分の1とした．これらの必要量を100％とし，朝食，昼食，夕食においては各料理または食品の各ビタミン供給割合を，1日の食事においては朝食，昼食，夕食それぞれの各ビタミンの供給割合を示した．なお，耐容上限量が設定されているすべてのビタミンについて，これを超えないことを確認している．

　　食事からビタミンを摂取することを基本に，ビタミンサプリメントを使用する場合は用法用量を守るだけでなく，他のサプリメントに含まれるビタミンについても確認することが求められる．
　　ビタミンは摂取タイミングが健康やパフォーマンスに即座に大きく影響することはないため，練習前後の補食で必ず摂取しなければならないということはなく，また試

合や遠征が短期間であれば摂取の優先順位は低くなる．しかし，これは日常的な摂取量が良好であることが前提であり，朝食，昼食，夕食の3食で継続的に摂取することを心がける．

　図9-3に，朝食，昼食，夕食におけるビタミンの摂取状況の例を示す．現時点で各種ビタミンのスポーツ選手のための必要量は設定されていないため，目安として日本人の食事摂取基準（2020年版）の推奨量もしくは目安量を用いた[34]．また，可能な限り調理後の食品の値を採用した．水溶性のビタミンは熱に弱いものが多く，茹でると溶出するなど損失が大きいが，3食にさまざまな食品を取り入れることで，各ビタミンを十分摂取することができることが示されている．

∗ Column   ∗

野菜や果物だけ食べていれば大丈夫？

　野菜や果物はビタミンの供給源として重要であるが，これらを食べていればすべてのビタミンを摂取できるわけではない．表9-1に示すように，野菜や果物が供給源となるのはビタミンK，葉酸，ビオチン，そしてビタミンCと一部のビタミンであり，肉類，魚介類，豆類，牛乳・乳製品などのたんぱく質を多く含む食品や穀類が供給源となるビタミンも多数存在する．各種ビタミンを摂取するには，図9-3に示すようにあらゆる食品をまんべんなく摂取する必要があるが，少なくとも日本人の食事摂取基準（2020年版）[34]で示されている推奨量や目安量は通常の食事で無理なく摂取することができ，耐容上限量を超えることもない．

　菜食主義のスポーツ選手の場合は，上記の理由から，特定のビタミンについて注意が必要である．

菜食主義者であっても十分に計画された食事であれば必要なエネルギー量とたんぱく質，脂質，糖質を確保でき[54, 55]，競技パフォーマンスやトレーニング効果が低いという報告も無いが[56, 57]，たんぱく質食品をおもな供給源とするビタミンD，ビタミンB₂，ビタミンB₁₂は摂取が難しいことが指摘されている[54]．菜食主義者の中でも最も厳格なビーガン（Vegan）は，肉類，魚介類だけでなく乳製品，ゼラチン，はちみつさえ摂取せず[54]，こうした食事においては特にビタミンB₁₂は強化食品を使用しなければ摂取できないとされている[55-58]．重篤なビタミンB₁₂不足は巨赤芽球性貧血を起こし，コンディションを著しく悪化させる可能性もあることから，菜食主義の場合は特に留意すべきビタミンに位置づけられている．

∗   *Column ∗*

[文　献]
1) 日本ビタミン学会編：ビタミン総合事典．朝倉書店，2011.
2) Toraishi M, Uenishi K, Iwamoto J, et al.: Vitamin A intake is related to stress fracture occurrence in male collegiate long-distance runners. J Sports Med Phys Fitness, 61: 1509-1514, 2021.
3) Kopiczko A, Łopuszańska-Dawid M, Gryko K: Bone mineral density in young adults: the influence of vitamin D status, biochemical indicators, physical activity and body composition. Arch Osteoporos, 15: 45, 2020.
4) Moreira CA, Bilezikian JP: Stress Fractures: Concepts and Therapeutics. J Clin

Endocrinol Metab, 102: 525–534, 2017.

5) Pojednic RM, Ceglia L: The emerging biomolecular role of vitamin D in skeletal muscle. Exerc Sport Sci Rev, 42: 76–81, 2014.

6) Sinha A, Hollingsworth KG, Ball S, et al.: Improving the vitamin D status of vitamin D deficient adults is associated with improved mitochondrial oxidative function in skeletal muscle. J Clin Endocrinol Metab, 98: E509–E513, 2013.

7) Wilson-Barnes SL, Hunt JEA, Williams EL, et al.: Seasonal variation in vitamin D status, bone health and athletic performance in competitive university student athletes: a longitudinal study. J Nutr Sci, 9: e8, 2020.

8) Peeling P, Fulton SK, Binnie M, et al.: Training environment and Vitamin D status in athletes. Int J Sports Med, 34: 248–252, 2013.

9) Gibson JC, Stuart-Hill L, Martin S, et al.: Nutrition status of junior elite Canadian female soccer athletes. Int J Sport Nutr Exerc Metab, 21: 507–514, 2011.

10) Farrokhyar F, Tabasinejad R, Dao D, et al.: Prevalence of vitamin D inadequacy in athletes: a systematic-review and meta-analysis. Sports Med, 45: 365–378, 2015.

11) Thomas DT, Erdman KA, Burke LM: American College of Sports Medicine Joint Position Statement. Nutrition and Athletic Performance. Med Sci Sports Exerc, 48: 543–568, 2016.

12) Lonsdale D: Thiamine and magnesium deficiencies: keys to disease. Med Hypotheses, 84: 129–134, 2015.

13) Sato A, Shimoyama Y, Ishikawa T, et al.: Dietary thiamin and riboflavin intake and blood thiamin and riboflavin concentrations in college swimmers undergoing intensive training. Int J Sport Nutr Exerc Metab, 21: 195–204, 2011.

14) Shibata K, Fukuwatari T: The body vitamin B_1 levels of rats fed a diet containing the minimum requirement of vitamin B_1 is reduced by exercise. J Nutr Sci Vitaminol (Tokyo), 59: 87–92, 2013.

15) Choi SK, Baek SH, Choi SW: The effects of endurance training and thiamine supplementation on anti-fatigue during exercise. J Exerc Nutrition Biochem, 17: 189–198, 2013.

16) Doyle MR, Webster MJ, Erdmann LD: Allithiamine ingestion does not enhance isokinetic parameters of muscle performance. Int J Sport Nutr, 7: 39–47, 1997.

17) Janssen JJE, Lagerwaard B, Nieuwenhuizen AG, et al.: The Effect of a Single Bout of Exercise on Vitamin B_2 Status Is Not Different between High- and Low-Fit Females. Nutrients, 13: 4097, 2021.

18) Soares MJ, Satyanarayana K, Bamji MS, et al.: The effect of exercise on the riboflavin status of adult men. Br J Nutr, 69: 541–551, 1993.

19) Rokitzki L, Sagredos AN, Reuss F, et al.: Assessment of vitamin B6 status of strength and speedpower athletes. J Am Coll Nutr, 13: 87–94, 1994.

20) Crozier PG, L Cordain L, Sampson DA: Exercise-induced changes in plasma vitamin B-6 concentrations do not vary with exercise intensity. Am J Clin Nutr, 60: 552–558, 1994.

21) Leonard SW, Leklem JE: Plasma B-6 vitamer changes following a 50-km ultramarathon. Int J Sport Nutr Exerc Metab, 10: 302–314, 2000.

22) Rokitzki L, Sagredos AN, Reuss F, et al.: Acute changes in vitamin B6 status in

endurance athletes before and after a marathon. Int J Sport Nutr, 4: 154–165, 1994.

23) Manore MM, Leklem JE: Effect of carbohydrate and vitamin B6 on fuel substrates during exercise in women. Med Sci Sports Exerc, 20: 233–241, 1988.

24) Murray R, Bartoli WP, Eddy DE, et al.: Physiological and performance responses to nicotinic-acid ingestion during exercise. Med Sci Sports Exerc, 27: 1057–1062, 1995.

25) Trost S, Wilcox A, Gillis D: The effect of substrate utilization, manipulated by nicotinic acid, on excess postexercise oxygen consumption. Int J Sports Med, 18: 83–88, 1997.

26) Elhassan YS, Kluckova K, Fletcher RS, et al.: Nicotinamide Riboside Augments the Aged Human Skeletal Muscle NAD⁺ Metabolome and Induces Transcriptomic and Anti-inflammatory Signatures. Cell Rep, 28: 1717–1728, 2019.

27) Dolopikou CF, Kourtzidis IA, Margaritelis NV, et al.: Acute nicotinamide riboside supplementation improves redox homeostasis and exercise performance in old individuals: a double-blind cross-over study. Eur J Nutr, 59: 505–515, 2020.

28) Rokitzki L, Sagredos A, Reuss F, et al.: Pantothenic acid levels in blood of athletes at rest and after aerobic exercise. Z Ernahrungswiss (German), 32: 282–288, 1993.

29) König D, Bissé E, Deibert P, et al.: Influence of training volume and acute physical exercise on the homocysteine levels in endurance-trained men: interactions with plasma folate and vitamin B₁₂. Ann Nutr Metab, 47: 114–118, 2003.

30) Rousseau AS, Robin S, Roussel AM, et al.: Plasma homocysteine is related to folate intake but not training status. Nutr Metab Cardiovasc Dis, 15: 125–133, 2005.

31) Hoch AZ, Lynch SL, Jurva JW, et al.: Folic acid supplementation improves vascular function in amenorrheic runners. Clin J Sport Med, 20: 205–210, 2010.

32) ハーパー原著，上代淑人，清水孝雄監訳：イラストレイテッド　ハーパー生化学．原著28版，丸善，2011.

33) 香川靖雄，野澤義則：図説医化学．南山堂，2002.

34) 厚生労働省：日本人の食事摂取基準（2020版）.

35) Manore MM: Effect of physical activity on thiamine, riboflavin, and vitamin B-6 requirements. Am J Clin Nutr, 72: 598S–606S, 2000.

36) Woolf K, Manore MM: B-vitamins and exercise: does exercise alter requirements? Int J Sport Nutr Exerc Metab, 16: 453–484, 2006.

37) 青柳康夫：食品機能学．建帛社，pp.8–43, 2004.

38) Higgins MR, Izadi A, Kaviani M: Antioxidants and Exercise Performance: With a Focus on Vitamin E and C Supplementation. Int J Environ Res Public Health, 17: 8452, 2020.

39) Morrison D, Hughes J, Della Gatta PA, et al.: Vitamin C and E supplementation prevents some of the cellular adaptations to endurance-training in humans. Free Radic Biol Med, 89: 852–862, 2015.

40) Righi NC, Schuch FB, De Nardi AT, et al.: Effects of vitamin C on oxidative stress, inflammation, muscle soreness, and strength following acute exercise: meta-analyses of randomized clinical trials. Eur J Nutr, 59: 2827–2839, 2020.

41) de Oliveira DCX, Rosa FT, Simoes-Ambrosio L, et al.: Antioxidant vitamin supplementation prevents oxidative stress but does not enhance performance in young football athletes. Nutrition, 63–64: 29–35, 2019.

42) Nikolaidis MG, Kerksick CM, Lamprecht M, et al.: Does vitamin C and E supplementa-

tion impair the favorable adaptations of regular exercise? Oxid Med Cell Longev, 707941, 2012.

43) Martinez-Ferran M, Sanchis-Gomar F, Lavie CJ, et al.: Do Antioxidant Vitamins Prevent Exercise-Induced Muscle Damage? A Systematic Review. Antioxidants (Basel), 9: 372, 2020.

44) Paulsen G, Cumming KT, Holden G, et al.: Vitamin C and E supplementation hampers cellular adaptation to endurance training in humans: a double-blind, randomised, controlled trial. J Physiol, 592: 1887–1901, 2014.

45) Shepard RJ, Shek PN: Impact of physical activity and sport on the immune system. Rev Environ Health, 11: 133–147,1996.

46) Nieman DC: Exercise immunology: nutritional countermeasures. Can J Appl Physiol, 26: S45–S55, 2001.

47) Nieman DC, Bishop NC: Nutritional strategies to counter stress to the immune system in athletes, with special reference to football. J Sports Sci, 24: 763–772, 2006.

48) Willis KS, Peterson NJ, Larson-Meyer DE: Should we be concerned about the vitamin D status of athletes? Int J Sport Nutr Exerc Metab, 18: 204–224, 2008.

49) He CS, Handzlik M, Fraser WD, et al.: Influence of vitamin D status on respiratory infection incidence and immune function during 4 months of winter training in endurance sport athletes. Exerc Immunol Rev, 19: 86–101, 2013.

50) Owens DJ, Fraser WD, Close GL: Vitamin D and the athlete: emerging insights. Eur J Sport Sci, 15: 73–84, 2015.

51) Williams NC, Killer SC, Svendsen IS, et al.: Immune nutrition and exercise: Narrative review and practical recommendations. Eur J Sport Sci, 19: 49–61, 2019.

52) Weight LM, Noakes TD, Labadarios D, et al.: Vitamin and mineral status of trained athletes including the effects of supplementation. Am J Clin Nutr, 47: 186–191, 1988.

53) Guilland JC, Penaranda T, Gallet C, et al.: Vitamin status of young athletes including the effects of supplementation. Med Sci Sports Exerc, 21: 441–449, 1989.

54) Venderley AM, Campbell WW: Vegetarian diets : nutritional considerations for athletes. Sports Med, 36: 293–305, 2006.

55) Brown DD: Nutritional Considerations for the vegetarian and vegan dancer. J Dance Med Sci, 22: 44–53, 2018.

56) Lynch HM, Wharton CM, Johnston CS: Cardiorespiratory fitness and peak torque differences between vegetarian and omnivore endurance athletes: a cross-sectional study. Nutrients, 8: 726, 2016.

57) Pohl A, Schünemann F, Bersiner K, et al.: The impact of vegan and vegetarian diets on physical performance and molecular signaling in skeletal muscle. Nutrients, 13: 3884, 2021.

58) Melina V, Craig W, Levin S: Position of the Academy of Nutrition and Dietetics: vegetarian diets. J Acad Nutr Diet, 116: 1970–1980, 2016.

Chapter 10
スポーツ選手の水分補給

田口　素子

●この章で学ぶこと
・運動時の体温上昇における水分補給の意義について理解する
・脱水の評価方法と具体的な水分補給法について理解する
●事前学習
・教科書を読み，各自の運動時の水分補給が適切かどうか考えてみよう
●事後学習
・各自の運動時の脱水状況について評価してみよう
・各自のトレーニング計画に合わせた適切な水分補給計画について考えてみよう

　環境温は季節などにより大きく変化するが，ヒトの体温は37℃前後で一定に保たれるよう調節されている．体内での熱産生と体内から外部への熱放散のバランスによって体温調節がされるため，寒さや暑さにさらされても生きていくことができる．運動すると筋での熱産生は増加し，過度に体温が上昇すれば運動パフォーマンスを低下させる．運動時の体温は，運動強度，環境条件，水分や塩分の摂取状況，トレーニング実施状況，性別など多くの要因が関わるが，昨今の夏の過酷な暑熱環境下では，運動時の適切な水分補給は極めて重要であり，熱中症を予防しながら暑熱環境下で運動を行うための身体の適応（暑熱順化）や身体冷却についても研究が行われている．

1. 体内の水分分布と1日の水分出納

　図10-1に体重に占める体液の割合について示した[1]．生体内の水分割合は性別や肥満の度合いなどで左右するものの，成人男性で体重の約60％である．そのうち，細胞内液は体重の40％，細胞外液は体重の20％（間質液15％，血漿5％）を占めている．体液の量とその組成を一定に保つことは恒常性維持のために最も大切である．これは，外部環境と体内のさまざまな体液区画間で水と電解質の輸送が常に行われているからである．水分の摂取量は日によっても季節によっても大きく変化するが，摂取量に見合った水分を身体から排泄することにより，体液量に増減が起こらないように調節されている．
　表10-1に正常状態と長時間の激しい運動時における1日の水分摂取と排泄量につ

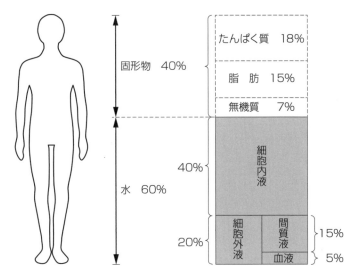

図10-1　体重に占める体液の割合

表10-1　1日の水の摂取量と排泄量（mL／日）

	正常状態	長時間の激しい運動時
〈摂取〉		
経口水分摂取	2,100	?
代謝水	200	200
総摂取量	2,300	?
〈排泄〉		
不感蒸泄：皮膚	350	350
不感蒸泄：肺	350	650
発汗	100	5,000
便	100	100
尿	1,400	500
総排泄量	2,300	6,600

いて示した[2]．正常状態では摂取量と排泄量のバランスは保たれているが，激しい運動時には発汗による水分損失が著しく増加するため，発汗量に見合う水分を摂取しないと水分出納バランスを保つことができなくなる．506人のジュニアを含む各種目のスポーツ選手（男性404人，女性102人）が気温15～50℃，湿度20～79％で運動した場合，平均発汗速度は1.21L/hであったが，その範囲は0.26～5.73L/hと個人差があることが報告されている[3]．

2. 運動時の体温上昇とパフォーマンス

運動時の産熱量は運動強度に比例して増加する．最大酸素摂取量の50％の運動でも1時間継続すると体温は約38℃に達するが[4]，同じ運動をしても外気温が高い方が

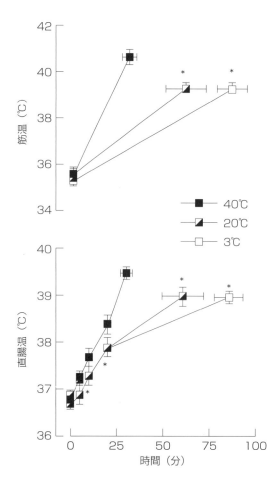

図10-2　最高酸素摂取量の70%強度
の自転車運動中の筋温と直腸温
＊40℃と比較して有意差あり

直腸温と筋温は短時間で上昇する（図10-2）[5]．体温上昇にともない発汗が起こり，
それに見合う水分と塩分の補給をしないと脱水が生じる．体重の1%の脱水は0.3℃の
体温上昇と5〜10拍／分の心拍数の上昇を引き起こす[4]．これは脱水による血漿量の
減少と血漿浸透圧の上昇のためと考えられる．発汗による血漿量の減少が進めば，パ
フォーマンスの低下につながることが知られている．また，運動前の体温が低い方が
運動時間は長くなるが，体温が約40℃になると運動は継続できなくなる．高体温は
ヒトにおける運動継続の制限因子である．

3. 発汗による水分と電解質の損失

　生体内の膜は，水はある程度とおすが物質は通過できないという半透膜様の性質を
持つ．この半透膜を水が移動することで体液の浸透圧の恒常性を保っている．浸透圧
の恒常性が維持できず体内の水分が少なくなった状態を脱水という．1%の脱水で口
渇感を感じ，2%を超えると認知機能や有酸素性パフォーマンスを低下させる[6]．3〜5%
の脱水ではスポーツ特有のスキルや有酸素運動のパフォーマンスの低下が起こり，8%
程度で吐き気，8〜10%の損失は重篤な脱水で昏睡となり，10〜20%以上の損失で死

117

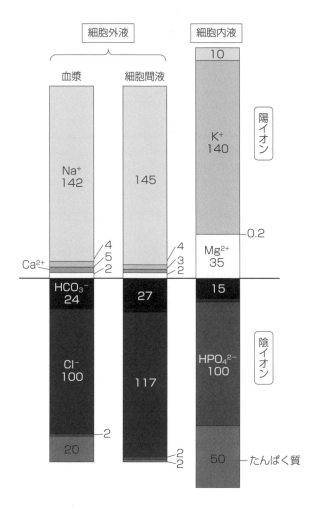

図10-3　体液の電解質組成
数値は濃度mEq/L.
（寺島健彦，石田淳子：水・電解質の栄養的意義．（田地陽一編集：基礎栄養学．第4版，羊土社．p.163, 2020））

に至る．一般に，発汗機能は男性の方が女性より高く，10～50代では男性の方が発汗量が多い[7]．

　また，体内の水分には電解質やアルブミンなどのたんぱく質が溶解している．電解質とは，水に溶けて電気を通す（電気的にプラスかマイナスとなる）物質であり，体液に含まれる電解質は，図10-3に示したように細胞内液と外液で著しく異なる．細胞外液のおもな溶質はナトリウムイオン（Na^+）と塩化物イオン（Cl^-）であり，血漿と間質液の組成は非常によく似ている．細胞内液ではカリウムイオン（K^+）やリン酸イオン（HPO_4^{2-}）が多い．電解質は浸透圧の維持，酸塩基平衡のほか，神経・筋の活動電位の発生（興奮）や細胞内外の水や物質の出入りなどに関与する[8]．汗の主成分は塩化ナトリウムであるが，その濃度は発汗量が多くなると濃くなる．

　脱水には，図10-4に示したように水分欠乏型とNa欠乏型脱水がある[1]．水分欠乏型脱水は高張性脱水とも呼ばれ，浸透圧の上昇が起こり，細胞内液から外液へと水が移動し，細胞外液の変化は少ない．大量発汗時に飲水がない場合や，下痢などにより大量の水分が体外へ排出されたときにおこる．一方，Na欠乏型脱水は低張性脱水（または等張性脱水）と呼ばれ，大量発汗や嘔吐，下痢などで体液損失が起こった際に水

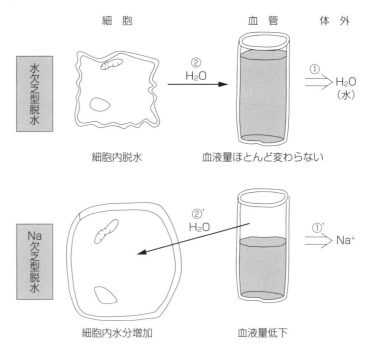

図10-4　脱水の種類

のみを補給することで起こる．水分が補給されるので細胞外液量（血漿量）は元に戻るが電解質は失われたままであるため，低下した浸透圧を保つように細胞外液から内液へと水が移動し，細胞内液量が増加して血漿量は減少する．この場合，水分と電解質を同時に摂取する必要がある．マラソンやトライアスロンなどのような持久系競技に参加する人の中には，レース中に過剰に水を摂取して低ナトリウム血症（Na^+が135mEq/L以下）を引き起こして死に至ったケースも報告されている[9]．

　以上より，発汗による損失を補うために，運動時には脱水の状況に応じて水分と電解質を適宜補給しなくてはならない．

4. 脱水の評価方法と水分補給法

　スポーツ選手がエネルギー平衡を保っていると仮定すると，日々の水分状態は早朝空腹時の体重（起床後排泄後に測定）を追跡していくことで推定できる[6]．早朝空腹時体重が減少している場合，脱水の可能性が考えられる．また，尿比重を測定することでも把握できる．尿比重とは尿中のナトリウム，尿素，糖，たんぱく質などの溶質成分の含まれる量を示す数値である．腎臓の尿濃縮力を知るためのスクリーニング検査として尿検査紙または尿比重計で簡単に評価できる．早朝第一尿の尿比重が1.020未満（個人変動を加味しても1.025未満）で一般的に正常な水分状態である[6]．尿比重の値が大きくなると脱水を示し，1.030を超える場合は深刻な脱水と判断される[10]．

　国際陸連のスポーツ栄養コンセンサス[11]では，脱水の自己評価項目が図に示され

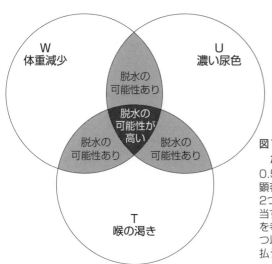

図10-5　日々の水分補給の状態をスポーツ選手が自己評価するためのベン図
0.5〜1.0kgを超える体重減少（W），少量の濃い色の尿（U），顕著な喉の渇き（T）は，すべて脱水症状である．3つの項目が2つ以上該当すると脱水が発生する可能性があり，3つすべて該当すると脱水が発生する可能性が非常に高くなる．水分補給状態を考慮することが重要な場合は，毎朝目覚めたとき評価する．2つ以上ある場合，24時間の水分と電解質の摂取にさらに注意を払う必要がある．

ている（図10-5）．体重減少（W）が0.5〜1.0kg以上，尿の色（U）が濃い，顕著なのどの渇き（T）の3項目が重なって発生するほど脱水症状が進んでいる可能性があるとされるため，この3項目について毎朝チェックすることが推奨されている．運動後の体重減少率は個人によっても若干異なるため，個別に評価する．体重減少率の計算方法を図10-6に示した．図10-7に尿カラーシートを示した[12]．8段階の色のうち，1〜3は正常な状態，4〜6はやや脱水した状態，7より濃い場合は脱水状態にあることを示している．このシートは運動の前・中・後のみでなく，早朝尿のチェックにも用いることができる．ただし，前日の夜に栄養ドリンク剤を飲んでいる場合，尿中にビタミンB群が排泄され早朝尿の尿色が濃くなる可能性があるため注意する．また，のどの渇きは1〜2%の脱水で感じられるが，脱水率が3%になると強いのどの渇きを感ずるとされていることから，主観的なのどの渇きも評価項目に加えられている．

5. 運動時の水分補給のガイドライン

（1）運動前
　暑熱環境下では運動前から脱水状態にある場合がある．1日に何度も試合があるような場合も同様であり，脱水状態から回復しないまま次の試合に臨むケースもある．スポーツ選手が正常な水分状態で運動を開始するためには，運動の2〜4時間前に体重1kgあたり5〜10mLの水分を補給しておき，図10-7の尿色が1か2の状態であることを確認するとよい[6]．例えば60kg場合，300〜600mL（コップ2〜3杯）の水分を補給しておくという計算になる．運動前の食事や塩分を含む食品の摂取によりナトリウムを摂取すれば，水分貯留が高まる可能性があるため，気温が高い季節にはみそ汁やスープ，梅干しなどを適宜摂取するとよい．

▶1時間あたりの発汗量の計算

1時間あたりの発汗量

$$= \frac{運動前の体重 - 運動後の体重 + 飲水量}{運動時間（時間）}$$

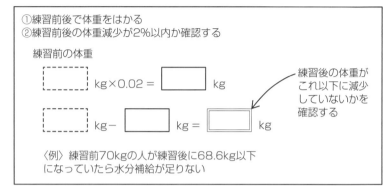

①練習前後で体重をはかる
②練習前後の体重減少が2%以内か確認する

練習前の体重

☐ kg×0.02 = ☐ kg

☐ kg - ☐ kg = ☐ kg

練習後の体重がこれ以下に減少していないかを確認する

〈例〉練習前70kgの人が練習後に68.6kg以下になっていたら水分補給が足りない

図10-6　1時間当たりの発汗量の計算方法と，運動後の脱水の確認方法

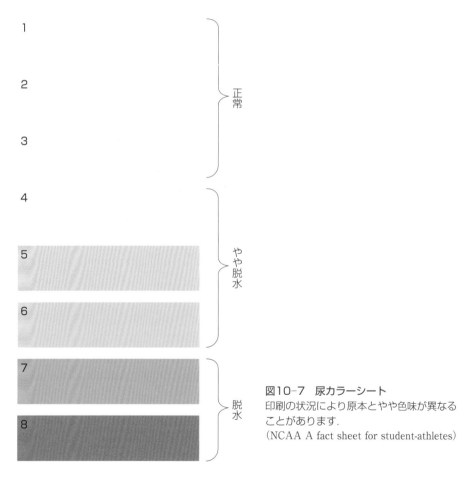

1

2　正常

3

4

5　やや脱水

6

7　脱水

8

図10-7　尿カラーシート
印刷の状況により原本とやや色味が異なることがあります．
（NCAA A fact sheet for student-athletes）

(2) 運動中

　発汗速度は運動強度や時間，環境条件などによって1時間当たり0.3〜2.4Lと変化が大きい．また，同じレースに出場した場合でも，レース後の体重減少率は個人差が大きい結果であったことが報告されている[13]．個別の状況に合わせた補給をすることが望ましいが，一般的には1時間あたり0.4〜0.8Lを補給し[6]，体重減少が2％以内に収まることが目安とされている[14]．運動強度が高い場合，気温が高い場合，からだが大きい場合には，適切な水分補給ができるように多めの量を補給するように配慮する．運動中に自由に水分補給ができる環境を整えることが大切である．

　また，発汗によって失われた電解質を補給するためには，スポーツドリンクの補給が有効である．摂取する糖質は3〜8％（3〜8g/100mL），電解質（ナトリウム）は40〜80mg/100mL程度（0.1〜0.2％の食塩水に相当）が適切な濃度とされている[15]．安静時の体水分の成分と電解質濃度が等しいアイソトニック（等張性）飲料が好ましく，安静時の体水分の成分より電解質濃度が低いハイポトニック（低張性）飲料は，暑熱環境下での運動時に多量の発汗により電解質の損失が大きい場合，適量の電解質が補えない可能性がある．

　温度の違いによる補給効果についても検討がされており，温度が低い方が胃内残留時間が短く吸収がよいことが明らかになっている[16]．また，運動前および運動中に0.5℃のクラッシュアイスあるいは22℃の水で比較すると，クラッシュアイスの方が運動中の深部体温が低くなり運動中の発汗量が抑えられることが報告されている[17]．4℃あるいは37℃の水を摂取した場合を比べても[18]，温度が低い方が運動継続時間が延長しパフォーマンスが改善されることが報告されている．水分は胃で吸収されず小腸に達して吸収されるため，胃排出速度が速いことも重要である．糖濃度が6％より高くなると胃排出速度は低下する[19]．また，1時間に1.2L以上の汗をかく場合や2時間以上の持続的な運動を行う場合，発汗によるナトリウム損失が激しくなり，痙攣のリスクが高くなる可能性がある．これらのことから，糖濃度が6％程度でナトリウム50 mEq/L（約1g/Lの塩分）の糖電解質溶液（スポーツドリンク）が適しており，素早い水分補給が求められる場合にはそれよりも糖濃度が薄い飲料が効果的である．清涼飲料水など糖濃度の濃い飲料の摂取は糖質補給には役立つものの，水分吸収の観点からは勧められない．冬場で発汗量が少ない場合には水か麦茶などを利用してもよい．吸収にも個人差があるので，可能な限り少量でこまめな摂取を心掛けるとよいであろう．

(3) 運動後

　多くの選手は水分や電解質が喪失された状態で運動を終えるため，運動後の回復期には水分とナトリウムを補給してなるべく早く運動前の状態に回復させる．多量の発汗時には水分損失量よりも多くの水分（125〜150％）を補給するとよい[6]．特にナトリウムは細胞外液の浸透圧を高めて体水分保持に役立つので，食事などから塩分摂取を制限する必要はなく，汁物なども適宜補給する．アルコールは利尿作用があるため，回復期にビールなどアルコール飲料を多量に摂取することは避けた方がよい．

6. プレクーリングのためのアイススラリー摂取

　昨今の暑熱環境下での運動時に熱中症や疲労，パフォーマンス低下を予防するために，運動前にあらかじめ深部体温を下げておくこと（プレクーリング）について研究されている．スポーツ選手の身体冷却にはさまざまな方法があり，アイスベストや冷水浴などの身体を外部から冷やす方法と，アイススラリーなどの冷たい飲料を摂取して身体を内部から冷やす方法がある．アイススラリーとはシャーベット状の氷飲料をさし，摂取により深部体温が低下することが報告されている[20]．アイススラリーマシンで作ることができ，スポーツ飲料で作成すると，糖・電解質を補給することができる．運動開始前30分に体重1kgあたり7.5gのアイススラリー摂取が深部体温を下げ，運動継続時間を延長するのに有効とされている（50kgの場合は375g）．また，運動中にアイススラリー摂取をすると発汗量が抑えられ，脱水を少なくする効果があることも報告されている．

［文　　献］

1）飯野靖彦：一目でわかる水電解質．第2版，メディカル・サイエンス・インターナショナル，2002.

2）Hall JE著，石川義弘ほか監訳：ガイトン生理学．原著第13版，エルゼビア・ジャパン，2018.

3）Baker LB: Sweating Rate and Sweat Sodium Concentration in Athletes: A Review of Methodology and Intra/Interindividual Variability. Sports Med, 47: 111-128, 2017.

4）近藤徳彦：体温．（彼末一之，能瀬　博編集：やさしい生理学．改訂第7版，南江堂，pp.135-150, 2017）

5）Parkin JM, Carey MF, Zhao S, et al.: Effect of ambient temperature on human skeletal muscle metabolism during fatiguing submaximal exercise. J Appl Physiol (1985), 86: 902-908, 1999.

6）Thomas DT, Erdman KA, Burke LM: American College of Sports Medicine Joint Position Statement. Nutrition and Athletic Performance. Med Sci Sports Exerc, 48: 543-568, 2016. [Erratum in: Med Sci Sports Exerc, 49: 222, 2017]

7）井上芳光：発汗機能の成長・老化とその性差．発汗学，21：53-56, 2014.

8）寺島健彦，石田淳子：水電解質の栄養的意義．（田地陽一編：基礎栄養学．第4版，羊土社，pp.154-168, 2020）

9）Almond CS, Shin AY, Fortescue EB, et al.: Hyponatremia among runners in the Boston Marathon. N Engl J Med, 352: 1550-1556, 2005.

10）Fernández-Elías VE, Martínez-Abellán A, López-Gullón JM, et al.: Validity of Hydration Non-Invasive Indices during the Weightcutting and Official Weigh-In for Olympic Combat Sports. PLoS ONE, 9: e95336, 2014.

11）Casa DJ, Cheuvront SN, Galloway SD, et al.: Fluid Needs for Training, Competition, and Recovery in Track-and-Field Athletes. Int J Sport Nutr Exerc Metab, 29: 175-180, 2019.

12）NCAA fact sheet for student-athletes. https://www.cscca.org/document?id=588

13) Tan DW, Yap S, Wang M, et al.: Body Mass Changes Across a Variety of Running Race Distances in the Tropics. Sports Med Open, 2: 26, 2016.

14) 日本スポーツ協会：スポーツ活動中の熱中症予防ガイドブック　https://www.japan-sports.or.jp/Portals/0/data/supoken/doc/heatstroke/heatstroke_0531.pdf

15) 日本スポーツ振興センター，国立スポーツ科学センター：競技者のための暑熱対策ガイドブック．2017.

16) Costill DL, Saltin B: Factors limiting gastric emptying during rest and exercise. J Appl Physiol, 37: 679−683, 1974.

17) Zimmermann M, Landers GJ, Wallman KE: Crushed Ice Ingestion Does Not Improve Female Cycling Time Trial Performance in the Heat. Int J Sport Nutr Exerc Metab, 27: 67−75, 2017.

18) Lee JK, Shirreffs SM, Maughan RJ: Cold drink ingestion improves exercise endurance capacity in the heat. Med Sci Sports Exerc, 40: 1637−1644, 2008.

19) Gisolfi CV, Lambert GP, Summers RW: Intestinal fluid absorption during exercise: role of sport drink osmolality and [Na+]. Med Sci Sports Exerc, 33: 907−915, 2001.

20) Yeo ZW, Fan PW, Nio AQ, et al.: Ice slurry on outdoor running performance in heat. Int J Sports Med, 33: 859−866, 2012.

Chapter 11
スポーツ選手の
トレーニングスケジュールと食事計画

鈴木　いづみ

●この章で学ぶこと
・トレーニングペリオダイゼーションと栄養ペリオダイゼーション（適時栄養）の意味を理解する
・体づくりのための栄養ペリオダイゼーションについて理解する
・糖質アベイラビリティーを操作する栄養ペリオダイゼーションについて理解する
・トレーニング計画に栄養ペリオダイゼーションを適用する際の注意事項を理解する
●事前学習
・教科書を読んでおこう
・スポーツ選手と選手をサポートする立場の者は，試合に向けた年間のトレーニング計画を振り返り整理しておこう
●事後学習
・スポーツ選手は自身のトレーニング計画に栄養ペリオダイゼーションを当てはめてみよう
・選手をサポートする立場の者は，年間のトレーニング計画と食事計画を立案してみよう

1. ペリオダイゼーションを用いたトレーニング計画

　スポーツ選手のトレーニング計画はトレーニング課題に応じて綿密にプログラムされる．当然のことながら運動強度，運動継続時間等によってエネルギー，各種栄養素のニーズは異なるため，栄養補給計画・食事計画はトレーニング計画に応じて調整されるべきである．特に，ストレングス＆コンディショニング（S＆C）分野では，ペリオダイゼーションの概念を用いたトレーニング計画を作成する．
　ペリオダイゼーションとは「試合当日にピーク状態で臨むために，1年間をいくつかのシーズンに分類してトレーニングを計画すること」と説明されることが多い．そしてその分類というのが，準備期→試合前期→試合期→移行期となっている．しかし，この4分類がそのまま適用できる場合とそうでない場合がある．例えば1年に1回だけフルマラソンのレースに臨む場合はわかりやすくこの理論が適用できるであろう．他方で，1年のうち10カ月間も試合期が続くスポーツはどうであろうか．10カ月間の

表11-1　ペリオダイゼーションの原則的な段階と下位区分

トレーニング段階	準備期		試合期
	GPT	SSPT	
各段階の目的	↑有酸素性能力と無酸素性能力 ↑神経筋系の機能	競技特異的な運動能力の向上と完全化	動作コンディショニング の維持

GPT＝一般的なフィジカルトレーニング，SSPT＝競技特異的なフィジカルトレーニング，↑＝増加
(Turner AN: The science and practice of periodization: a brief review. Strength and Conditioning Journal, 33: 34-46, 2011)

　試合期というのは，オリンピック開催中の2週間とは明らかに異なり，限りなく「日常」の連続で，前者の試合期とは性格の異なるものといえる．このように，今や，試合期の長さや期間中の試合頻度など，条件の異なるさまざまなスポーツイベントがある．したがって，単純に準備期，試合前期，試合期，移行期の4分類でペリオダイゼーションを理解するのは不適切と考えられる．

　近年，S＆C分野におけるペリオダイゼーションの定義は「運動能力の強化および疲労と適応の管理を通してピークパフォーマンスをもたらすトレーニング計画」と説明されている[1]．時期の分類は大まかに準備期と試合期とがあり（表11-1）[1]，その枠の中で，「どの時期」に「何を強化したいか」に合わせ，循環的または周期的区分に分けてトレーニング計画を組み立てるのが基本的な考え方である[2]．ここでいう，循環的周期的区分というのが，すなわちマクロサイクル，メソサイクル，ミクロサイクルというものであり，マクロは年単位，メソは月単位，ミクロサイクルは週単位とされる[1]．つまりトレーニングペリオダイゼーションというのは，到達目標と現在地（今の自分の状態）とのギャップとして存在する複数の課題をひとつひとつ解決するために用いられる，週単位，月単位，年単位で計画されるトレーニングそのものを指すと解釈するのが適切であろう．よって準備期には準備期の段階で解決すべき課題に対処するトレーニングペリオダイゼーションが用いられ，試合期は試合期で別の課題があり，その解決のためのトレーニングペリオダイゼーションが用いられるということである．まとめると次の4点である．①ペリオダイゼーションというのは必ずしもシーズンの区分けだけではなく，②課題解決に向けたトレーニングを特定の周期を用いて計画し実施することを含むものであり，③個人の年間スケジュール，試合スケジュール，目標と課題に応じてさまざまなプロトコルがある．さらに，そのトレーニングペリオダイゼーションに適した栄養の介入が重要であり，④栄養にもペリオダイゼーション（適時の摂取）があるということである．

2. 栄養ペリオダイゼーション（適時栄養）

　トレーニングペリオダイゼーションに合わせた栄養介入を栄養ペリオダイゼーション（適時栄養）という．トレーニングペリオダイゼーションにはさまざまなプロトコルがあることから，それぞれのプロトコルの実施中は各種指標の変化をもとに適切な栄養介入をすべきである．ペリオダイゼーションモデルには基本モデル，中級モデル，上級モデル，非伝統的モデルなどさまざまなモデルがある[1]が，ここでは特に栄養介

入が重要な基本モデル（筋肥大期→筋力期→パワー期）の，各フェーズにおける栄養摂取について説明する．また，近年，持久性種目における強化方法のひとつとして，糖質アベイラビリティーを操作する栄養ペリオダイゼーションが注目されているため，それについても説明を加える．

（1）筋肥大，筋力向上，パワー向上のための栄養ペリオダイゼーション

1）筋肥大期

筋肉を大きくするフェーズである．トレーニング負荷は最大挙上重量（1repetition maximum: 1RM）の70〜80%を8〜12回，3〜5セットほどが一般的である．このフェーズは筋肉を限界まで追い込む時期である．通常，体が重くなるためパフォーマンスは落ちる（筋肉だけでなく脂肪も増えやすいため）．また追い込むメニューが多いため疲労が蓄積しやすい．そのため準備期の早期に実施し，試合が近い時期や試合期での実施は避ける．栄養面では十分なエネルギー（糖質）とたんぱく質摂取が重要である．具体的には1食あたりの主食（穀類）の量を増やす．また，たんぱく質を含む補食を1日あたり2〜3回追加する．特にトレーニング前とトレーニング後の補食には気を配りたい．トレーニング前はバナナやエネルギーゼリーなどを食べ，糖質アベイラビリティー（利用効率）を高めた状態でトレーニングに臨む．トレーニングの後は素早くたんぱく質を摂取し筋たんぱく質合成（muscle protein synthesis: MPS）の増加をサポートする[3-5]．このときのたんぱく質摂取量は1回あたり体重1kgあたり0.25〜0.3gが適切である[6]．体重70kgの場合は約20gとなり，これは市販のたんぱく質強化乳飲料200〜300mL分，サラダチキン1パックに相当する．また，MPSの亢進はその後24〜72時間ほど持続するため[7,8]，直後の補給以降も3〜5時間おきにたんぱく質摂取を継続する．最近の知見では，筋肥大期のたんぱく質摂取は，1日の総摂取量よりも頻回摂取することの方がハイライトされている．そのため，トレーニング後早期の補給のみならず引き続きたんぱく質の継続摂取は重視したい．なお，興味深い研究に，就寝前のカゼイン摂取が除脂肪量の増加に貢献するという報告がある[9]．夕食後の補食で水切りヨーグルト，ギリシャヨーグルト，カゼインベースのプロテインの摂取を検討してもよいかもしれない．

疲労の蓄積に対する予防策は確実なグリコーゲン回復にほかならない．トレーニング後の食事で主食（穀類）をしっかり食べ十分な糖質摂取を心がけたい．しかし，急激な体重増加を避けるため日々の体重変動を注視しながら主食（穀類）の量と補食の量・回数を調節する必要がある．

2）筋力期

最大筋力を高める時期である．トレーニング負荷は1RMの90%程度と最大に近いところで4〜6回，3セット以上実施することが一般的である．このフェーズではなるべく重いものを持ち上げるということに焦点が当たり，筋肉へのダメージが大きく，肩，腰など身体の一部や関節等への負担度も大きい．そのため回復期を十分にとることが重要である．また筋適応は回復期に起こる[10]ことから回復期に栄養バランスのよい食事をしっかりとることが肝心である．もちろんたんぱく質摂取も重要である．スポーツ選手を対象とした，たんぱく質摂取と筋力に関する研究では，1日あたり体

重1kgあたり2g未満（1.6〜1.8g/kg 体重）のたんぱく質を摂取した群よりも2g/kg体重以上摂取した群において有意な筋力向上が認められ，スクワットおよびベンチプレスでそれぞれ22％および42％筋力が向上したという報告がある[11]．ほかにもたんぱく質摂取量の増加が筋力向上に貢献したという報告が複数ある[12,13]ことから，筋肥大期に引き続き筋力期も十分なたんぱく質摂取を重視すべきである．

　筋ダメージの軽減を目的とした栄養介入については，分岐鎖アミノ酸（branched chain amino acid: BCAA）補給が評価指標（クレアチンキナーゼ等）を改善するなど，運動誘発性筋損傷（exercise induced muscle damage: EIMD）に対して有効とする報告が複数ある．しかしそれを支持しない報告も複数ある．また，EIMDと栄養ソリューションに関する最近の研究[14]では，筋の痛み・ハリ，筋機能，炎症作用，筋衛星細胞活性等に対するω-3多価不飽和脂肪酸，タルトチェリー，ビタミンD，たんぱく質，クレアチンの関与について議論されており，さらなる研究が待たれる．

3）パワー期

　パワーを高める時期である．動きのキレやスピードを上げるのに必要なフェーズである．トレーニング負荷は1RMの40〜60％と軽めで4〜6回，3セット以上を実施するのが一般的である．このフェーズではなるべく速く動作を行うことに焦点をあてる．速さを追求することから，脂肪組織を減らすことがメインターゲットとなる．そのため，高たんぱく質・低脂肪食が基本である．特に脂質は総エネルギー摂取量の25％未満に抑えたい．また必要に応じて糖質も調節する．ただし，糖質を必要以上に制限すると運動時の筋たんぱく質の酸化分解が亢進するため，糖質は糖分（砂糖などの甘味を多く含む食べ物）を中心に控えるようにしたい．また，筋量維持のため，たんぱく質は引き続き十分に摂取することが重要である．

4）回復と適応

　トレーニングペリオダイゼーションの基本モデルでは，どのフェーズにおいても，メソサイクル（月）のブロックは通常3：1の負荷パラダイムを用いて調整する（図11-1)[1]．すなわち，最初の3つのミクロサイクル（週）で負荷を徐々に増やし，続く第4のミクロサイクルで負荷を減少させる．これにより蓄積された疲労軽減と筋適応が起こる[2,10,15]．したがって，各ミクロサイクルで運動量に応じたエネルギー摂取量をとることが求められる．特に筋肥大期は体を大きくする時期であるためエネルギーバランスはやや正に傾ける必要がある．第4のミクロサイクルは回復と適応を促す時期である．トレーニングボリュームが下がるためエネルギー摂取量をやや下げ，栄養バランスのよい食事をとることにより一層の留意を払う必要がある．

（2）糖質の利用効率を操作する栄養ペリオダイゼーション

　近年，持久性パフォーマンスの向上を目的として，意図的に糖質アベイラビリティー（利用効率）を操作してトレーニングを行う方法が注目されている[16]．糖質アベイラビリティーが高い状態とは体内の糖質貯蔵量が多い状態を指し，運動前の糖質補給で十分にグリコーゲン貯蔵量を高めることと運動中に糖質補給を行うことで達成される．糖質アベイラビリティーが高い状態でのトレーニングをtrain high[16]といい，強度の高いトレーニングを積むことができるばかりか，酸素に依存しない解糖と糖質酸

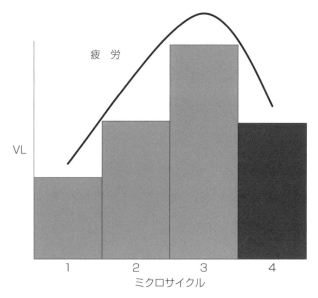

図11-1　3：1のローディングパラダイム
VL＝トレーニング負荷量
（Turner AN: The science and practice of periodization: a brief
review. Strength and Conditioning Journal, 33: 34-46, 2011）

化の代謝経路を増強することができる[17]．逆に糖質アベイラビリティーが低い状態とは，低グリコーゲン状態で，運動中も糖質を補給しない状態である．低糖質アベイラビリティーでのトレーニングをtrain low[16]といい，一定期間継続することによって，細胞のシグナル伝達経路が活性化され，ミトコンドリアの生合成，毛細血管の発達，脂質酸化の増加といった持久性トレーニングに対する特徴的な筋適応を増加させることがわかっている[18-21]．以上のことから，train highはハイスピードランを多くとり入れて糖質酸化能を高めるペリオダイゼーション，train low は低速での長距離ラン（long slow distance: LSD）のような，乳酸性作業閾値（lactate threshold: LT）以下での持続運動を中心に行い，脂質酸化能を高めるペリオダイゼーションといえる．糖質アベイラビリティーを操作したトレーニング方法はさまざまあり（表11-2），目標とする試合に向け準備期のフェーズで戦略的に配置する．

　しかし，糖質アベイラビリティーを操作する栄養ペリオダイゼーションの採用には慎重さが必要である．理由は，根拠となる研究の多くが自転車エルゴメータを用いたものであり，異なる動作の競技種目に寄与するかについては十分な証拠がないことがあげられる．また，train highとtrain lowの身体条件を整えるうえで必要な糖質摂取量が不明確であること，さらにtrain lowにおいては低エナジーアベイラビリティー（low energy availability: LEA）を惹起する可能性があることなどがあげられる．そこで，この特殊な栄養ペリオダイゼーションを行う場合は，十分に知識と技術のある公認スポーツ栄養士によってサポートされる必要がある．

表11-2 糖質の適時摂取戦略内で内因性および外因性の糖質アベイラビリティーを操作するための実用的なアプローチの概要

アプローチ	実際に行うこと／理論的根拠	支持する文献
Train low（glycogen）session 糖質制限下でのトレーニング（グリコーゲン）セッション	• 筋肉と肝臓の両グリコーゲンは初日の朝のトレーニングセッション中に減少する。 その後，回復期の糖質摂取は控えるか最適以下の摂取とし，2回目のセッションは運動前の糖質アベイラビリティーが低下した状態で午後か夕方に完了する。 両セッションのタイミングに応じて，低糖質アベイラビリティー状態と考えられる合計時間は，3～8時間の範囲になる可能性がある。 • 筋グリコーゲン貯蔵量が低い状態での運動の開始，および／または，運動強度および／または持続時間を特定のレベルのグリコーゲンの完全枯渇まで維持することは，主要な細胞シグナル伝達たんぱく質（例えば，AMPK，p38，PPAR，PGC-1α）の活性化に関連している。そしてそれらは核およびミトコンドリアゲノムの協調的なアップレギュレーションを達成する。 持続的なトレーニング期間で，このことは酸化酵素たんぱく質の含有量／活性を増加させ，全身および筋肉内脂質代謝をアップレギュレートし，運動パフォーマンスと能力を改善する可能性がある。	Hulston et al.（文献22），Morton et al.（文献21），Yeo et al.（文献19, 23）
Train low（fasted）session 糖質制限下でのトレーニング（絶食）セッション	• 朝食はトレーニング後に摂取され，運動中に糖質の形態は摂取されないため，FFAの有意な上昇を引き起こす。 このアプローチは，おもに肝グリコーゲンの減少（一晩の絶食に関連する）を対象とするが，最後のトレーニングセッション後の回復期間に摂取された糖質の量によっては，トレーニング前の筋グリコーゲンも低いと見なされる場合がある。 • 絶食状態で行われる運動は，筋肉，中枢神経系，および／または肝臓の糖新生の代謝ストレスの増加につながり，基質輸送（例えば，GLUT4およびCD36，FABPm）と基質利用（例えば，PDK4，HK，CS，β-HAD）を調節するたんぱく質の発現を増加させるAMPKおよびシグナル伝達経路のアップレギュレーションにつながる。	Akerstrom et al.（文献20），De Bock et al.（文献24），Van Proeyen et al.（文献25）
Recovery low/sleep low strategy 低糖質状態でのリカバリー／低糖質状態での睡眠戦略	• 夜のトレーニングセッションでは，筋肉と肝臓の両グリコーゲンが減少する。 その後，回復期の糖質摂取は控えるか，翌朝，運動前の糖質アベイラビリティーが低下した状態で2回目のセッションが完了するよう，最適以下の摂取となる。 両セッションのタイミングに応じて，低糖質アベイラビリティーの状態とみなされる合計時間は8～14時間の範囲になる可能性がある。 • したがって，運動後の期間に糖質摂取を制限すると，運動後の筋肉と肝臓のグリコーゲンが低下したレベルに維持されるだけでなく，運動後の，循環FFAアベイラビリティーの上昇期間が引き延ばされる。 基質の利用可能性の変化の相互作用効果は，細胞シグナル伝達（例えば，AMPK，p53，PGC-1α）経路の運動後のアップレギュレーションを維持し，セッションへの適応応答の増加につながる可能性がある。 sleep-low train lowモデルは，トレーニングを受けたトライアスロン選手の運動パフォーマンスの向上に関連している。	Bartlett et al.（文献26），Marquet et al.（文献27），Pilegaard et al.（文献28）
Train high（glycogen＋外因性CHO）session 高糖質状態でのトレーニング（グリコーゲン＋外因性糖質）セッション	• このトレーニングセッションはトレーニング前の最適なエネルギー補給（例：1日あたり6～12g/kg 体重の糖質摂取とトレーニング前の1～3g/kg 体重の糖質摂取）によって意図的に筋および肝グリコーゲンを高めて開始される。トレーニング中もエネルギー補給（例：運動中に1時間あたり30～90gの糖質補給）がなされる。 • このアプローチでは，高強度で長時間のトレーニングを促進し，また胃腸のトレーニングや試合時のエネルギー補給の練習も促進することが目標である。	Costa et al.（文献29），Cox et al.（文献17）

| 目標とする糖質アベイラビリティートレーニングと回復アプローチの組合せ | ・以上のアプローチは，意図的に24〜48時間に合わされている．このモデルでは，トレーニングの強度と期間を促進するために最初にTrain high（高糖質でトレーニング）セッションを完了し，24〜48時間後に糖質アベイラビリティーを低下させて2番目のtrain low（低糖質でトレーニング）セッションを実行する．2番目のセッションは，sleep-low，recover low，および1日の糖質摂取量の低下の組み合わせの結果として発生した可能性がある．
・このモデルを使用すると，CHOの可用性を各トレーニングセッションの前，最中，および/または後に調整して，これらの各期間の糖質制限で発生する可能性のある細胞シグナル伝達応答を利用することができる． | Impey et al.（文献30），Stellingwerff（文献31） |

注意）トレーニングと試合のための期分けされたエネルギーサポートのさまざまな戦略の用語と理論的根拠の要約については，Burkeら（文献32）を参照のこと．骨格筋の適応，トレーニング，およびパフォーマンス結果を支持する原則は，Impeyら（文献30）のレビューで詳しく説明されている．
AMPK＝AMP活性化プロテインキナーゼ；B-HAD＝ベータヒドロキシアシル-補酵素Aデヒドロゲナーゼ；CD 36＝分化脂肪酸トランスポーターのクラスター；CHO＝糖質；CS＝クエン酸シンターゼ；FABPm＝筋肉の脂肪酸結合たんぱく質；FFA＝遊離脂肪酸；GLUT4＝グルコーストランスポーター4；HK＝ヘキソキナーゼ；PGC＝ペルオキシソーム増殖因子活性化受容体ガンマコアクチベーター；PPARδ＝ペルオキシソーム増殖因子活性化受容体；PDK4＝ピルビン酸デヒドロゲナーゼキナーゼ4；p38＝マイトジェン活性化プロテインキナーゼ．

(Stellingwerff T, Morton JP, Burke LM: A framework for periodized nutrition for athletics. Int J Sport Nutr Exerc Metab, 29: 141-151, 2019)

3. トレーニング計画における栄養ペリオダイゼーションの適用

　　目標の異なるトレーニングペリオダイゼーションのいずれにおいても栄養ペリオダイゼーションを用いる場合は現場のコーチ，サポートスタッフとの連携が必要である．図11-2はStellingwerffら提唱する栄養ペリオダイゼーションのフレームワークであり[16]，栄養ペリオダイゼーションの適用に際して適切なプロセスを経ることを推奨している．そのプロセスとは，はじめにコーチとサポートスタッフ全体が勝利を規定する要因やトレーニング目標を共有し，続いて個々のスポーツ選手の到達目標と現在地（今の選手の状態）とのギャップを明確にすること，さらに，そのギャップを埋める合理的なトレーニング計画を立てること，そのうえでトレーニング計画に最適な栄養ペリオダイゼーションを適用することである．また，理論は理論である．実際は，個々のスポーツ選手の状態やその変化によってトレーニング負荷量や栄養摂取量をその都度調整する必要がある．そのため図11-3[16]に示された各種評価指標をモニタリングしながら実行し，評価を計画にフィードバックしながら進める必要がある．

　　最後に，マクロ，メソ，ミクロサイクルは，期間の解釈がS＆C分野と栄養分野で少し異なる．前者はマクロ（年），メソ（月），ミクロサイクル（週）と記述されることが多く[1]，後者はマクロ（数カ月から数年），メソ（数週間から数カ月），ミクロサイクル（数日から日内）とされることが多い[16]．そのため，現場においてS＆Cスタッフと栄養スタッフとで十分に意思疎通を図り，実施時期や実施期間，実施日数などに齟齬を来さないようにする必要がある．

（a）勝利のための，種目特有の生理学的，構造的（神経筋的），心理的決定要因は何か

（b）勝利のための決定要因に対してどのようなギャップがあるか

（c）ギャップに対処するための長期（マクロ；月），中期（メソ；週），短期（ミクロ；日/日内）での エクササイズ，トレーニング，リカバリーはどうなっているか

（d）期間区分されたトレーニングと回復の刺激をサポートしたり，パフォーマンスの低下要因を回 避するためマクロ，メソ，ミクロに期間区分した栄養介入をどのように行うか

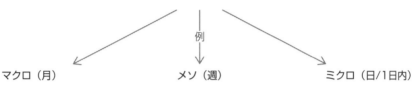

例

	マクロ（月）	メソ（週）	ミクロ（日/1日内）
糖質	数カ月のトレーニングフェーズに合わせた毎日の糖質の調整（通常または高ボリュームのトレーニング→増加，試合期または低ボリュームのトレーニング→減少）	レース当日のエネルギー補給を成功させるため，レース強度に設定した持久性トレーニング中の糖質補給に焦点をあて，数週間かけて胃腸を適応させる	リカバリー（糖質摂取の増加）または有酸素的適応の誘発（糖質摂取の減少）を強化するための糖質アベイラビリティーの急性的な操作

図11-2　適時栄養を成功させるために必要な方法論的枠組み
糖質（CHO）に対するマクロ（月），メソ（週），およびミクロサイクル（日/日内）の適時栄養介入の例.
(Stellingwerff T, Morton JP, Burke LM: A framework for periodized nutrition for athletics. Int J Sport Nutr Exerc Metab, 29: 141–151, 2019より引用改変)

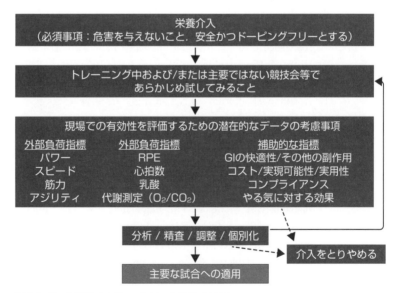

図11-3　個別化とフレームワーク操作の補足
プロトコルと有効性の確認に役立つ可能性のあるデータ収集変数を含む.
GI＝胃腸，RPE＝自覚的運動強度
(Stellingwerff T, Morton JP, Burke LM: A framework for periodized nutrition for athletics. Int J Sport Nutr Exerc Metab, 29: 141–151, 2019)

[文　　献]

1) Turner AN: The Science and Practice of Periodization: A Brief Review. Strength and Conditioning Journal, 33: 34-46, 2001.

2) Plisk S, Stone MH: Periodization Strategies. Strength and Conditioning Journal, 25: 19-37, 2003.

3) Moore DR, Robinson MJ, Fry JL, et al.: Ingested protein dose response of muscle and albumin protein synthesis after resistance exercise in young men. Am J Clin Nutr, 89: 161-168, 2009.

4) Tipton KD, Borsheim E, Wolf SE, et al.: Acute response of net muscle protein balance reflects 24-h balance after exercise and amino acid ingestion. Am J Physiol Endocrinol Metab, 284: E76-E89, 2003.

5) Churchward-Venne TA, Murphy CH, Longland TM, et al.: Role of protein and amino acids in promoting lean mass accretion with resistance exercise and attenuating lean mass loss during energy deficit in humans. Amino Acids, 45: 231-240, 2013.

6) Thomas DT, Erdman KA, Burke LM: American College of Sports Medicine Joint Position Statement. Nutrition and Athletic Performance. Med Sci Sports Exerc, 48: 543-568, 2016.

7) Burd NA, West DW, Moore DR, et al.: Enhanced amino acid sensitivity of myofibrillar protein synthesis persists for up to 24 h after resistance exercise in young men. J Nutr, 141: 568-573, 2011.

8) Miller BF, Olesen JL, Hansen M, et al.: Coordinated collagen and muscle protein synthesis in human patella tendon and quadriceps muscle after exercise. J Physiol, 567: 1021-1033, 2005.

9) Burk A, Timpmann S, Medijainen L, et al.: Time-divided ingestion pattern of casein-based protein supplement stimulates an increase in fat-free body mass during resistance training in young untrained men. Nutr Res, 29: 405-413, 2009.

10) Haff GG: Roundtable Discussion: Periodization of Training- Part 2. Strength and Conditioning Journal, 26: 56-70, 2004.

11) Hoffman JR, Ratamess NA, Kang J, et al.: Effects of protein supplementation on muscular performance and resting hormonal changes in college football players. J Sports Sci Med, 6: 85-92, 2007.

12) Cermak NM, Res PT, de Groot LC, et al.: Protein supplementation augments the adaptive response of skeletal muscle to resistance-type exercise training: a meta-analysis. Am J Clin Nutr, 96: 1454-1464, 2012.

13) Pasiakos SM, McLellan TM, Lieberman HR: The effects of protein supplements on muscle mass, strength, and aerobic and anaerobic power in healthy adults: a systematic review. Sports Med, 45: 111-131, 2015.

14) Owens DJ, Twist C, Cobley JN, et al.: Exercise-induced muscle damage: What is it, what causes it and what are the nutritional solutions? Eur J Sport Sci, 19: 71-85, 2019.

15) Haff GG: Roundtable Discussion Periodization of Training- Part 1. Strength and Conditioning Journal, 26: 50-69, 2004.

16) Stellingwerff T, Morton JP, Burke LM: A Framework for Periodized Nutrition for Athletics. Int J Sport Nutr Exerc Metab, 29: 141-151, 2019.

17) Cox GR, Clark SA, Cox AJ, et al.: Daily training with high carbohydrate availability

increases exogenous carbohydrate oxidation during endurance cycling. J Appl Physiol (1985), 109: 126–134, 2010.

18) Hansen AK, Fischer CP, Plomgaard P, et al.: Skeletal muscle adaptation: training twice every second day vs. training once daily. J Appl Physiol (1985), 98: 93–99, 2005.

19) Yeo WK, Paton CD, Garnham AP, et al.: Skeletal muscle adaptation and performance responses to once a day versus twice every second day endurance training regimens. J Appl Physiol (1985), 105: 1462–1470, 2008.

20) Akerstrom TC, Birk JB, Klein DK, et al.: Oral glucose ingestion attenuates exercise-induced activation of 5′-AMP-activated protein kinase in human skeletal muscle. Biochem Biophys Res Commun, 342: 949–955, 2006.

21) Morton JP, Croft L, Bartlett JD, et al.: Reduced carbohydrate availability does not modulate training-induced heat shock protein adaptations but does upregulate oxidative enzyme activity in human skeletal muscle. J Appl Physiol (1985), 106: 1513–1521, 2009.

22) Hulston CJ, Venables MC, Mann CH, et al.: Training with low muscle glycogen enhances fat metabolism in well-trained cyclists. Med Sci Sports Exerc, 42: 2046–2055, 2010.

23) Yeo WK, McGee SL, Carey AL, et al.: Acute signalling responses to intense endurance training commenced with low or normal muscle glycogen. Exp Physiol, 95: 351–358, 2010.

24) De Bock K, Derave W, Eijnde BO, et al.: Effect of training in the fasted state on metabolic responses during exercise with carbohydrate intake. J Appl Physiol (1985), 104: 1045–1055, 2008.

25) Van Proeyen K, De Bock K, Hespel P: Training in the fasted state facilitates re-activation of eEF2 activity during recovery from endurance exercise. Eur J Appl Physiol, 111: 1297–1305, 2011.

26) Bartlett JD, Louhelainen J, Iqbal Z, et al.: Reduced carbohydrate availability enhances exercise-induced p53 signaling in human skeletal muscle: implications for mitochondrial biogenesis. Am J Physiol Regul Integr Comp Physiol, 304: R450–R458, 2013.

27) Marquet LA, Brisswalter J, Louis J, et al.: Enhanced Endurance Performance by Periodization of CHO Intake: "sleep low" strategy. Med Sci Sports Exerc, 48: 663–672, 2016.

28) Pilegaard H, Osada T, Andersen LT, et al.: Substrate availability and transcriptional regulation of metabolic genes in human skeletal muscle during recovery from exercise. Metabolism, 54: 1048–1055, 2005.

29) Costa RJS, Miall A, Khoo A, et al.: Gut-training: The impact of two weeks repetitive gut-challenge during exercise on gastrointestinal status, glucose availability, fuel kinetics, and running performance. Appl Physiol Nutr Metab, 42: 547–557, 2017.

30) Impey SG, Hearris MA, Hammond KM, et al.: Fuel for the work required: a theoretical framework for carbohydrate periodization and the glycogen threshold hypothesis. Sports Med, 48: 1031–1048, 2018.

31) Stellingwerff T: Case study: Nutrition and training periodization in three elite marathon runners. Int J Sport Nutr Exerc Metab, 22: 392–400, 2012.

32) Burke LM, Hawley JA, Jeukendrup A, et al.: Toward a common understanding of diet-exercise strategies to manipulate fuel availability for training and competition preparation in endurance sport. Int J Sport Nutr Exerc Metab, 28: 451–463, 2018.

Chapter 12

スポーツ選手のウエイトコントロール〈増量〉

田口　素子

●この章で学ぶこと
・ウエイトコントロールの基本的考え方について学ぶ
・増量時のエネルギーおよび栄養摂取のポイントと具体的方法について理解する
●事前学習
・教科書を事前に読んでおこう
・自分の身体組成を把握しておこう
●事後学習
・現在の増量方法を振り返り，改善すべきことをまとめよう

1．増量の現状と課題

　スポーツ選手の中でも瞬発系の競技，筋力・筋パワー系の競技選手は増量により骨格筋量を増加させようと試みることが多い．体格が大きい方が有利と考えられている競技やポジションの選手が体重を増やすことを目指して増量に取り組んでいる．陸上短距離に代表されるように，余分な体脂肪は増加させずに骨格筋の増加を目指す場合と，ラグビーやアメフト，柔道などの重量級の選手が行うような，骨格筋を増やしつつも体全体を大きくする場合とがある．また，一度にたくさん食べられないあるいは食べても太れないという選手が体重を増やすことを指導者から指示されて取り組むこともある．いずれも，過剰なエネルギー摂取やたんぱく質と脂質が多く含まれる食事の摂取，サプリメントの多量摂取というようなパターンが多く見受けられる．大学生のみでなく，最近では高校生でも1年で10kg近い増量を目的として増量に取り組み，補食に大量のごはんを食べるなどの指導がなされていることがある．1回に数十グラムのプロテインパウダーを1日に何度か摂取しないと増量効果がないと信じて摂取しているケースも多い．このような無理な方法を用いて増量しようとすれば，除脂肪量（fat-free mass: FFM）よりも体脂肪量を増加させ，パフォーマンスの阻害やヘルスリスクが大きくなることが心配される．
　競技特性やポジション，年齢，性別などに応じて増量の目標や度合いはさまざまであるが，健康を損ねることなくパフォーマンス向上には効果があるようなウエイトマネジメントを行わなくてはならない．これまでのスポーツ栄養では，痩せている女性

スポーツ選手や急速減量を行うような競技ではさまざまな注意喚起が行われてきたが，体格が大きい選手の増量やヘルスリスクに関する研究はほとんど行われてこなかった．アメリカンフットボールの選手を対象とした先行研究[1]で，ラインポジションの選手は平均体脂肪率が25％を超えており，スポーツ選手であっても肥満になれば，インスリン抵抗性が高まり，メタボリックシンドロームのリスクが高まることが初めて報告された．この研究では食事摂取との関連については述べられていないが，同種目における筆者の経験では，食事と補食の過食による脂質摂取過多の食生活の継続とサプリメントの多量摂取により，1年間で10〜15kg程度増加し，FFMも増加したが体脂肪の増加量も著しかった選手が複数名みられた．内臓脂肪面積が急激に増加し，メタボリックシンドロームの診断基準（100cm^2）を上回ってしまった事例もあった．その結果，インスリン抵抗性を示すHOMA-IRが上昇し，血中脂質や肝機能に異常値を示す選手が続出し，チームドクターから栄養サポートを依頼された．日本人は白人と比較してエネルギー代謝を低下させる遺伝子多型の出現率が多く[2]，インスリン感受性の閾値も異なることが報告されている[3]．これらのことから，同等のエネルギー付加であったとしても，白人と比較してヘルスリスクを引き起こす可能性が大きいことも考えられるため，増量時にはヘルスリスクを増加させないように慎重なアプローチが必要である．

　比較的短期の増量だけでなく，大きな体格を獲得するまでの間の長期にわたる過食が健康に及ぼす問題も，日本人の重量級選手において指摘されている[4]．ヘルスリスクは現在の栄養摂取状況や現在の身体状況とは直接的な関連が認められず，重量級の身体を獲得するに至るまでの過程において長期間行われてきた過食あるいは栄養バランスの乱れが影響を及ぼしたと考えるのが妥当であろう．増量はやり方を間違えると健康問題を引き起こす危険性があることを理解し，特に体格の大きい選手が増量する際には体重と身体組成を定期的に評価しながら，競技特性なども踏まえてどの時期にどのくらい増やすかという目標設定をきちんと行うことが大切であり，トレーニング計画と食事計画を連動して立案すべきである．

2．体重，FFMおよび骨格筋量の増加に影響を及ぼすおもな要因

　増量時にはFFMあるいは骨格筋量を増加させることにより体重を増やす必要があり，身体組成の変化に常に着目しておかなくてはならない．骨格筋量を効率よく増加させる要因は，適切な栄養摂取，レジスタンストレーニング，ホルモンバランスの交互作用によることが報告されている[5]．いずれも個人差が大きいことは否めないが，このうち栄養摂取と関連する要因について解説する．

（1）エネルギー付加量
　一般人を対象とした研究[6]では，図12-1に示したように体重増加量とエネルギー付加量（エネルギーバランスを正にするために追加で摂取させる量）との間には直線関係があることが示されている．レジスタンストレーニングとは独立して，エネルギー付加はFFMを増加させると考えられる．エネルギー付加に対するレスポンスに性差

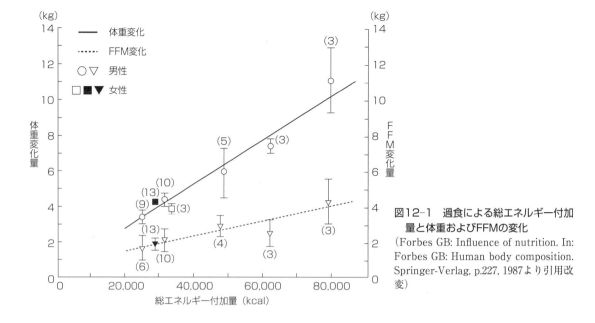

図12-1　過食による総エネルギー付加
量と体重およびFFMの変化
(Forbes GB: Influence of nutrition. In:
Forbes GB: Human body composition.
Springer-Verlag, p.227, 1987より引用改
変)

は認められず，1,000kcalの付加ごとに0.124kg 体重が増加することが示されている．しかし，体重の増加に対してFFMの増加のしかたは緩やかで，付加エネルギー量が増えるほどその関係を示す直線は開いてゆく．すなわち，エネルギー付加量が大きくなるほど体重増加に占める体脂肪の増加が大きいことになる．これら欧米人を対象とした研究では，1,000kcal程度の正のエネルギーバランスを維持するために脂質からのエネルギーが35〜40％という脂質過多の食事を摂取させており，結果として体重は増加するものの体脂肪量の増加も大きく，健康リスクと関連していたことが明らかになっている[7,8]．

　一方，日本人スポーツ選手を対象に実施された増量のための食事介入研究[9]では，1日当たり1,000kcalのエネルギー付加とともに脂質からのエネルギーを30％以内に調整した食事を12週間にわたって摂取させたところ，体重は3.8 ± 1.3kg（約9％）有意に増加し，そのうちFFMは2.6 ± 1.3kg（約5％）増加したが，体脂肪量の有意な増加は見られなかったことが報告されている（図12-2）．

　総エネルギー消費量に対するエネルギー付加量を体重当たりに換算すると，1日当たり16〜18kcalとなる．筆者らのその後の研究[10]において，体重あたり20kcal程度のエネルギー付加をした場合，2カ月の間で4〜5％程度の体重増加が認められたが，体脂肪量もわずかだが増加した．このことから，1日当たりで最大16〜18kcal/kg 体重程度までのエネルギー付加がよいと考えられ，増量時といえども過剰すぎるエネルギー摂取は体脂肪量を増加させる危険を伴うと考えられる．国際オリンピック委員会（International Olympic Committee: IOC）のスポーツ栄養コンセンサス[11]では，増量と関連して骨格筋量を増加させるために適切なエネルギー量を摂取することを推奨しているが，量的，質的基準の具体的な記載はない．増量時のエネルギー付加に対する推奨値として，500〜1,000kcalと示している文献もあるが[12]，米国の食と栄養のア

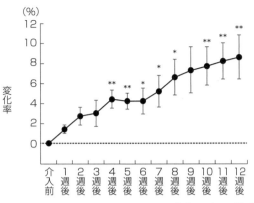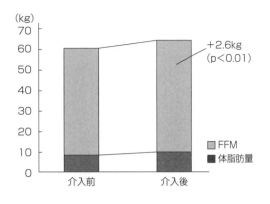

図12-2　日本人スポーツ選手を対象とした増量の食事介入結果

左図　＊介入前と比較して有意差あり（p＜0.05）　＊＊介入前と比較して有意差あり（p＜0.01）
エネルギー摂取量を，エネルギーバランスのとれる量より1,000kcal付加し，かつ脂質エネルギー比率が30％以下となるよう調整した食事を12週間摂取させたところ，介入前後の体脂肪量に有意差は認められず，FFMが有意に増加した（p＜0.01）.
（永澤貴昭ほか：競技者の増量に適した食事方法の検討. 日本臨床スポーツ医学会誌, 21: 422-430, 2013より引用改変）

カデミーのスポーツ栄養関連グループ（SCAN）[13] では，より安全な付加量として，男性選手は1日当たり400〜500kcal，女性選手は300〜400kcalのエネルギー付加から始めることを推奨している.

　しかし，エネルギー付加量に対する体重，FFMおよびFM増加のレスポンスが個別に異なるため，いつまでにどのくらい増量できるかという予測が立てにくいところに増量の難しさがある. 年齢，遺伝的背景，トレーニング状況，性別，身体組成などの個人状況によっても影響を受ける. また，代謝的な適応により増加具合が変化する場合もあるため，体重と身体組成の再アセスメントを繰り返しながら栄養補給計画を修正していく必要がある.

（2）増量食に伴うエネルギー消費量の増加

　骨格筋肥大のエネルギーコストに寄与する要因について図12-3にまとめた. 付加したエネルギーは，レジスタンストレーニングによって刺激される体たんぱく質合成や骨格筋蓄積に使われるほか，熱エネルギーとしても消費される. FFMが増加すると代謝的に活性な組織が追加されるため，安静時と運動時の両方でエネルギー消費量も増加するが，これによる影響はあまり大きくない. 筋肉量1〜2kgの増加に応じたREEの上昇は非常に小さく，100kJ（約24kcal）程度であることが報告されている[14]. また，一般人では混合食からの追加エネルギー100kJ（約24kcal）ごとに，食事誘発性熱産生（diet-induced thermogenesis: DIT）が1時間あたりにつき1.1kJ（約0.26kcal）増加するとされている. たんぱく質摂取量が多いスポーツ選手ではさらに500kJ（120kcal）程度上昇する可能性もある[15]. このことは，付加したエネルギーのすべてを骨格筋蓄積に使えるわけではなく，余分なエネルギー消費は避けられないことを示しており，予測した通りの増量（体重増加）ができない理由のひとつと考えられる. たんぱく質のDITは三大栄養素の中でも最も大きく（Chapter 2参照），プロテイン

138

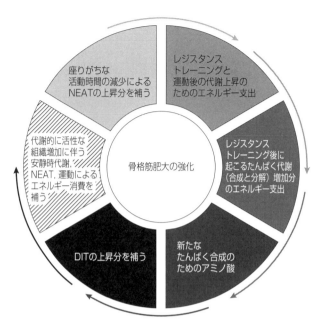

図12-3　骨格筋肥大のエネルギーコストに寄与する要因
(Slater GJ, Dieter BP, Marsh DJ, et al.: Is an Energy Surplus Required to Maximize Skeletal Muscle Hypertrophy Associated With Resistance Training. Front Nutr, 6: 131, 2019より著者訳)

などから多量のたんぱく質を摂取する場合はDIT増加による影響が大きくなることに注意すべきである.

(3) エネルギー産生栄養素の割合

　エネルギー付加量を含む総エネルギー摂取量とともに大切なのが,三大栄養素の摂取バランスである.骨格筋の構成成分としてたんぱく質の割合が高いことから,骨格筋を増加させるためにはたんぱく質をたくさん摂取すればよい,と指導者や選手は考えがちである.しかし,日々のトレーニングを行うためには,まずはエネルギー源としての筋グリコーゲンの適切なレベルを維持するための糖質摂取が大切である.糖質制限を選択する選手もいるが,慢性的な糖質摂取制限は筋力トレーニングの適応を損なう可能性がある.実際に,中程度の糖質摂取量と比較した場合,糖質制限食(ケトジェニックダイエット)を摂取した後の筋力トレーニングによる骨格筋量の増加は研究にかかわらず一貫して損なわれている.スポーツ選手の糖質摂取の目安は,1日1時間程度の中等度トレーニングを行う選手は体重1kgあたり5〜7g,1日1〜3時間の中〜高強度トレーニングを行う場合は6〜10gの摂取が推奨されている(Chapter 4参照).筋グリコーゲン合成のためには,運動終了から30分以内に速やかに体重1kgあたり1g程度の糖質を摂取することも推奨されているため,通常の食事に加えておにぎりやサンドイッチなど数回の補食を利用するとよい.しかし,糖質摂取が多すぎる場合,余剰分は脂肪に変換されて蓄積される可能性もあるため,増量時であっても1日あたりで10g/kg体重を超える摂取は避けた方がよいと考えられる.

　脂質からのエネルギー摂取が大きい欧米の研究とは異なり，日本人スポーツ選手を対象とした先行研究[9, 10]では脂質によるエネルギー産生栄養素バランスは，増量時であっても30％程度と過剰になっていない．その結果，12週間の介入期間後の血中脂質指標はまったく異常が認められていない．日本人の食事は欧米人と比較して日常的な脂質の摂取比率が少ないため，増量の場合でも全体の脂質の摂取比率を過剰に増加させない食事が食べやすいと考えられる．脂質の摂取量を増やせばエネルギー付加は容易となるが，骨格筋量よりも脂肪量を増やす可能性が高まるため，30％を超える摂取は注意を要する．現実には総エネルギー摂取量が4,000kcalを超える場合，脂質からのエネルギー割合が32〜35％程度になる献立も時には含まれる．増量期間中を通して平均的に高脂肪食にならないように配慮する．

　通常トレーニング期におけるたんぱく質は，エネルギー摂取が十分であれば1日当たり体重1kg当たりで1.2〜2.0g程度の摂取が推奨されている[16, 17]．最近のメタ分析では，骨格筋量の増加が最大となったたんぱく質摂取量は1.6g/kg/日であったことが報告されている[18]．推奨されている範囲を超えて摂取してもアミノ酸異化作用とたんぱく質酸化の増加を促進するだけであり，より大きな利益はもたらさない[19]．2倍量の摂取量でさえ，骨格筋の肥大や筋力の増加をさらに促進することはなかったことから[18]，ヘルスリスクを高めないためには，高たんぱく食品やプロテインなどから過剰なたんぱく質を摂取しない方がよいことは明らかである[20-22]．

　また，骨格筋量を増やすためには，合成量が分解量を上回る状態を作り出す必要がある．レジスタンストレーニング後のアミノ酸摂取により活動筋へのアミノ酸の輸送および取り込みが上昇し，48時間後まで体たんぱくの合成が高まる．この時に糖質を摂取して血中インスリンレベルを上昇させ，糖質と同時にたんぱく質を含む食事を摂取することが体たんぱく合成に有利な食べ方であると考えられる．特に，必須アミノ酸のひとつであるロイシンは体たんぱくの合成を高めるだけでなく，分解を抑える効果があることが認められている．ロイシンを含む肉や魚，チーズ，ヨーグルトなどの乳製品や大豆製品を適切に摂取するようにする．最近では朝食を欠食するスポーツ選手が多い傾向がみられるが，欠食すれば上述した栄養摂取はできず，増量にはマイナスとなることは言うまでもない．

　最近の研究で，運動後の筋たんぱく合成を高めるためのガイドラインとして0.25〜0.3g/kg体重あるいは15〜25gのたんぱく質摂取をすることが示されている．1回に40gを超える高容量を摂取しても筋たんぱく合成を高めることがないと報告されている（Chapter 5参照）．これらのことから，運動後3〜5時間ごとに食事から0.3g/kg体重のたんぱく質摂取を行うことが推奨されている[16, 17]．しかし，これらのたんぱく推奨量を示すための研究では，長期的な身体組成の変化や全体のエネルギーバランスには着目していない．また，体格の幅が広いスポーツ選手すべてに適応できるかどうかも不明である．したがって，1日当たりの摂取量や運動後の摂取タイミングに配慮しながら，個別の身体的変化をよく観察しながら調整を行う．

（4）食事の摂取タイミングと摂取回数

　トレーニング終了後30分以内に糖質を体重当たり1〜1.2g摂取し，たんぱく質を体

重1kg当たり0.5g程度付加すると，筋グリコーゲンの回復にとっても体たんぱくの合成にとっても有利であることが報告されている．したがって，トレーニング後に速やかな栄養補給ができるように補食を準備または持参させるなど，生活環境に応じて可能な方法について対象者と相談し，実践を促す．

　また，前述したように増量時にはエネルギー摂取量を増加させることが必須であるが，エネルギー摂取量がもともと多いスポーツ選手がエネルギー付加を行う場合，1回の食事量が多くなり，消化吸収に負担がかかる可能性がある．運動終了後の疲労した状態で多量の食事を目にすることにより精神的苦痛を感ずるスポーツ選手が多いのも事実である．そこで，日本人選手を対象としてエネルギー付加量を揃えたうえで食事回数を1日3回と6回に分けて摂取させたところ，体重および身体組成の変化の仕方や満腹感について食事回数による差は認められなかった[10]．どちらの食事回数が食べやすかったかは大きな個人差が認められた．このことから，エネルギー付加量が同じであれば食事回数は増量効果に影響しないと考えられる．食べても増えないというケースでは，きちんとエネルギーが確保できていないことが多いため，エネルギー付加の状況について確認が必要である．一食当たりのエネルギー量を増やすという方法でもよいが，1回の食事量を無理に増加させるよりも1日3〜4回の補食により必要なエネルギーおよび栄養素摂取を増加させるという方法は，日本人スポーツ選手に実践しやすい方法と考えられる．どんな食品をいつ，どれだけ摂取すべきかについて，各自の状況を踏まえてあらかじめ計画を立てておくようにする．

3. 具体的な増量の進め方

（1）身体組成の評価と目標設定

　体重は，食事摂取や運動の影響をなるべく受けない状況下で測定する．最も信頼度が高いのは，排尿後の早朝空腹時体重であり，測定と記録は選手自身が毎日行うべきである．体重計によって精度は異なり50gから200g単位まで幅広いため，同じ体重計を用いて同条件で測定して，個人内の変化を見ていくことが大切である．また，前述したように単に体重が増えればよいわけではなく，体脂肪の増加はできるだけ抑えつつ骨格筋量を増加させることを目指す．したがって，体重とともに身体組成の変化をモニタリングし，そのデータを食事管理にフィードバックすることが大切である．一般に，FFMの変化＝筋肉量の変化ととらえられがちであるが，FFMには骨格筋量，内臓量，その他の組織量（皮膚など）が含まれており，体重の変動とともにこれらの骨格筋以外の組織量もわずかではあるが変動する．身体組成測定にはさまざまな方法があるが，精度の高い二重エネルギーX線吸収法（DXA法）を必ずしも用いることができないため，スポーツ現場では簡便な生体電気インピーダンス法（BIA法）が用いられることが多い．BIA法による測定は簡便ではあるものの測定条件が異なれば誤差が非常に大きくなる恐れがあり，評価を見誤る危険もある．体水分の損失が激しい運動直後や入浴後の測定を避け，同じ時間に同じ服装で同じ機種を用いて測定するようにする．また，機種によっては筋肉量や基礎代謝量などの数値も計算されるが，一般人の標準的な値や割合から計算されているため，身体組成の異なるスポーツ選手の

値を精度高く評価できるかは不明である．また，異なる方法により測定された値を比較することは避ける．

スポーツ現場でスポーツ選手が増量を行う際には，半年から1年程度の長期計画を立てて実施していることがほとんどであると考えられるが，いつまでにどれだけ増加させるかの目標設定が極めて重要である．一般的に1週間で0.2〜0.3kgの体重増加，それをFFMで増加させること（体脂肪率維持）を目指して1日当たり500〜700kcalのエネルギー付加をした場合，8週程度でFFMが2.7kg（3.2%）増加したという事例がある[13]．筆者らの先行研究[9]では1,000kcalの付加により12週間でFFMを2.6kg（5%）増加させている．エネルギー付加を開始してもそれに対する適応期間があるため，すぐには体重が増加しないこともある．一方，急激な体重増加が起こる場合には，FFMよりも体脂肪が増加している可能性が高いため，ペース配分を見直す必要がある．1kgの体脂肪を燃焼させるのに必要なエネルギーコストはおよそ7,200kcal程度であることは良く知られていることから，減量の目標設定は比較的しやすいが，増量の際にはどの身体組成成分が増加するかによっても異なるため，単純計算で増加量を求めることはできない．しかし，体重増加率で考えると，1カ月に体重の2〜3%程度の増加が無理のない範囲と考えてよいであろう．

（2）エネルギーバランスおよび栄養摂取状況の評価

エネルギー摂取量の評価には食事調査が用いられる．スポーツ選手を対象として用いられている食事調査には，摂取した食品の種類や重量からエネルギー摂取量を算出する秤量法または記録法と，個人あるいは集団における過去の食物や栄養素等の習慣的な摂取量を把握することができる食品摂取頻度調査法（food frequency questionnaire: FFQ）があるが，ウエイトコントロール時には摂取する食事方法に個人差が大きく，特殊な食べ方や偏った食品摂取をする場合も多いため，FFQは食事アセスメントとして適していない．より精度高くエネルギーおよび各栄養素の摂取量を見積もることができる秤量法または記録法を個別に実施する．身近な公認スポーツ栄養士（管理栄養士）に依頼して食事調査を実施してもらうことにより，エネルギーおよび栄養摂取量のみならず，タイミングや食事回数，食事場所などの詳細な食べ方に関する情報を得ることが可能である．

（3）血液性状の変化

可能であれば，ヘルスリスクを生じていないかの確認ができることが望ましい．直近の血液検査結果を対象者が持っている場合は参照し，増量後にヘルスリスクと関連する糖代謝や脂質代謝などの項目について確認できるとよい．具体的には，中性脂肪，総コレステロール，HDLおよびLDLコレステロール，HOMA-IR，血糖値，インスリン，コルチゾール，尿酸値などである．このうちインスリン抵抗性を示すHOMA-IRは一般的な血液検査結果から，［安静時血糖×インスリン/405］という式を用いて算出できる．肝機能［AST（GOT），ALT（GPT），Γ-GTP］，腎機能（クレアチニン，BUN），尿酸値などの変化も確認するとよい．

表12-1　献立調整(500〜1,000kcalのエネルギー付加)の一例

	現在の献立	追加で摂取するもの	ポイント
早朝食（朝練習前）		ミニあんパン1〜2個 オレンジジュース	バナナなどの果物や小さめのパン，オレンジジュースなどを朝練習前に補給する
朝食 （寮の食事）	ごはん みそ汁 ハムエッグ (付け合せ)生野菜 野菜煮物 果物 牛乳	ごはんを増やす	・朝食はしっかり食べる ・ごはんの量を少し増やし，たんぱく質源となる主菜（卵，納豆，ハム，ウインナー，魚類）を充実させるよう調理者に依頼する ・体格が大きくたんぱく質が少なめな場合には，各自で納豆やヨーグルトを購入して追加する
昼食 （学食）	ごはん みそ汁 チキンソテー (付け合せ)焼き野菜 ひじきの煮物 お茶	ごはんを増やす 牛乳またはヨーグルト	・ごはんの量を増やす ・各自で乳製品を購入して追加する
補食（練習前）	バナナ		糖質が多い食品を摂取する
補食(レジスタンス運動後)	おにぎり1個	サラダチキン1パック	糖質とたんぱく質が含まれる食品を摂取する
夕食（寮の食事）	ごはん みそ汁 ポークピカタ (付け合せ)温野菜 冷奴 切り干し大根煮物 果物	ごはんを増やす 納豆1パック	・ごはんの量を増やす ・牛乳がない場合には各自で購入して摂取する ・卵，豆腐や納豆，肉じゃがなど市販の惣菜類（スーパーの惣菜やレトルト惣菜）を購入して適宜追加する
補食（夜食）		ロールパン1個， チーズ1個	・エネルギーを増やしたい場合にはうどんなどの麺類を追加（生タイプの即席めんなどを利用してもよい） ・納豆卵かけごはんや脂肪分の少ない総菜パンなどでもよい

寮（または合宿所）生活をしている瞬発系競技の大学生男子選手（75kg程度）を想定

4. 増量時の具体的な食事調整法

　　現在の食事状況をアセスメントした結果からエネルギーおよび各栄養素の過不足を見積もり，栄養補給計画を作成し，食事調整の方針を決定する．個人のエネルギー消費のレベルが高いほど，エネルギーバランスを正にすることは困難となるため，献立面での工夫を要する．まず，何らかの方法を用いて1日の総エネルギー消費量（TEE）または推定エネルギー必要量（estimated energy requirement: EER）を求める（Chapter 2参照）．最初はTEEまたはEERに300〜500kcal程度加算した値を増量時のエネルギー摂取目標量とするが，その後の身体組成変化に応じて個別に付加量の調整を行う．日常的なエネルギー摂取量が少ないために体重が増加しないと考えられる場合には，まず食事からのエネルギー摂取量と栄養バランスを改善するようにする．また，日々のトレーニングを行うために必要な競技特性別の糖質やたんぱく質摂取の目標量に脂質のエネルギー割合を考慮して献立を調整する．表12-1に日常的な献立から500〜1,000kcalのエネルギー付加をする場合の食事調整例を示した．生活環境や食へのアクセス状況，競技特性などによっても異なるため，Chapter 21や巻末の付

表などを参考にしながら，献立や補食の調整をする．食品や料理の準備が難しい場合には，サプリメントを適量利用してもよい．また，筋たんぱく合成はレジスタンストレーニング後48時間は継続されるため[24]，オフ日であっても変わらない食事を摂取するよう心がける．

　多くのスポーツ選手がウエイトコントロールに苦闘しているのが現状であるが，スポーツ選手のウエイトコントロールについてはエビデンスが少ないだけではなく，競技特性や体格，トレーニング状況などによる個人差が大きく，画一的な方法はないと考えられる．したがって，公認スポーツ栄養士に相談しながら取り組むとよい．

[文　献]

1) Borchers JR, Clem KL, Habash DL, et al.: Metabolic syndrome and insulin resistance in Division 1 collegiate football players. Med Sci Sports Exerc, 41: 2105–2110, 2009.

2) Oizumi T, Daimon M, Saitoh T, et al.: Genotype Arg/Arg, but not Trp/Arg, of the Trp64Arg polymorphism of the beta(3)-adrenergic receptor is associated with type 2 diabetes and obesity in a large Japanese sample. Diabetes Care, 24: 1579–1583, 2001.

3) Kodama K, Tojjar D, Yamada S, et al.: Ethnic differences in the relationship between insulin sensitivity and insulin response: a systematic review and meta-analysis. Diabetes Care, 36: 1789–1796, 2013.

4) Murata H, Oshima S, Torii S, et al.: Characteristics of body composition and cardiometabolic risk of Japanese male heavyweight Judo athletes. J Physiol Anthropol, 35: 10, 2016.

5) Houston ME: Gaining weight: the scientific basis of increasing skeletal muscle mass. Can J Appl Physiol, 24: 305–316, 1999.

6) Forbes GB: Influence of nutrition. In: Forbes GB: Human Body Composition. Springer-Verlag, pp.209–247, 1987.

7) Forbes GB, Brown MR, Welle SL, et al.: Deliberate overfeeding in women and men: energy cost and composition of the weight gain. Br J Nutr, 56: 1–9, 1986.

8) Terán-García M, Després JP, Couillard C, et al.: Effects of long-term overfeeding on plasma lipoprotein levels in identical twins. Atherosclerosis, 173: 277–283, 2004.

9) 永澤貴昭，村田浩子，村岡慈歩ほか：競技者の増量に適した食事方法の検討．日本臨床スポーツ医学会誌，21: 422–430, 2013.

10) Taguchi M, Hara A, Murata H, et al.: Increasing Meal Frequency in Isoenergetic Conditions Does Not Affect Body Composition Change and Appetite During Weight Gain in Japanese Athletes. Int J Sport Nutr Exerc Metab, 31: 109–114, 2021.

11) Nutrition Working Group of the International Olympic Committee: Nutrition for Athletes: a practical guide to eating for health and performance, 2012.

12) Rankin JW: Weight loss and gain in athletes. Curr Sports Med Rep, 1: 208–213, 2002.

13) Dunford M, Macedonio MA: Weight Management. In: Sports, Cardiovascular, and Wellness Nutrition Dietetic Practice Group: Sports Nutrition. 6th ed, Academy of Nutrition and Dietetics, pp.218–235, 2017.

14) MacKenzie-Shalders KL, Byrne NM, King NA, et al.: Are increases in skeletal muscle mass accompanied by changes to resting metabolic rate in rugby athletes over a pre-season training period? Eur J Sport Sci, 19: 885–892, 2019.

15) Quatela A, Callister R, Patterson A, et al.: The Energy Content and Composition of Meals Consumed after an Overnight Fast and Their Effects on Diet Induced Thermogenesis: A Systematic Review, Meta-Analyses and Meta-Regressions. Nutrients, 8: 670, 2016.

16) Thomas DT, Erdman KA, Burke LM: American College of Sports Medicine Joint Position Statement. Nutrition and Athletic Performance. Med Sci Sports Exerc, 48: 543–568, 2016.

17) Phillips SM, Van Loon LJ: Dietary protein for athletes: from requirements to optimum adaptation. J Sports Sci, 29: S29–S38, 2011.

18) Morton RW, Murphy KT, McKellar SR, et al.: A systematic review, meta-analysis and meta-regression of the effect of protein supplementation on resistance training-induced gains in muscle mass and strength in healthy adults. Br J Sports Med, 52: 376–384, 2018.

19) Phillips SM: A brief review of critical processes in exercise-induced muscular hypertrophy. Sports Med, 44: S71–S77, 2014.

20) Antonio J, Peacock CA, Ellerbroek A, et al.: The effects of consuming a high protein diet (4.4 g/kg/d) on body composition in resistance-trained individuals. J Int Soc Sports Nutr, 11: 19, 2014.

21) Antonio J, Ellerbroek A, Silver T, et al.: A high protein diet (3.4 g/kg/d) combined with a heavy resistance training program improves body composition in healthy trained men and women--a follow-up investigation. J Int Soc Sports Nutr, 12: 39, 2015.

22) Antonio J, Ellerbroek A, Silver T, et al.: The effects of a high protein diet on indices of health and body composition--a crossover trial in resistance-trained men. J Int Soc Sports Nutr, 13: 3, 2016.

23) Moore DR, Robinson MJ, Fry JL, et al.: Ingested protein dose response of muscle and albumin protein synthesis after resistance exercise in young men. Am J Clin Nutr, 89: 161–168, 2009.

Chapter 13

スポーツ選手のウエイトコントロール〈減量〉

村田　浩子

●この章で学ぶこと
・減量によるパフォーマンスへの影響を理解する
・急速減量による健康およびパフォーマンスへのリスクや悪影響について学ぶ
・時間をかけたからだづくりのための減量の進め方と食事の調整法を理解する

●事前学習
・減量する機会の多いスポーツ選手がどの競技に多いか調べてみよう
・スポーツ選手の身体組成について復習しておこう

●事後学習
・急速減量が及ぼすパフォーマンスへの影響とリスクをまとめてみよう
・時間をかけたからだづくりのための減量の進め方について要点をまとめておこう

　多くのスポーツ選手は日頃の体調管理とともに体重管理を行っている．体重の急激な変動は何らかの体調不良や生活習慣の乱れと関係する場合も多く，通常であれば大きな変動が無いように管理を行っているはずにもかかわらず，スポーツ選手からの減量の希望は非常に多い．スポーツ選手から減量の希望を伝えられた時は，「なぜ減量を希望するのか，減量が必要なのか」について，スポーツ選手本人とともに指導者も交えて十分な聞き取りとスクリーニングが必要である．なかには，競技力の向上や目的の達成のために，さまざまなリスクを覚悟のうえで減量を希望する場合もある．スポーツ選手の身体組成には基準があるわけではなく，同一競技やポジション，体重階級制の同一階級の中でも体格差は大きい．また，体重階級制競技では体重のアドバンテージを得ようと出場資格となる大会前の計量のために急速な減量をする場合が多く，競技種目によっては，この急速減量のリスクの軽減に向けた大会前の計量スケジュールやルールの改正が行われている[1]．1996年のACSMによるレスリングにおける急速減量の声明では，段階的な食事量やトレーニング負荷量の操作を含めた長期間の体重管理が重要であることが示されている[2]．しかしながら最新のACSMの体重階級制競技の減量に関するコンセンサスでは，低エナジーアベイラビリティー（LEA）への懸念や男性にも女性選手と同様にスポーツ選手の三主徴が見られる点[3]，相対的なエネルギー不足[4]に見られる後遺症への認識から，減量による長期間のエネルギー不足が健康や競技力に影響する点に関しての新たな視点が示されている[1]．以上のよ

うに，スポーツ選手の減量においては，減量による身体組成の変化やパフォーマンスに及ぼす影響，さらには急速減量のリスクについての最新の情報を公認スポーツ栄養士などから助言を受け，スポーツ選手自身や指導者が科学的根拠を理解したうえで実施をするべきかを判断することが求められる．本章ではおもに前述した最新のACSMコンセンサス[1]に沿った内容について解説する．長期間の減量による弊害のひとつであるRED-SやFATについてはChapter 2を参考にしてほしい．

1. 減量による身体組成の変化

　減量の実施前に，選手の身体組成のアセスメントが必要である（Chapter 3を参照）．スポーツ現場では，現実的に測定可能な方法により体脂肪率を測定し，体重を体脂肪量と除脂肪量（fat-free mass: FFM）に分けて評価することが多い．減量により，FFMを減らすことになれば，後に述べる競技力にも悪影響を及ぼす可能性があることを考慮に入れなくてはならない．図13-1は軽量級の女子柔道選手の減量例である．体脂肪率が高く体脂肪量が多い選手Aの場合は，食事とトレーニングにより体脂肪量の減量が可能であり，減量による競技力の改善が期待できるかもしれない．しかし選手Bのように体脂肪率がさほど多くないが無理に低い階級を希望する選手では，体脂肪量による減量が困難であり，競技力に関わるFFMを減らす減量になりかねない．このような場合は，減量前に体脂肪率測定を行い，身体組成であるFFMと体脂肪量を示して体重の内訳を説明すべきである．減量前のFFMを維持しながらの減量であれば，ひとつ上の52kg級への階級変更を提案することになるであろう．
　減量により身体組成の何を減らすことになるのか，事前のアセスメントにより対象となるスポーツ選手の身体組成を把握し，減量による身体組成の変化を十分に検討する必要がある．

2. 減量時のエネルギーバランスと身体における変化

　多くのスポーツ選手は，食事や栄養素の摂取方法とトレーニング内容の管理により，おもに体脂肪量を減らし，FFMを維持もしくは増加させる減量を希望する．その希望に合わせ，減量時にはエネルギーバランスが負となるように，エネルギー摂取より消費エネルギーを増やし，減量期間や目標体重に合わせて減量の計画を立てる．しかし，計算どおりに減量できない場合も多い．エネルギー制限の状態が続けば，その状態にからだが適応しようとして身体的・心理的不調に陥る場合がある．特にエネルギーバランスの変動に対して，代謝的な適応を示すことが多いことから[5]，減量は個別の状況に合わせた計画と実施が求められる．

3. 急速減量のパフォーマンスおよび身体への影響

　急速減量においてよく知られている方法の長所と短所を表13-1にまとめた．実際には，日常的な体重管理に広く用いられ，通常のトレーニングに組み込みやすい方法

[選手A]

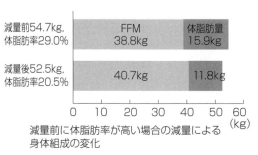

減量前に体脂肪率が高い場合の減量による
身体組成の変化

[選手B]

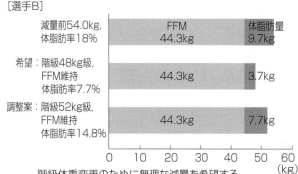

階級体重変更のために無理な減量を希望する
場合の身体組成の変化

図13-1　軽量級女子柔道選手の減量例

や身体的なダメージが少ない方法もみられるが，過激な減量方法も見受けられる．競技種目によっては，スポーツ選手の健康を守るために独自のルールを設けるなどの対策を行い，スポーツ選手への栄養サポートや指導者も含めた栄養教育が浸透してきていることから，健康を害するような過激な減量方法は以前よりは少なくなってきたと思われる．体重階級制競技のスポーツ選手に関わる専門家は，減量目標に向けての管理だけでなく，健康面や競技力への影響を和らげることが可能な計量後のリカバリーについても考慮すべきである[1].

　スポーツ選手が減量する際の目的はさまざまであるが，パフォーマンスへの影響を知っておく必要がある．競技特性のほか，指導者やスポーツ選手自身の経験や感覚によるところも多いと思われるが，いくつかの競技種目では無理な減量を希望するスポーツ選手が散見される．そのうち，すでに細身の体型であるにもかかわらず，「速く走るために，もっと体重を落としたい」と減量を希望する陸上長距離選手も見受けられる．いくつかの先行研究では，少ない体重のほうが長距離ランナーにとっては有利だと報告している[6,7].しかし，減量することで，豊富なトレーニング量に見合った栄養摂取ができない相対的な栄養不足の状態[4]や低エナジーアベイラビリティーの状態[8]を悪化させる可能性もあり，それが引き金となり鉄欠乏性貧血や骨密度の低下などによる疲労骨折，女性では月経異常を引き起こしかねない．心理的な面でも，減量によりうつ状態や摂食障害に至ることがあり，パフォーマンスに悪影響を与える可能性がある（表13-1）．また，体重階級制スポーツでは，試合前の計量に向けて急速減量を試みる場合のほか，比較的長期の減量を実施する場合もある．国際的なスポーツ栄養関連の学術団体によりコンセンサス[1,9]において，急速減量に見られる長所や短所や減量によるパフォーマンスへの影響がまとめられている．長期間あるいは短期間の減量，それぞれでリカバリーの対策がとられた場合の有無の研究が示されているが，それぞれの減量のケースが多種多様であり，単純な答えは導き出されていない．全体的に見れば急速減量は競技力の各要素に低下を引き起こすかもしれないが，少なくとも，計量後に回復のための栄養摂取の戦略が実行できる十分な時間があれば，競技力の低下は軽減できるかもしれないと述べられている[1].

表13-1　減量によるパフォーマンスへの影響

種目（文献番号）	減量方法と対象	体重減少量 （減量前体重に対する割合）	パフォーマンスへの影響
1. 長期間の減量＋リカバリー無し			
総合格闘技（10）	男性エリート総合格闘家1名，計量前8週間エネルギー制限1,500〜1,900kcal/日，1週間前1,000kcal/日＋水分摂取負荷8L/日，1日前絶食水分摂取制限	80.2kg⇒65.7kg（18.1%）	VO₂ピーク・テスト未完了（11.1%ml/kg/min低下）
総合格闘技（11）	男性テコンドー競技者（国際レベル）1名，1期は7週間の安静時代謝相当の1,700kcal/日，2期は計量前5日間の1,200〜1,300kcal/日の低エネルギー食，3期は試合後1週間の自由摂取食によるエネルギー摂取	72.5kg⇒62.7kg（13.5%）	筋力：ベンチプレス115⇒125kg（約9%増加），バックスクワット80kg⇒85kg（約6%増加） 持久力：VO₂ピークテスト54.3⇒64.5ml/kg/分（約19%増加）
2. わずかな急速減量＋リカバリーなし			
ボクシング（12）	男性アマチュアボクサー8名，5日間のトレーニングとエネルギー摂取/水分選手の制限	73.50±8.21kg⇒71.32±7.85kg（3.0%）	4.6%のパンチ力の低下（有意差なし）
柔道（13）	男性柔道競技者11名，7日間の食事制限	75.1±2.6⇒71.5±1.3（4.9%）	左手握力とジャンプ力低下（p<0.05），右手握力は有意な低下はなし
柔道（14）	男女柔道競技者各5名，3週間の段階的な食事/水分制限＋発汗スーツ着用での運動による脱水による急速減量	男性72.3±12.1⇒69.9±11.8kg（3.3%）女性72.6±14.3⇒69.3±14.5kg（4.5%）	30秒を超える柔道の繰り返し運動の回数は10%低下（p<0.05），5秒間の同様の運動の回数と垂直飛びは有意な低下なし
レスリング（15）（大学生）	十分なトレーニングをしている大学生レスリング競技者12名，4日間のエネルギー制限（高糖質食：P11.4%・C65.9%・F22.7vs低糖質食：P11.4%・F46.7%・C41.9%）	高糖質食72.0±2.9⇒67.7±2.8kg（6.2%）低糖質食72.3±3.0⇒67.8±2.9（6.2%）	高強度間欠のスプリント運動量は高糖質食では有意な低下なし（0.8%低下），低糖質食で有意な低下（8.7%低下）
3. 急速減量＋リカバリー有			
柔道（16）	14名の男性柔道競技者，7名は5日間各自の方法で減量を行い4時間のリカバリー（各自自由に水分摂取と1,391kcal，C201g・F50g・P34gの回復食），7名は減量無し	減量前⇒リカバリー前 体重：77.9±12.2⇒74.1±11.4kg（4.8%）FFM：66.2±4.6⇒63.5±4.9kg	運動時間，技を仕掛けた回数，Wingate testの成績に有意差なし
ボート軽量級（17）	国際大会出場レベルの男性漕手8名，24時間の食事と水分摂取制限（計量前に胃腸と膀胱が空になるように指示された）＋防水性の衣服着用下で低強度のトレッドミル運動実施，体重の5%の減量をめざした．	減量前⇒リカバリー前：73.43±1.41kg⇒69.65±1.31kg（5.15±0.15%）	コックスなしのダブルスカル2,000mレースの運動量を想定したタイムトライアル 急速減量前7.02±0.17分⇒急速減量回復後で7.38±0.21分で22秒遅延（p<0.05）
総合格闘技（18）	高度なトレーニングをしている男性総合格闘技競技者15名，3時間の受動発汗による脱水（発汗スーツ着用，気温約40℃，湿度63%のチャンバー）＋水分補給禁止．コントロール群は3時間，体重維持できる環境（気温23.5℃，湿度30%）で＋自由に水分摂取可．	減量前⇒リカバリー前：80.0±1.9kg⇒77.5±10.4kg（3.2%）	85%等尺性最大随意筋力での連続収縮では26.1%低下，他の指標は有意差なし
4. 急速減量＋急速増量を使用した場合の実際の大会での戦績			
レスリング（19）	高校生レスリングトーナメント大会参加選手260名（12階級），公式計量〜初戦チェックインの12時間の急速増量	急速増量は平均2.2%	急速減量は1回戦勝者2.4%vs1回戦敗者1.9%（μ<0.05）
柔道（20）	国際柔道大会参加選手86名（男性50名，女性36名），公式計量と初戦1時間前の15〜20時間の急速増量	急速増量は男性2.3%，女性が3.1%	メダル獲得者はそれ以外より1.4±0.4%多く増量（p<0.05）男性は1.5%で女性は1.2%，すべての試合の勝者は敗者より0.9%多く増量（p=0.021）

表13-2　急速減量による深刻な身体への悪影響

・死亡例では，心血管系の合併症や熱射病が単独あるいは両方の発生と関係している点が典型的である

・急速減量の重篤な例では，かなりの水分摂取制限や受動的な熱暴露（サウナや発汗スーツの着用など）あるいは，大量の発汗をさせるための激しい運動の実施などを単独あるいはいくつかを組み合わせた方法と関係している（1, 21）

・血漿量の減少を含むかなりの体水分の減少は，心血管系の損傷や暑熱環境下での体温調節の障害と関わっている（22, 23）

・利尿剤の使用など水分減少の方法に頼ると電解質のバランスの乱れが起り，心拍のリズムや筋活動，血流などのリスクを増加させる（24）

・急性で腎臓が損傷を受けることもまた，体重階級制競技のスポーツ選手における急速減量中の過度な水分損失と関係している（10）

・大会を控えた急速減量は，短期間の実施だが，常に大会が開催される競技種目（大学レスリングのシーズン中の毎週行われる大会など）では，何回も急速減量の手順が繰り返されることに注意すべきである

カッコ内は章末の文献番号.
（Burke LM, Slater GJ, Matthews JJ, et al.: ACSM Expert Consensus Statement on Weight Loss in Weight-Category Sports. Curr Sports Med Rep, 20: 199-217, 2021 より引用改変）

　減量はスポーツ選手の競技力を改善するかもしれない．しかしながらスポーツ選手の健康や安全は最優先されなければならない．前項で急速減量の方法とパフォーマンスへの影響を述べたが，減量の最悪な結果として死に至った例があり，テコンドー，大学生のレスリング，総合格闘技，柔道，ムエタイなどいくつかの競技種目で報告されている[1]．これらの例をはじめとした深刻な身体への悪影響のリスクを表13-2にまとめた．この表を見てもわかるように，短期間での体重減少が見込める体水分の減量に関わる方法は広く行われているが，過度に行われれば重篤な結果を招く点には注意をしなければならない．また，急速減量であっても競技種目によってはシーズン中に頻繁に大会があり，急速減量を繰り返す．それにより，減量させた体重を維持するために十分な回復が行われず，低栄養の状態が継続することもある．この点には，スポーツ選手本人だけでなく関係者も十分に配慮をしなければならない．

4. 時間をかけたからだづくりのための減量の進め方

　以上のように，減量というと体重階級制競技の計量のための急速減量が話題の中心になりがちであるが，実際の栄養サポートでは多くの種目のスポーツ選手が減量を希望する．その際に，まずは希望する減量が急速減量にあたるのか，または時間的な余裕はあっても減量幅や減量前の身体組成次第では無理な減量計画になるのかをスクリーニングする必要がある．

　図13-2は体重階級制競技のスポーツ選手の減量に関してまとめられたものであるが，減量計画の決定においては参考になる[25]．また，すべての競技種目でうまくいくような単純なアプローチはないとしながらも，安全な減量の実行のために参考となる提案事項を表13-3にまとめた．

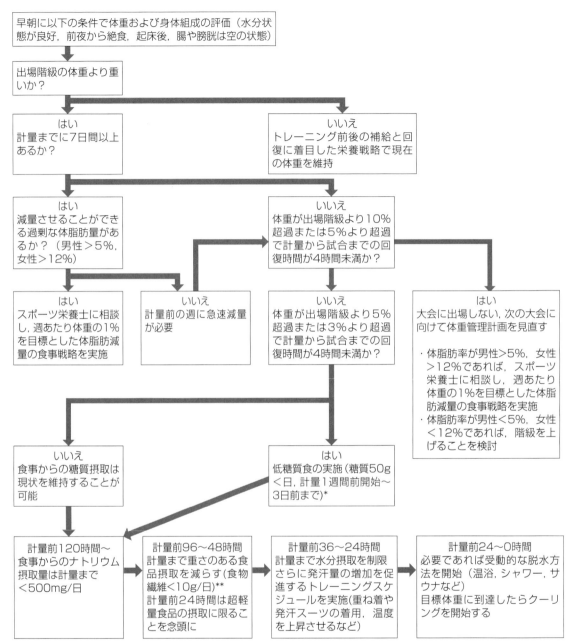

早朝に以下の条件で体重および身体組成の評価（水分状態が良好，前夜から絶食，起床後，腸や膀胱は空の状態）

出場階級の体重より重いか？

はい
計量までに7日間以上あるか？

いいえ
トレーニング前後の補給と回復に着目した栄養戦略で現在の体重を維持

はい
減量させることができる過剰な体脂肪量があるか？（男性＞5％，女性＞12％）

いいえ
体重が出場階級より10％超過または5％より超過で計量から試合までの回復時間が4時間未満か？

はい
スポーツ栄養士に相談し，週あたり体重の1％を目標とした体脂肪減量の食事戦略を実施

いいえ
計量前の週に急速減量が必要

いいえ
体重が出場階級より5％超過または3％より超過で計量から試合までの回復時間が4時間未満か？

はい
大会に出場しない，次の大会に向けて体重管理計画を見直す

・体脂肪率が男性＞5％，女性＞12％であれば，スポーツ栄養士に相談し，週あたり体重の1％を目標とした体脂肪減量の食事戦略を実施
・体脂肪率が男性＜5％，女性＜12％であれば，階級を上げることを検討

いいえ
食事からの糖質摂取は現状を維持することが可能

はい
低糖質食の実施（糖質50g＜日，計量1週間前開始～3日前まで）*

計量前120時間～
食事からのナトリウム摂取量は計量まで
＜500mg/日

計量前96～48時間
計量まで重さのある食品摂取を減らす（食物繊維＜10g/日）**
計量前24時間は超軽量食品の摂取に限ることを念頭に

計量前36～24時間
計量まで水分摂取を制限
さらに発汗量の増加を促進するトレーニングスケジュールを実施（重ね着や発汗スーツの着用，温度を上昇させるなど）

計量前24～0時間
必要であれば受動的な脱水方法を開始（温浴，シャワー，サウナなど）
目標体重に到達したらクーリングを開始する

*グリコーゲン量を最小限に減少させるために必要な糖質制限の期間は，その際のグリコーゲンの状態や計量前7日間におけるトレーニング量と強度によってさまざまであろう．
**消化管の内容物の量を最小限にするために必要とされる食物繊維制限の期間は，個別の消化管通過時間によりさまざまであり，スポーツ選手は低残渣食への個別の反応にも注意を払うべきである．

図13-2　体重階級制競技における減量計画決定までのフローチャート
（Reale R, Slater G, Burke LM: Acute-Weight-Loss Strategies for Combat Sports and Applications to Olympic Success. Int J Sports Physiol Perform, 12: 142-151, 2017より引用改変）

表13-3　体重階級制競技における安全な減量のための提案事項

・体重階級制の大会を行うことがある競技団体，医師/医療関係者，コーチとスポーツ選手は，それらの競技特性を認識すべきであり，すべての大会参加者のために安全で公平な大会を主催する業務をサポートするべきである.

・競技団体は，安全ではない減量方法を阻止するための体重階級の設定や計量をめぐる競技特有のルールや規則を展開するために，競技の中で使用される減量法を頻繁に取りまとめるべきである.

・体重階級制競技間で常に公式プログラムを評価し最良の方法を共有することは，急速減量の改善のために成功と失敗に基づいて十分に検討された方法を奨励し，文化を変え，大会参加者の安全と健康を強化する.

・安全と健康リスクの戦略は，未成年と年少者の競技参加者にいかなる減量も思いとどまらせ，成年の競技者には十分に情報を提供すべきである.

・スポーツ選手ごとの適切な階級体重の選択と目標とした大会に向けた体重における適正な変更への時間的に無理のない計画の達成がすべての減量法を支えるべきである. 適切な体重階級は，不当な身体的，栄養的，そして心理的なストレスが無く，スポーツ選手によって安全に達成されるべきものである.

・もし，公式の体重階級選択プログラムが実施されていないのであれば，医療関係者はスポーツ選手の体重だけではなく身体組成を評価し，階級体重の選択についての解説を行い，さらに最小限の体重が適した競技力を発揮する体重ではないかもしれないという警告を与えることが奨励される.

・スポーツ選手の自然な日々の体重は，彼らの階級体重の範囲内であるべきである. これは十分なエナジーアベイラビリティーやすべての栄養素の要求量，そして食との健康な関係と食の発育発達や生活の質への貢献を支える食事方法を維持しながら彼らの通常のトレーニングの目標を達成することを可能にする.

・重要な意味を持つ計画と教育は，次のような点を確実にするための栄養ニーズを統合することが求められる. それらはトレーニング量をこなしながら体脂肪量の減少と可能な限りFFMの維持をしつつ，大会への準備状況を改善しながら栄養状態を維持することである.

(Burke LM, Slater GJ, Matthews JJ, et al.: ACSM Expert Consensus Statement on Weight Loss in Weight-Category Sports. Curr Sports Med Rep, 20: 199-217, 2021)

(1) 減量の可否のスクリーニング

減量の希望があった際に，十分な聞き取りを行い減量の可否をスクリーニングすることが大切である. この段階で，スポーツ選手に摂食障害と思われる行動や兆候が把握される場合もある. また，過去の減量経験や体重履歴などを聞き取り，希望する減量が困難であると判断される場合もある. 危険な減量を避けるためにも，初期の面談で減量の可否をスクリーニングすることが大切である. また，スポーツ選手の場合，栄養アセスメントで体重測定や体脂肪率の詳細な評価を行わない限り，減量の可否のスクリーニングが十分にできない場合もある. そのため，図13-2に示すように栄養アセスメントのひとつとして行う体脂肪率測定で減量の可否の判断がされる場合もある点に注意を要する. その場合には対象者への十分な説明が求められる.

(2) 目標設定

減量の目標設定を行う前に，スポーツ選手の栄養アセスメントが必要となる（Chapter 1参照）. おもな項目として，以下が挙げられる.
①身体計測と身体組成の評価
②臨床診査および臨床検査結果（血液生化学データなど）の把握
③スポーツ選手の生活の環境や状況と生活習慣，食事やトレーニングへのサポート体

制を含めたプロフィールの把握

④トレーニング内容の把握から消費エネルギーの推定と特に摂取に考慮をすべき栄養素の把握

⑤栄養摂取状況（栄養評価のための栄養摂取の目標値の設定も含む）の評価

　特に①の身体計測と身体組成の評価は目標設定のうえで重要になる．前述したように①の身体計測と身体組成の評価を行い，スポーツ選手の体脂肪率下限の目安である男性5％，女性12％を基準に減量の可否を判断する必要がある．時間をかけた減量であっても，この値以下の体脂肪率では，安全に減量することが困難で，FFMを減らす無理な減量になる点や，無理な減量は実施しないことも選択肢のひとつであることを関係者が共有する必要がある．そのため，栄養アセスメントの中でも，体重や体脂肪率のフィードバックは他の項目に優先して早めに行う必要がある．

　減量開始にあたっては，体重階級制競技であるか否かに関わらず，図13-2のフローチャートに沿ってスポーツ選手とともに指導者も確認したほうがよい．また，体脂肪率の真の値を評価することは困難であり，この図13-2のフローチャートの最上部にある測定条件で測定した場合でも，測定方法や機種が異なれば，測定値も異なる可能性が高い（Chapter 3参照）．体脂肪率の測定では，真の測定値を得ることが困難なことから，まずは継続的に使用可能な機器で測定し，その測定値を元に減量の可否をスクリーニングするのが現実的であろう．

　減量の目標設定として次のような例が考えられる．

・選手A　21歳　女性　大学生，柔道52kg級，身長154cm，体重54.7kg，体脂肪率29.0％，FFM 38.8kg，体脂肪量15.9kg

例1）階級体重の52kgを目標とし，体脂肪量の減量のみで達成したい

　この例について身体組成の変化を図13-3に示した．この選手の場合は減量前の体重54.7kgに対し，体脂肪率は29.0％と高く，体脂肪量は15.9kgであった．体脂肪量のみで2.7kg減量し，階級体重の52kgを目標としても体脂肪率は25.4％である．前述の女性のスポーツ選手の体脂肪率の下限として公表されている12％をはるかに上回っており，目標設定としては問題ない．場合によっては，さらなる減量を目指すことも可能だと言える．

例2）52kg級より軽い階級である48kgを目標とし，体脂肪量のみで減量を達成したい

　このように戦術のために階級を下げたいという減量希望は多い．この例については図13-4に身体組成の変化を示した．減量前の54.7kgから体脂肪量のみの減量で目標とする体重に到達するには6.7kgの体脂肪量の減量が必要となる．減量前の体脂肪率が29.0％で体脂肪量が多いために，6.7kgの体脂肪量を減少させても体脂肪率は19.2％であり，目標設定としては可能となる．柔道女子の階級では52kg級より48kg級の方が出場選手が少ないことが多いため，可能であれば戦術的に階級を下げる希望をもつ選手も多い．

（3）減量の進め方（再アセスメントを含む）

　前述の目標設定である例1では身体組成のアセスメント結果により2.7kg，例2では，

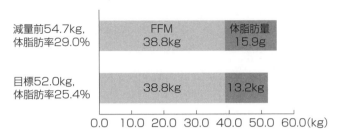

図13-3 選手Aの減量目標の設定例と身体組成の変化予測（例1）

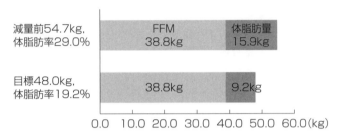

図13-4 選手Aの減量目標の設定例と身体組成の変化予測（例2）

6.7kgの体脂肪量の減量を進めることになる．これだけの体脂肪量を減量させるために，スポーツ選手の健康を害することなく，時間をかけたからだづくりとなる計画を立てなければならない．体脂肪量1kgの減量は7,700kcalと等しいとする換算式[26]が今まで広く使用され，よく知られているが，これは肥満者を対象とした介入研究より得られた値であり，スポーツ選手に適用すると減量計画がうまく進められないとの報告がある[27]．また，運動介入で減量を実施させると計算通りに進められない原因は，運動によるエネルギー消費が減少し，エネルギー摂取が増えるなどの同時に起こる複合的な要因によることが示され，そのような場合には確立された換算式が適用できることが報告されている[28]．また，減量期間を考慮した以下の式の妥当性も報告されている[29]．

　　　1日あたりの減量に必要なエネルギー減少量（kcal）
　　　＝1,020×減量すべきFFM（kg）/減量にかける日数＋9,500×減量すべき体脂肪量（kg）/減量にかける日数

　例1および例2ではFFMは減らさずに体脂肪量のみの減量となるため，1日に減少させるべきエネルギー量は以下のようになる．仮に減量期間を3カ月間（90日）とすると，

　　　例1）9,500（kcal/kg）×2.7（kg）/90（日）＝285（kcal/日）
　　　例2）9,500（kcal/kg）×6.7（kg）/90（日）≒707（kcal/日）

　例1は比較的実行が容易であると考えられるが，例2の場合では減少させるエネルギー量が500kcal以上になり，実施の継続が困難になる可能性もある．対象のスポーツ選手の身体組成によっては減らすべき体脂肪量が多くなり，減量期間の変更が必要になるかもしれない．

　以上のように，減量期間と1日に減少させるエネルギー量が決まれば，他のアセスメント項目と照らし合わせて，「摂取エネルギー＜消費エネルギー」となるように計画を立てる．

　菓子類や嗜好飲料，清涼飲料水（スポーツ活動中に摂取するスポーツドリンク以外）など食事や補食以外で栄養的な価値が望めない食品は，減量時においては減らすものとして優先度が高くなる．しかし，菓子類は減らしたくないから自主トレーニングでのジョギングの距離を増やすなど，トレーニング量で調整したいという希望が出されることもあり，選手と調整する．

　減量の目的を達成するために，どのような問題点があるのかをアセスメント結果から抽出する．その問題点が解決できるように，目標が設定され，スポーツ選手自身が納得した具体的な行動や栄養補給の計画が作成されることが重要である．そのためにも，減量を目標として，どのような項目が3カ月や半年間の減量期間に継続して実施できるかを，スポーツ選手だけでなく指導者や家族なども巻き込んで相談するとよいであろう．

　減量のための行動計画が決定され実施に移るが，その際に，スポーツ選手自身で体重のモニタリングを行い，栄養士や指導者に報告するような仕組みを作るとよい．体重のモニタリングは生活環境である自宅や寮で実施する場合が多いことから，早朝空腹時の排尿後（運動前，食事前）の条件を統一して実施する．定期的にモニタリングの結果をまとめ，スポーツ選手や指導者と共有を行う．進捗状況が芳しくない，または食事量を減らしたために練習中のパフォーマンスに変化が生じたなどの不都合があれば，行動計画の修正を行い，計画した減量目標が適切に達成可能となるように調整する．

　予定していた減量期間の途中のタイミング（おおむね1カ月〜1カ月半ごと）で，減量を開始する際に実施した栄養アセスメントと同様の項目を必要に応じて再度実施する（再アセスメント）．特に体重と体脂肪率は，正しく評価するためにも，最初の栄養アセスメントと同じ条件や機種で実施する必要がある．

　当初の減量目標に対して達成できていれば，あとは減量した体重が維持できるように計画変更する．試合などに近い時期であれば，減量時の食事計画の他，試合前や試合当日の食事のとり方などを考慮しながら栄養管理を継続する．

(4) 食事および間食での調整法

　スポーツ選手の減量の場合，すでにトレーニング量が多いことから，減量のためにさらにトレーニングを増やすことが難しい．そのため，食事内容の調整により，エネルギーの摂取と消費の関係を負のエネルギーバランス（摂取＜消費）にする方法が多く用いられる．

　減量というと「主食を抜くあるいは減らす」という方法をとりがちである．しかし，スポーツ選手は減量中であっても強度の高いトレーニングを比較的長い時間行うため，糖質の必要量は多い．糖質摂取が少なくなれば筋グリコーゲン量が不足し，競技力に悪影響を及ぼしかねない．さらに，主食を抜くと水分含量の多い食事内容が量的に少なくなり，一時期的には体重が減ることが多いが，食事内容としては脂質の比率

が高い内容となる．結果的に，食事量の割にはエネルギーが高い食事にシフトしがち
となるため，体重のコントロールが難しくなる場合がある点に注意しなければならな
い．

　食事や間食の調整は，栄養アセスメントの問題点で抽出される内容を改善する内容
となるが，以下に挙げた内容は比較的多く取り入れられている調整法である．

・間食でのポイントを絞った調整例
　若い女性のスポーツ選手では，菓子類や菓子パンの摂取が多い点が問題点に上がる
ケースが多く，若い男性のスポーツ選手では，炭酸飲料や嗜好飲料のとり過ぎ，揚げ
物など脂質の多い食品のとり過ぎなどが食事の問題点として挙げられることが多い．
そのため，目標の体重と身体組成に到達するまで，菓子類を減らすあるいは禁止する，
砂糖が多く含まれる炭酸飲料やコーヒー牛乳などの乳飲料などをやめて，お茶や水に
置き換えるなどの計画が立てられることが多い．

・補食や間食として食べていた菓子パン類が多いという問題点があった場合
　デニッシュペストリー（アメリカンタイプ，プレーン）1個（約80gとして）約310kcal
　⇒おにぎり（市販の塩むすび）1個（100gとして）約160kcal
　⇒食事や補食をしっかり摂取し，間食での菓子パン類をやめる．0kcal
　コーラ（500mLとして）230kcal，砂糖57g
　⇒お茶に代えると，せん茶　浸出液500mL，10kcal
　⇒水に代えれば500mL，0kcal

・調理法からの脂質のとり過ぎが問題の調整例
　栄養アセスメントの問題点の抽出で，揚げ物など油を多く使用した調理方法が多い
ために，脂質のとり過ぎの原因としてエネルギーのとり過ぎが問題点に挙がる場合が
ある．スポーツ選手のトレーニングには運動強度の高いものが多いため糖質摂取の優
先度は高いが，脂質については，摂取する必要性はあるものの，減量の際に減少させ
る栄養素としての優先度としては高い．
　チキンカツ（衣をつけて油で揚げる）
　⇒鶏肉の甘辛煮（味付け後，薄く粉をまぶし油でいためる）
　⇒蒸し鶏・茹で鶏（油を使用しない）
　以上のような食事や補食，間食の調整法は，スポーツ選手ごとに異なる．あくまで栄
養アセスメントで挙げられた問題点に対し，減量の目的が達成されるために効果的な
内容にすべきである．前述の例に挙げた柔道女子52kg級の減量中の献立例を表13-4
に示した．減量中の食事については，脂質の優先度は高くないとは言っても，減量中
も脂質エネルギー比は20％未満にしない[30]といったコンセンサスもあり，日本人の
食事においても脂質エネルギー比は20〜30％を目標とするという基準もあることか
ら[31]，スポーツ選手の競技特性や期別を考慮した糖質[32]やたんぱく質の摂取目標量[33]
を達成できるエネルギー源栄養素バランスの献立となるように調整する．

(5) 減量時の食品と調理法の選択
　減量時の食事においてはエネルギーバランスを負にするためにも，通常時に摂取し
ている食品や調理法などの選択に工夫が必要となる．脂質からのエネルギー比率（％

表13-4　体脂肪量減量中の柔道女子52kg級選手の食事献立例

食事区分	料理名	おもな材料と分量（g）	エネルギー（kcal）	たんぱく質（g）	脂質（g）	炭水化物（g）
朝食	パン	ロールパン（2個）, いちごジャム（10）	210	5.1	5.1	29.2
	ポトフ	にんじん（35）, 玉ねぎ（30）, ブロッコリー（30）, キャベツ（45）, じゃがいも（40）, 鶏むね肉（皮なし, 50）	125	11.8	1.1	14.6
	果物	みかん（1個）	37	0.3	0.0	8.5
	ヨーグルト	ヨーグルト（100）, はちみつ（3）	66	3.3	2.8	6.3
昼食	けんちんうどん	ゆでうどん（200）, 木綿豆腐（70）, にんじん（20）, ごぼう（10）, さといも（50）, さやいんげん（15）, ごま油（2）	319	10.9	5.8	50.1
	ほうれん草とあさりとえのきの煮びたし	ほうれん草（50）, あさり水煮（20）, えのきだけ（20）	44	4.8	0.4	3.8
	果物	バナナ（100）	93	0.7	0.1	21.1
	牛乳	普通牛乳（210）	128	6.3	7.4	9.2
補食	おにぎり	めし（100）, かつお節（8）, しょうゆ（3）	185	7.3	0.3	36.0
夕食	ごはん	めし（200）	312	4.0	0.4	69.2
	鮭のホイル蒸し	鮭（80）, たまねぎ（30）, 小松菜（30）, パプリカ（赤, 10）	118	16.0	3.0	5.9
	トマトサラダ	トマト（80）, きゅうり（30）, モッツァレラチーズ（30）, 青じそドレッシング（10）	119	6.3	7.5	5.6
	にらと卵のみそ汁	にら（30）, 卵（30）	73	5.3	3.6	3.9
	果物	キウイフルーツ（80）	41	0.6	0.2	7.6
夜食	牛乳	普通牛乳（210）	128	6.3	7.4	9.2
1日の栄養素量合計		エネルギー 1,997kcal, たんぱく質 89.0g（1.7g/kg 体重, 17.8％ E*）, 脂質 44.9g（20.2％ E*）, 炭水化物 286.5g（5.5g/kg 体重, 62.0％E*）, カルシウム 1,096mg, 鉄 14.3mg, ビタミンA 1,237μg, ビタミンB₁ 1.11mg, ビタミンB₂ 1.73mg, ビタミンC 204mg				

*%E：エネルギー比率

E）, つまりエネルギー密度が低い食品や料理を選択できれば, 減量中でも食事量で満足感が得られやすい. 例として, とんかつに使用される脂身付きの豚ロース（生）100gのエネルギーは248kcal, 脂質エネルギー比率は67.1％である. これをとんかつにすると, 100gあたりのエネルギーは429kcal, 脂質エネルギー比率は73.6％に増加する. 一方, 焼いた場合には310kcal, ゆでた場合には299kcalになり, 同量の肉でも調理法によるエネルギーの増減幅は大きい. また, 肉の種類を豚ヒレに変えると, エネルギーと脂質エネルギー比率は肉類の中でもかなり低い値となる[34]. このように, 低エネルギー低脂質にするための減量時の食品と調理法の選択は食事管理の中でも重要である. 外食時のメニューや市販食品, 総菜の多くに栄養成分表示がされていることから, スポーツ選手自身が食事を自己管理する際には, エネルギー量とともに脂質エネルギー比率に基づく食品や調理法の知識も身に付けるとよいであろう.

減量中の食事に見られる主食抜きの糖質制限と身体組成

表　減量時の栄養摂取例と目標栄養量の比較

	減量時の食事例	対象選手の減量時の目標栄養摂取量*
エネルギー（kcal/日）	1,245	約2,400[35]
たんぱく質（g/日） （g/体重kg）	131.8, 42.3%E 2.5	94〜140, 20〜30%E 1.8〜2.7[33]
脂質（g/日, %E）	16.3, 11.8%E	≧20%E[30]
炭水化物（g/日, %E） （g/体重kg）	136, 45.9%E 2.6	310〜520 6〜10[30]

* 対象選手のFFMは38.8kg, 身体活動レベルは2.2, 週6日で毎日3時間のトレーニング実施として算出

　減量中は日々の体重が気になるものである．スポーツ選手の栄養相談の際も，体重の記録表を基に体重の増減に関わる食事の問題点を一緒に考えるが，よく見られるのが主食を抜く食事である．

　主食なし，ブロッコリー（小さめの保存容器1個分　約100g）＋サラダチキン1パック＋キウイフルーツ1個，プロテイン15g＋低脂肪乳コップ1杯，1日あたりスポーツドリンク1L＋水1Lの水分摂取．

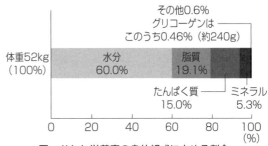

図　おもな栄養素の身体組成に占める割合

　この選手は，この内容を1日3食同じものを食べて，減量モードに気持ちの切り替えをしていたと話していた．1日のエネルギー源栄養素の摂取量と目標量とを比較してみよう．

　この表からもわかるように，主食を抜いてもブロッコリーと低脂肪乳や果物から炭水化物を摂取できている．しかし，スポーツ選手が目標としている目標量の下限値の半分にも満たない摂取量である．

　この章の前半でも長期の糖質制限により競技力が低下するデータを紹介している．実際に多くの選手からもトレーニングの後半に走れなくなる，あるいは翌日に前日の疲労が残るなどの訴えもよく聞かれる．

　通常の一般の人々の食事では，糖質からエネルギー全体の50〜60％（50〜60％E）程度を摂取している．この例の選手は，1日に3時間以上の追いこんだトレーニングをしているため，高強度運動の際にエネルギーに使われやすい糖質は，一般の人々よりも十分に摂取する必要がある．

　しかし，減量時には主食を抜くなどの糖質制限を実施しているスポーツ選手は後を絶たない．身体組成に占めるグリコーゲン量の割合はわずか0.5％程度[36]，体重52kgの例の選手であれば240g程度である．そのわずかな糖質がトレーニング時のパフォーマンスに大きく影響する．糖質は，食事から多く摂取している栄養素である割には，体重に占める割合がとても少ないうえに，エネルギー源として消費されてしまう．減量中であっても必要な量はしっかりと摂取したいものである．

[文　　献]

1) Burke LM, Slater GJ, Matthews JJ, et al.: ACSM Expert Consensus Statement on Weight Loss in Weight-Category Sports. Curr Sports Med Rep, 20: 199–217, 2021.

2) Oppliger RA, Case HS, Horswill CA, et al.: American College of Sports Medicine position stand. Weight loss in wrestlers. Med Sci Sports Exerc, 28: ix–xii, 1996.

3) Mountjoy M, Sundgot-Borgen J, Burke L, et al.: International Olympic Committee (IOC) Consensus Statement on Relative Energy Deficiency in Sport (RED-S): 2018 Update. Int J Sport Nutr Exerc Metab, 28: 316–331, 2018.

4) De Souza MJ, Koltun KJ, Williams NI: The Role of Energy Availability in Reproductive Function in the Female Athlete Triad and Extension of its Effects to Men: An Initial Working Model of a Similar Syndrome in Male Athletes. Sports Med, 49: 125–137, 2019.

5) Manore MM, Larson-Meyer DE, Lindsay AR, et al.: Dynamic Energy Balance: An Integrated Framework for Discussing Diet and Physical Activity in Obesity Prevention-Is it More than Eating Less and Exercising More? Nutrients, 9: 905, 2017.

6) Marino FE, Mbambo Z, Kortekaas E, et al.: Advantages of smaller body mass during distance running in warm, humid environments. Pflugers Arch, 441: 359–367, 2000.

7) Black MI, Allen SJ, Forrester SE, et al.: The Anthropometry of Economical Running. Med Sci Sports Exerc, 52: 762–770, 2020.

8) Nattiv A, Loucks AB, Manore MM, et al.: American College of Sports Medicine position stand. The female athlete triad. Med Sci Sports Exerc, 39: 1867–1882, 2007.

9) Reale R, Slater G, Burke LM: Individualised dietary strategies for Olympic combat sports: Acute weight loss, recovery and competition nutrition. Eur J Sport Sci, 17: 727–740, 2017.

10) Kasper AM, Crighton B, Langan-Evans C, et al.: Case Study: Extreme Weight Making Causes Relative Energy Deficiency, Dehydration, and Acute Kidney Injury in a Male Mixed Martial Arts Athlete. Int J Sport Nutr Exerc Metab, 29: 331–338, 2019.

11) Langan-Evans C, Germaine M, Artukovic M, et al.: The Psychological and Physiological Consequences of Low Energy Availability in a Male Combat Sport Athlete. Med Sci Sports Exerc, 53: 673–683, 2021.

12) Smith M, Dyson R, Hale T, et al.: The effects of restricted energy and fluid intake on simulated amateur boxing performance. Int J Sport Nutr Exerc Metab, 11: 238–247, 2001.

13) Filaire E, Maso F, Degoutte F, et al.: Food restriction, performance, psychological state and lipid values in judo athletes. Int J Sports Med, 22: 454–459, 2001.

14) Koral J, Dosseville F: Combination of gradual and rapid weight loss: effects on physical performance and psychological state of elite judo athletes. J Sports Sci, 27: 115–120, 2009.

15) Horswill CA, Hickner RC, Scott JR, et al.: Weight loss, dietary carbohydrate modifications, and high intensity, physical performance. Med Sci Sports Exerc, 22: 470–476, 1990.

16) Artioli GG, Iglesias RT, Franchini E, et al.: Rapid weight loss followed by recovery time does not affect judo-related performance. J Sports Sci, 28: 21–32, 2010.

17) Burge CM, Carey MF, Payne WR: Rowing performance, fluid balance, and metabolic function following dehydration and rehydration. Med Sci Sports Exerc, 25: 1358–1364,

1993.

18） Barley OR, Chapman DW, Blazevich AJ, et al.: Acute Dehydration Impairs Endurance Without Modulating Neuromuscular Function. Front Physiol, 9: 1562, 2018.

19） Wroble RR, Moxley DP: Acute weight gain and its relationship to success in high school wrestlers. Med Sci Sports Exerc, 30: 949–951, 1998.

20） Reale R, Cox GR, Slater G, et al.: Regain in Body Mass After Weigh-In is Linked to Success in Real Life Judo Competition. Int J Sport Nutr Exerc Metab, 26: 525–530, 2016.

21） Centers for Disease Control and Prevention (CDC): Hyperthermia and dehydration-related deaths associated with intentional rapid weight loss in three collegiate wrestlers--North Carolina, Wisconsin, and Michigan, November-December 1997. MMWR Morb Mortal Wkly Rep, 47: 105–108, 1998.

22） McDermott BP, Anderson SA, Armstrong LE, et al.: National Athletic Trainers' Association Position Statement: Fluid Replacement for the Physically Active. J Athl Train, 52: 877–895, 2017.

23） Sawka MN, Montain SJ, Latzka WA: Hydration effects on thermoregulation and performance in the heat. Comp Biochem Physiol A Mol Integr Physiol, 128: 679–690, 2001.

24） Caldwell JE: Diuretic therapy and exercise performance. Sports Med, 4: 290–304, 1987.

25） Reale R, Slater G, Burke LM: Acute-Weight-Loss Strategies for Combat Sports and Applications to Olympic Success. Int J Sports Physiol Perform, 12: 142–151, 2017.

26） Wishnofsky M: Caloric equivalents of gained or lost weight. Am J Clin Nutr, 6: 542–546, 1958.

27） Manore MM: Weight Management for Athletes and Active Individuals: A Brief Review. Sports Med, 45: S83–S92, 2015.

28） Thomas DM, Bouchard C, Church T, et al.: Why do individuals not lose more weight from an exercise intervention at a defined dose? An energy balance analysis. Obes Rev, 13: 835–847, 2012.

29） Thomas DM, Gonzalez MC, Pereira AZ, et al.: Time to correctly predict the amount of weight loss with dieting. J Acad Nutr Diet, 114: 857–861, 2014.

30） Thomas DT, Erdman KA, Burke LM: American College of Sports Medicine Joint Position Statement. Nutrition and Athletic Performance. Med Sci Sports Exerc, 48: 543–568, 2016.

31） 厚生労働省：日本人の食事摂取基準（2020年版）．2019.

32） Burke LM, Hawley JA, Wong SH, et al.: Carbohydrates for training and competition. J Sports Sci, 29: S17–S27, 2011.

33） Phillips SM, Van Loon LJ: Dietary protein for athletes: from requirements to optimum adaptation. J Sports Sci, 29: S29–S38, 2011.

34） 日本食品成分表2021．医歯薬出版，2021.

35） 田口素子，高田和子，大内志織ほか：除脂肪量を用いた女性競技者の基礎代謝量推定式の妥当性．体力科学，60: 423–432, 2011.

36） Wang ZM, Pierson Jr RN, Heymsfield SB: The five-level model: a new approach to organizing body-composition research. Am J Clin Nutr, 56: 19–28, 1992.

Chapter **14**

試合前の食事調整

鈴木　いづみ

●この章で学ぶこと
・試合に向けた栄養介入の目標を理解する
・試合前，試合中，試合後の栄養補給と食事についてタイムラインにそって理解する
・遠征時の栄養補給と食事について理解する

●事前学習
・教科書を読んでおこう
・競技者は自分自身の試合時の栄養戦略を振り返っておこう
・選手をサポートする立場の者は，あらかじめ試合前の食事を選手達にヒアリングするなどして実態を把握しておこう（どんな特徴があるか）

●事後学習
・競技者は自身の試合に向けてシミュレーションしてみよう
・選手をサポートする立場の者は，予習で把握した実態と学んだ理論とを結び付けて考え，改善点や修正点をあげてみよう
・ニュースなどで話題になった試合中の栄養トラブル（脱水や低血糖など）について，学んだこととの関連性を調べてみよう

1．試合に向けた栄養介入の目標

　試合に向けた栄養介入で達成すべき目標は大きく3点ある．まず第1に，体内の糖質貯蔵量を高めることである．糖質は，筋肉および中枢神経系の重要なエネルギー源となるため，体内にどのくらい貯蔵されているかが長時間の運動や間欠的運動，高強度運動の反復に対する制限要因となる．特に筋グリコーゲンの枯渇は疲労への到達を早め，持続的な運動の強度低下に関連する．また肝グリコーゲンが少なければ中枢神経系への糖質供給が不十分となり，技術の発揮が制限されたり集中力が低下するなどパフォーマンスに悪影響を及ぼす．したがって，試合でよいパフォーマンスを発揮するための栄養戦略とは，体内の糖質アベイラビリティーを高めることである．第2に，適切な水分状態で試合に臨むことである．低水分状態で試合を開始することは運動パフォーマンスに不利に働くばかりか，熱中症のリスクが高まる．第3に，試合時の胃腸を快適な状態にすることである．試合中の腹痛，ガスの発生，胃もたれ，空腹など

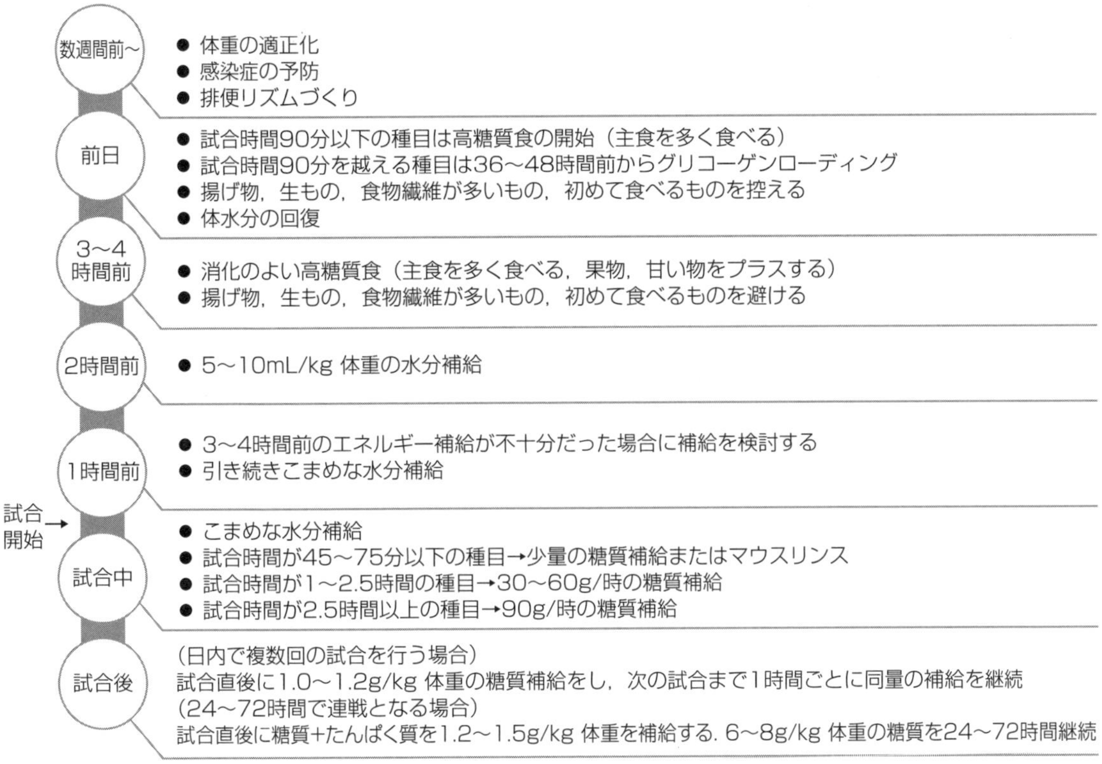

数週間前〜	● 体重の適正化 ● 感染症の予防 ● 排便リズムづくり
前日	● 試合時間90分以下の種目は高糖質食の開始（主食を多く食べる） ● 試合時間90分を越える種目は36〜48時間前からグリコーゲンローディング ● 揚げ物，生もの，食物繊維が多いもの，初めて食べるものを控える ● 体水分の回復
3〜4 時間前	● 消化のよい高糖質食（主食を多く食べる，果物，甘い物をプラスする） ● 揚げ物，生もの，食物繊維が多いもの，初めて食べるものを避ける
2時間前	● 5〜10mL/kg 体重の水分補給
1時間前	● 3〜4時間前のエネルギー補給が不十分だった場合に補給を検討する ● 引き続きこまめな水分補給
試合中	● こまめな水分補給 ● 試合時間が45〜75分以下の種目→少量の糖質補給またはマウスリンス ● 試合時間が1〜2.5時間の種目→30〜60g/時の糖質補給 ● 試合時間が2.5時間以上の種目→90g/時の糖質補給
試合後	（日内で複数回の試合を行う場合） 試合直後に1.0〜1.2g/kg 体重の糖質補給をし，次の試合まで1時間ごとに同量の補給を継続 （24〜72時間で連戦となる場合） 試合直後に糖質＋たんぱく質を1.2〜1.5g/kg 体重を補給する．6〜8g/kg 体重の糖質を24〜72時間継続

（試合開始は1時間前と試合中の間）

図14-1 試合前，中，後のタイムラインと栄養ポイント

の胃腸障害や消化管の不快感は運動パフォーマンスを低下させるばかりか，運動の中止を余儀なくされることもある．そのため，胃腸のさまざまな不快感を防ぐことは試合に向けた栄養介入において重要な留意事項である．図14-1に，試合前，試合中，試合後のタイムラインにしたがってそれぞれの栄養ポイントをまとめた．以降，その説明を加えていく．

2. 試合前調整期（試合数週間前〜数日前）

　この時期の目標はおもに体重管理である．オリンピックレベルの女性中距離ランナーを対象とした9年間に渡る縦断的介入研究では，年間を通して理想的な身体組成を維持することは現実的には不可能であるとし，身体組成は戦略的に周期化する必要があることを強調している[1]．具体的には，高エナジーアベイラビリティー状態でトレーニングを積む「準備期」と，試合に向けて体重と身体組成を最適化させる「調整期」を戦略的に設けるべきとしている．この研究では，準備期における対象者の体重と身体組成は理想よりも2〜4%オーバーした状態であり，調整期に適切な期間で身体の最適化を図っていた．この事例のように，試合前の数日から数週間で体重，身体組成の最適化を図りたい．その際，あくまで個人に合った最適な所要期間を設けたい．また，体重変化，パフォーマンス，空腹感の知覚等の各種指標[1]を確認しながら慎重

に進める必要がある．ウエイトコントロールのための具体的な食事はChapter 12，13を参照するとよい．

　その他の留意事項としては，発熱や下痢症状で試合当日を迎えることのないよう感染症対策，食中毒対策が必要である．食事では緑黄色野菜と果物をしっかり食べ，ビタミンA，ビタミンCを十分にとって風邪予防に努める．1日100億個の生菌の摂取は風邪症状を約50％減少することが報告されているため[2]，ヨーグルトなどプロバイオティクスも有益かもしれない．食中毒対策では食品衛生を徹底する．生ものを控え，加熱が不十分な料理，加熱してから時間がたった料理は手をつけないようにしたい．さらに，試合開始前に排便を済ませられるよう1〜2週間前より就寝時刻，起床時刻，朝食時刻，排便時刻のリズムづくりを行いたい．これらは，あくまで栄養バランスのよい食事の上に成り立つため，この時期は毎食，主食，主菜，副菜（野菜），果物，乳製品のそろった「スポーツ選手の食事の基本形」（Chapter 21参照）に忠実に食べることが肝心である．

3.　試合2日前〜前日

　高糖質食を開始して，筋グリコーゲン貯蔵の増加を図る．ただし，試合時間（運動の持続時間）の長さによって方法が異なる．ここでは試合時間が90分以下の種目と90分を越える種目とに分けて説明する．

（1）試合時間が90分以下の種目

　重篤な筋損傷がない限り，トレーニング量を減らししっかりと糖質を摂取することによってグリコーゲン貯蔵量は24時間で回復し，正常化させることができる[3]．したがって，試合時間が90分以下の種目の場合は試合開始時刻から遡って24時間前から十分な糖質摂取を図ることが肝心である．このとき摂取すべき糖質量はスポーツ選手の糖質摂取ガイドライン[4]によると24時間あたり体重1kgあたり7〜12gである（Chapter 4参照）．しかし，この摂取範囲は広すぎて参考にしにくく，体重1kgあたり12gの糖質摂取は現実的には達成するのが難しい量である．一方，イギリスのプロサッカー選手を対象とした研究[5]では，試合前の24時間で少なくとも6〜8g/kg 体重の糖質摂取が必要という報告がある．試合時間が90分程度の球技系種目の選手には参考になるであろう．実際に，6〜8g/kg 体重の糖質とは何をどれくらい食べたらよいだろうか．表14-1に，体重70kgの選手が7g/kg 体重の糖質を摂取する場合のごはん量を示した．この例では試合前の24時間で摂取すべき糖質量は490gとなる．これを単純にごはんに換算すると1,290g（おにぎり13個分）となる．しかし，実際の食事では砂糖，根菜類，果物，春雨，餃子の皮，カレールウなどさまざまな食品から糖質をとるため計算値490gすべてをごはんでとるわけではない．そこで，1日糖質摂取量に占める穀類の寄与率74〜82%[6]を加味すると，試合前の24時間で摂取する糖質は402gとなり，ごはんにして約1,000gとなる．これを24時間の中で分配する．例えば250gのごはんを4回食としたり，300gのごはんを3回食でとり，補食で100gのごはんを食べるなどさまざまな分配の仕方がある（図14-2）．

表14-1　低残渣（低食物繊維）食の概要

背景	・腸の検査や手術の前に腸内の糞便や分泌物を減らすために"クリアリキッド"食または医薬品のよい代替品として用いられる（Vanhauwaertら，2015）. ・「低残渣」と「食物繊維」という用語は，この食事療法の記述でしばしば同議的に使用されるが，食物繊維の1日摂取量が10g未満で低食物繊維食として最もよく説明されると論じられてきた（Vanhauwaertら，2015）.
実施への応用	・実施および成果は，スポーツの現場で厳格な科学的調査を受けていない．しかし，低食物繊維食の一時的な使用はしばしば階級制スポーツでみられる(Reale ら，2017)．例えば，選手は計量前の数日に突然食物繊維の摂取量を減らす．それは腸の内容物の減少がわずかでも貴重な体重減少に寄与するかもしれないという信念または経験に基づいている．そしてそれは試合に向けた食事に対する不利益が食品の制限よりも少ない. ・スポーツ選手のこの食事療法に関連する体重の減少は非常に多様で個人差があるが（Realeら，2017），平均で約500gの反応が期待される可能性がある（Burkeの個人的な観察）. ・長距離選手と競歩選手がレース前に腸内の食物繊維の含有量を減らすことのさらなる利益には，レース中の胃腸の不快感/不調というリスクの低下とレース数時間前のスムーズな排便が含まれる. ・レース前の低食物繊維食の最適な実施期間もまた非常に変動し，個々の腸の通過時間に応じて24〜72時間の幅がある（Realeら，2017）. ・レース前の低食物繊維食の欠点は，食品の多様性を損なうこと，食事の質/微量栄養素密度の（短期的な）低下と，満腹感/空腹感の減少による不快感である.
レース前の低食物繊維食の実施に関する提案事項	・長距離選手は，通常の食物繊維摂取量，胃腸通過時間，食べられる食品が制限されることへの耐性，および満腹感/空腹感の減少に応じて最適な計画を決定するために，低食物繊維食を試してみる期間を設ける必要がある. ・その食事は高糖質食と統合することができ，エネルギー密度の高い食品選択による多量の糖質摂取という目標の達成を支援するかもしれない. ・食事や間食は低食物繊維で糖質が豊富な食品であり，明らかに難消化性でんぷんの供給源となる食品を避けたものである必要がある．適切な食品には以下が含まれる: 　◦ "白い"パン 　◦ "白い"朝食シリアル（例．ライスパフ） 　◦ 甘みのある乳製品 　◦ "白い"米，パスタ，めん類，およびいも：冷却による難消化性でんぷんの生成を避けるために，これらはよく調理され，温かい状態で摂取されるべきである ・果肉のないフルーツジュースと甘いドリンク（例.炭酸飲料） 　◦ 菓子，果肉のないジャム，果肉の多いジャム，およびはちみつ 　◦ 精製された小麦で作られたケーキとデザート（例．ケーキ，プリン）および砂糖（例．ゼリー）しかし，ドライフルーツまたはフレッシュフルーツを避ける 　◦ スポーツ製品（例．スポーツドリンク，スポーツジェル，スポーツ菓子） ・肉，牛乳，チーズ，鶏肉，魚，卵などのたんぱく質を豊富に含む食品は食事と間食メニューに加えることができる ・調理されていないフルーツと野菜，特に皮と種のある場合は避けるべきである．調理された場合は食事やメニューを構成するために控えめに追加できる．これについては以下のものが含まれる. ・フルーツのピューレおよびりんごソース ・ケチャップのようなソース状が好ましい マッシュした野菜/ピューレした野菜　および缶詰の野菜/マッシュした野菜

（Burke LM, Jeukendrup AE, Jones AM, et al.: Contemporary Nutrition Strategies to Optimize Performance in Distance Runners and Race Walkers. Int J Sport Nutr Exerc Metab, 29: 117-129, 2019 より一部抜粋）

　ほかに，試合24時間前から「通常の食事に1g/kg 体重の糖質を追加する」という考え方もできる．通常のトレーニング（中強度のトレーニング）の日は1日あたり5〜7g/kg 体重の糖質摂取が推奨されている[4] ことを考えると，1日あたり6〜8g/kg 体重の糖質摂取量というのは，通常よりも糖質を1g/kg 体重追加すればよい話である．例えば，体重70kgの選手の場合，1日に70gの糖質を「いつもの食事」に追加すればよいことになる．これはごはんなら184g，おにぎりなら2個分（図14-3）である.

- 体重70kgの選手が24時間あたり7g/kg 体重の糖質をとる→体重70kg×糖質7g＝糖質490g
- 糖質摂取量に対する穀類の寄与率74～82%[*1]を加味→糖質490g×0.74～0.82＝糖質363～402g
- ごはん相当量→糖質363～402g÷糖質含有率0.38[*2]＝24時間で食べるごはんの量955～1,058g

[*1] 令和2年国民健康栄養調査 20～39歳男女の炭水化物エネルギー比率，穀類エネルギー比率より算出
[*2] ごはんの糖質含有率38%. 日本食品標準成分表2020年版（八訂）

＜1,000gのごはんの分配例＞

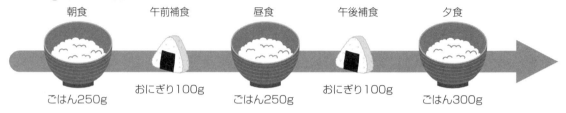

| 朝食 | 午前補食 | 昼食 | 午後補食 | 夕食 |
| ごはん250g | おにぎり100g | ごはん250g | おにぎり100g | ごはん300g |

図14-2　24時間あたり7g/kg 体重の糖質をとる場合のごはんの量（体重70kgの選手の場合）

糖質量	食品のめやす量（重量g・容量mL）			糖質量	食品のめやす量（重量g・容量mL）		
15g	いなり寿司 1個 (70g)	ロールパン 1個 (30g)	はちみつ 大さじ1杯 (21g)	45g	エネルギーゼリー 1本 (180g)		
20g	バナナ 中1本 (100g)	オレンジジュース 1杯 (100mL)		50g	うどん・ゆで 1玉 (200g)	そば・ゆで 1玉 (200g)	
25g	バナナ 大1本 (120g)	うす皮あんパン 1個 (45g)	カステラ 1切れ (40g)	もち 1個 (50g)	55g	ごはん 茶碗1杯 (150g)	
30g	ぶどうジュース 1杯 (200mL)	食パン 6枚切り1枚 (60g)	どら焼き 1個 (60g)	グラノーラ 1食 (50g)	60g	あんパン（市販）1個 (120g)	
35g	コンビニおにぎり 梅干し 1個	コンビニ手巻寿司 納豆 1本	ひと口ようかん 1個 (50g)	みたらし団子 1串 (80g)	70g	スパゲティ・ゆで 1人前 (250g)	
40g	あんまん 1個 (80g)	あんパン（パン屋）1個 (80g)		90g	ごはん 丼1杯 (240g)		

糖質量は，日本食品標準成分表2020年版（八訂）をもとに算出．または標準的な市販食品の栄養成分表示を引用．
また糖質表示のない市販食品は炭水化物で表示した．

図14-3　糖質を多く含む食品

　したがって，普段の食事をする中で補食としておにぎりを2個追加するか，1食あたりのごはん量を通常よりも60g程度増やして3回食とればよいということになる．ただし，この方法はあくまで普段の食事で1日あたり5～7g/kg 体重の糖質を摂取していることがあらかじめ評価されている場合に限られる．

朝食	昼食	夕食	補食1

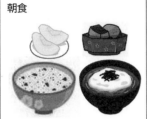

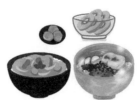

朝食

- 混ぜごはん（梅・しらす・おかか）
 （ごはん230g）
- とろろそば
 （ゆでそば180g）
- かぼちゃとあずきの煮物
 （かぼちゃ70g）
- りんご(1/4個)

894kcal 糖質180.7g

昼食

- スパゲティ・トマトソース
 （乾麺100g）
- はちみつトースト
 （6枚切1枚）
- フルーツポンチ
 （フルーツ缶100g）
- オレンジジュース 200mL

971kcal 糖質180.0g

夕食

- 親子丼（ごはん230g）
- もち入りうどん
 （うどん1玉・切りもち1個）
- 栗の甘露煮（3個）
- キウイフルーツ（1個）

1,135kcal 糖質217.1g

補食1

- おしるこ
 （切りもち1個）

264kcal 糖質56.3g

補食2

- おにぎり（梅・サケ）
 （コンビニサイズ2個）

321kcal 糖質69.7g

エネルギー3,585kcal　たんぱく質100.8g　脂質34.7g　糖質703.8g（P：F：C＝11.2：8.7：80.1）
体重1kgあたりの糖質摂取量：糖質703.8g÷体重70kg＝10.1g

図14-4　糖質10g/kg 体重のグリコーゲンローディング献立例（通常3,500kcal摂取する体重70kgの選手の場合）

（2）試合時間が90分を越える種目

　試合時間が90分を越える種目はグリコーゲンの枯渇を引き起こす可能性があるため，事前にグリコーゲン貯蔵量を高めた方が有利である[7]．そのためグリコーゲンローディングの採用を検討する．グリコーゲンローディングとは筋グリコーゲンを増加させるための特殊な食事法である．初期の研究[8]は3日間の枯渇期（低糖質食（糖質エネルギー比40％：40％ E）＋トレーニング）に続いて3日間の負荷期（高糖質食 70％ E＋テーパー（運動量の軽減））というプロトコルであった．これにより筋グリコーゲンレベルを通常の2〜3倍に増やし，肝グリコーゲンを倍増させることが報告されている．しかし，期間中に疲労困憊運動を実施するため疲労が残りやすいことや，食事の変化が極端なため心身への負担度が大きいことからこのプロトコルは現実的ではない．また，そもそも初期の研究では被験者がトレーニングを受けていない個人を対象としておりスポーツ選手への適用に疑問もある．そういった理由から現在ではほとんど採用されていない．その後の研究[9]では，「枯渇期」がなくても3日間の高糖質食（糖質70％ E）とテーパリングで初期研究と同等のグリコーゲンレベルを達成できることが実証されている．さらにBussauらはトレーニングを積んだ被験者に対し，不活動な状態で1日あたり10g/kg 体重の糖質を摂取させたところ，24時間で筋グリコーゲンを倍増させたことを報告している[10]．これらのことから，初期の研究よりもはるかに少ない労力でグリコーゲンを超回復できることが明らかとなっている．実際にグリコーゲンローディングを実施する場合は，最も現代的なグリコーゲンローディングのプロトコルにしたがうのがよい．すわなち，試合の36〜48時間前より24時間あたり10〜12g/kg 体重の高糖質食をとることである[4]．図14-4に体重70kgの選手が24時間あたり糖質10g/kg 体重の高糖質食をとる場合の献立例を示したので参考に

されたい.

　なお，グリコーゲンローディングの実施が有利となる可能性のある種目の範囲は限定的である．また，糖1gは3gの水と結合して体内に蓄積するため，グリコーゲン貯蔵量の増加にともない体重が増加しやすい．そのため体重増加が気になる種目に対してはネガティブに作用する場合がある．実際の適用に際してはそういった点も考慮し，練習試合や強度の高いトレーニングなど，十分にシミュレーションを繰り返したうえで大会に臨むようにしたい．

(3) 低残渣食（低食物繊維食）

　Burkeらは陸上長距離選手と競歩選手のパフォーマンスを最適化するための現代的な栄養戦略として，低残渣食（低食物繊維食）を併用したグリコーゲンローディングを提案している[11]．低残渣食（低食物繊維食）とは1日の食物繊維の摂取量が10g未満の食事のことである[12]．具体的な食事内容は表14-1の通りである．低残渣食（低食物繊維食）により期待される効果はおもに2つで，ひとつはガスの発生等の胃腸の不快感のリスクを下げることである．もうひとつは，腸内容物の減少により体重の増加を防ぐこととされている．グリコーゲンローディングはグリコーゲン貯蔵量を増加させることで体重が増加するリスクがあるが，低残渣食との組み合わせによってそれが相殺される可能性がある．しかし個人によって応答が異なるようである．また，短期的ではあるものの，食べられる食品の多様性を損なうこと，食事の質の低下，微量栄養素の密度低下，満腹感・空腹感を感じにくくなることによる不快感等の欠点があることも指摘されている[11]．現状ではスポーツの現場でそのメリットが十分に立証されていないためさらなる議論が必要である．

(4) 控えたい食べもの

　試合前日の食事では胃腸に負担がかからないことが重要である．そのため消化に時間がかかる食べものは控えたい．具体的には，揚げ物など脂質を多量に含むもの，加熱し過ぎたもの，食物繊維を多く含むものとなる．また，試合時にお腹がゆるくなったり，下痢などを起こさないようにするため刺し身，生ガキなどの生ものは避ける．調理してから時間の経ったものは細菌の繁殖リスクが高くなっているため口にしないようにしたい．お弁当は調理時刻を確認し，調理後2時間以内には食べるように心がけたい．さらに，初めて食べるものも控えたい．どんな材料が使用されているかわからないことがあるため食品アレルギーや胃腸の不快感につながる可能性がある．

(5) 体水分の回復

　試合時のパフォーマンスを担保し熱中症を予防するために，体水分が回復している状態で試合に臨みたい．通常，試合前日は運動量が多くないかもしれないが，夏季は日常生活の体温調節でも体水分が失われやすいため留意したい．特に，翌日の試合開始時刻が早い場合は前日のうちに十分に体水分を回復させる必要がある．試合当日の朝の尿の色が濃くならないことを目標にしっかり前日のうちに水分補給したい．尿比重計を用いる場合は試合当日の朝の尿比重が1.020未満であることが望ましい．

4. 試合当日

　重要な試合の数十時間前から数時間前までに栄養と運動を調節することで，スポーツ選手はその試合に必要なグリコーゲンを貯蔵して試合に臨むことができる．試合当日の食事はその最終仕上げとなるため，補給タイミング，内容，量に注意を払う必要がある．

（1）試合開始３〜４時間前（試合前食）

　試合に向けエネルギーを補給するための食事を試合前食という．試合開始時は食物の消化が概ね終わっている状態が望ましい．そのため，消化時間を考慮して試合3〜4時間前には試合前食をとりたい．内容は高糖質食である．食品としてはごはん，パン，めん類，もち等の穀類を中心に消化のよいものを食べるようにする．果物やスイーツもよい．ただし，スイーツは生クリームやバターなどを多く使用したものは避け，ようかんやだんごなど脂質の多くないものを優先する．図14-5に試合前食の具体例をあげたので参考にされたい．なお，トライアスロン選手を対象とした運動前の食事に関する研究では，低脂質，低食物繊維であれば低〜中程度のたんぱく質摂取は胃腸に問題を生じにくいと報告されている[13]．このことから，試合前食は厳格な糖質食ということではなく，少量のたんぱく質源も含めてよいものと考える．具体的には，きつねうどんの油揚げ，おにぎりの焼鮭，ゆで卵，少量のグリルドチキン等である（図14-6）．

　試合前食の摂取量については事前にしっかり検討したい．スポーツ選手の糖質摂取ガイドライン[4]では，試合前の糖質補給について1〜4時間前に1〜4g/kg体重を推奨している．これに則って考えると，体重70kgの選手の場合70〜280gの糖質摂取が必要であり，おにぎりに換算すると2〜8個である．しかし摂取範囲が幅広く，2個食べたらよいのか8個食べたらよいのか判断しにくい．そこで，練習試合や強度の高いトレーニングなどを利用してシミュレーションを行い，競技特性，体格，消化吸収能などの観点から，より個人に合った食品の組合せ，摂取量を追求することが大切である．その際は図14-3を参考に検討するとよい．ひとつの例ではあるが，日本人プロサッカー選手の場合（1試合90分間あたり10〜12km移動するフィールドプレーヤーの場合），試合3.5時間前に2.0〜2.5g/kg体重の糖質を摂取するケースが多い．さらに試合1時間前にゼリー等を補給して，試合開始までに合計3.0g/kg体重程度の糖質を摂取する例もある（図14-5）．

　なお，試合前食の摂取タイミングを本稿では3〜4時間前としたが，競技特性やポジション，プレースタイル，戦術上の役割等で調節が必要である．例えば，野球は試合時間が3時間以上と長い．先発投手はともかく，中継ぎや抑えの投手は試合開始より1.5〜2時間ほど経過してから登板することも少なくない．仮に試合3.5時間前に試合前食をとったとすると登板時には5〜5.5時間が経過してしまう．こういった場合，試合前食をとる時間をずらすなど調節したり，試合が開始して以降，エネルギーゼリーやようかんなどでエネルギーをこまめに補給するようにして対応したい．

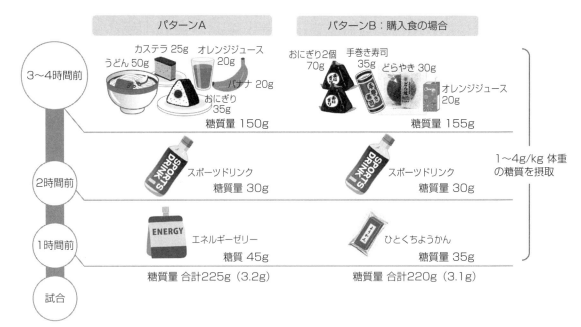

図14-5　試合3〜4時間前から試合開始までのタイムラインと糖質摂取例
（カッコ内は体重70kgの選手の体重1kgあたり糖質摂取量）

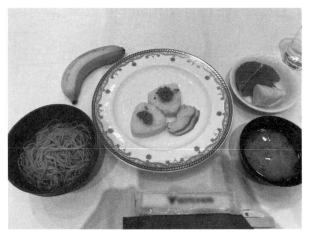

図14-6　少量のたんぱく質系食品を含む試合前食の事例
（おにぎり，みそ汁，そば，バナナ，フルーツ，チキン少々）

（2）2時間前（水分補給）

　試合2〜4時間前にしっかりと水分補給したい．運動前の適切な水分補給について
はさまざまな報告がある．Gouletら[14]は，運動の2〜4時間前に5〜10mL/kg体重の
水分補給を推奨しており，アメリカスポーツ医学会，アメリカ栄養士会，カナダ栄養
士会が2016に公表した共同声明[15]ではこれを推奨している．一方，Sawkaら[16]は，
運動の2〜4時間前に5〜7mL/kg体重の水分補給を推奨しており，欧州サッカー連

盟（Union of European Football Associations: UEFA）の専門家チームが2021年に公表した声明[17]ではこれを推奨している．国際陸上競技連盟（International Association of Athletics Federations: IAAF）は2007に公表した陸上競技選手のためのスポーツ栄養コンセンサス2007[18]において，運動の2時間前に500mLまたは6〜8mL/kg体重の水分補給を推奨している（2019年の更新版では特に触れていない）．これらをもとに考えると，試合に向けた水分補給については，試合2時間前までに5〜8mL/kg体重の水分補給を行い，その後も試合開始まで少しずつ飲水を継続することが望ましい（図14-5）．飲むものは糖濃度4〜8%，塩分濃度0.1〜0.2%のスポーツドリンクが適切である．

　なお暑熱環境における長時間の試合に向けては，アイススラリーによるプレクーリングを検討するとよい[11]（Chapter 10参照）．

（3）1時間前（エネルギー源の追加）

　試合1時間前のエネルギー補給は必ずしも必要ではない．3〜4時間前の試合前食で十分にエネルギーがとれなかった場合（1〜4g/kg体重の糖質補給が達成できなかった場合）や，ハードワークが予想される試合の前に補給を検討するとよい．その場合，バナナ，エネルギーゼリー，ミニサイズのようかんなど1時間程度で消化が済む食品を選択する（図14-5）．

5. 試合中

　試合中はこまめな水分補給を徹底し適切なエネルギー補給を行う．水分補給の組成はChapter 10を参照されたい．試合中のエネルギー補給は戦略的に考える必要がある．基本的に運動継続時間が45分以下の種目は試合中のエネルギー補給は不要である[4]が，運動継続時間が長時間に渡る試合では必要である[19]．そのことは最近のシステマティックレビューでも，持久性運動中の糖質補給がパフォーマンス向上に有益であることをあらためて報告している[20]．具体的な糖質摂取方法について，試合時間が45〜75分の種目，試合時間が1〜2.5時間の種目，試合時間が2.5時間以上の種目の3つに分類して説明する．なお，いずれも普段のトレーニングや練習試合でシミュレーションを重ねる必要がある．

（1）試合時間が45〜75分の種目

　必要に応じて少量の糖質を摂取する．またはマウスリンスを行う[4]．マウスリンスとは「糖質を口に含むこと」であり必ずしもエネルギー補給ではない．糖質入りドリンクで口をすすぐなど，頻繁に口腔内に糖質を含むことで中枢神経系の作用により運動能力が高まることが報告されている[21]．

（2）試合時間が1〜2.5時間の種目

　1時間あたり30〜60gの糖質を摂取する[4,22]．食品を摂取するタイミングは各競技のルールや特性に応じて調節する．飲食する食品形態はドリンク，ゼリー，シロップ

など選手の嗜好に合わせる．具体的な補給の事例をあげると，試合前半と後半の間にまとまった休憩時間がとれる種目は，1本あたり45g程度の糖質を含むエネルギーゼリーを補給するとちょうどよい．また，糖濃度6%のスポーツドリンクは1,000mLで60gの糖質を含む．これを用いて15分ごとに水分補給し，1時間で飲み切ると試合中に60gの糖質補給が達成できる．なお，飲食する食品に含まれる糖質がブドウ糖と果糖の混合物であると（トランスポーターが異なるため）単位時間あたりの吸収量が増加し，エネルギー源としての即効性が高くなる[23]．

（3）試合時間が2.5時間以上の種目

1時間あたり75～90gの糖質を摂取するとより優れたパフォーマンスを期待できる[20, 24, 25]．補給に関するポイントは，試合時間が1～2.5時間の場合の補給方法と同様である．

6. 試合後（リカバリー食）

ひとくちに試合といってもパフォーマンスの頻度はさまざまである．例えば，1回数秒～数分間のパフォーマンスを1日に複数回行うもの，午前に予選があり午後に決勝があるもの，中1日～3日（24～72時間）で次の試合に臨むもの，1週間に1回の公式戦を数カ月に渡って継続するもの，エリートランナーのフルマラソンのように年に1回か多くても2回程度のものなどがある．中でも，1試合を終えた後，短時間（数時間以内）または短期間（～72時間以内）で次の試合が控えている場合は，グリコーゲンの再充填が重要な課題となる．そこで，1日のうちに複数回の試合を行う場合と24～72時間で連戦となる場合の2つのケースで，リカバリー食について説明する．

（1）日内で複数回の試合を行う場合

疲労困憊運動後，最初の4時間でグリコーゲン合成の速度が30～50%高くなることが複数の論文によって支持されている[26-29]．そのため試合終了後すばやく1～1.2g/kg体重の糖質[3, 30]を補給し，次の試合まで1時間ごとに補給を継続するとグリコーゲン回復の促進につながる．1～1.2g/kg体重の糖質とは，体重70kgの選手の場合70～84gであり，これはエネルギーゼリー1本＋バナナ1本に相当する（図14-3）．なお，糖質とたんぱく質の同時摂取がグリコーゲン回復を促進することが注目されているが，この方法は糖質摂取量が不足している場合（0.8g/kg体重以下）において有益であり，1g/kg体重以上の糖質が補給された場合は特に影響を及ぼさないと報告されている[31]．

（2）24～72時間で連戦となる場合

前項と同様に試合終了後できるだけ早く1～1.2g/kg体重の糖質を摂取することが望ましい[17, 32]．回復期間が8時間以上ある場合は試合直後の補給がなくとも，24時間あたりで十分な糖質摂取がなされればグリコーゲン回復が見込める[33]とされており，直後の糖質補給は不要との考え方もなくはない．しかし，筋損傷があるとグリコーゲ

●試合直後に必要な補給量　→　糖質+たんぱく質　1.2〜1.5g/kg 体重/時
●体重70kgの選手に必要な補給量　→　1.2〜1.5g/kg 体重×70kg＝糖質+たんぱく質84〜105g

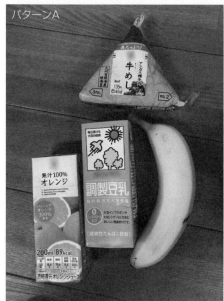
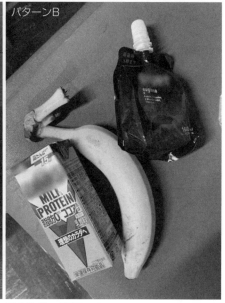

パターンA

エネルギー 505kcal
たんぱく質 15.5g
糖　　　質 81.7g] 97.2g (1.4g/kg 体重)

パターンB

エネルギー 355kcal
たんぱく質 22.6g
糖　　　質 66.6g*] 89.2g (1.3g/kg 体重)

＊製品に糖質量の表示がなかったため炭水化物量で表示

図14-7　24〜72時間で連戦となる場合のリカバリー食の例

ン合成が損なわれるため[34-36] より多くの糖質摂取が必要であることから補給を行う.
また,このタイミングで20〜30g（必須アミノ酸10g）のたんぱく質を摂取すると筋た
んぱく質合成を促進することが報告されている[15].一方,糖質とたんぱく質の組合せ
で1.6g/kg 体重以上を摂取してもグリコーゲン再合成を促進しなかったという報告[37]
もあることから,試合終了後すみやかにエネルギーを補給する際は,糖質とたんぱく
質の総量で1.2〜1.5g/kg 体重をめやすに考えるとよい（図14-7）.試合直後の補給
の後は,次の試合までの24〜72時間,糖質摂取量を6〜8g/kg 体重/日（図14-2）
で維持することが,引き続きグリコーゲン貯蔵を補充し続けるうえで重要である[17].

7. 遠征時の食事（国内・海外）

　遠征時の栄養介入の最大の目標は,万全な体調で,かつ十分にグリコーゲン貯蔵量
を増加させた状態で試合に臨むことである.ただ,食環境は通常と異なり,必ずしも
適切な栄養補給ができるとは限らない.また,環境の変化によりスポーツ選手はスト
レスを知覚しやすくなる.こういった状況下でもベストパフォーマンスを発揮するた
めには,事前にしっかりと準備する必要がある.以下にそのポイントを説明する.

表14-2　宿泊施設の食事メニューのチェックポイント

チェック項目	チェック
1食の献立として主食，主菜，副菜（野菜），果物，乳製品がそろっているか	□
かぼちゃ，ブロッコリー，青菜などの緑黄色野菜が十分にあるか	□
揚げ物，油っぽい料理が多すぎないか	□
喫食者によって脂質摂取量を調節できるようになっているか（ノンオイルドレッシングやローファットミルクなど低脂肪食品を選べるようになっているか）	□
生もの，食べ慣れないものが出ていないか	□
試合前日，当日は主食をしっかりとれる献立となっているか	□
試合前日，当日にバナナ，100%果汁ジュースが含まれているか	□

(1) 国内遠征の場合（試合当日の食事の準備）

　まずは試合当日，試合前食を何時に，どこで食べるのか，何を食べるのかを事前に計画することを最優先する．試合前食で十分に糖質をとることが最も重要なためである．極論ではあるが，このタイミングの食事がしっかりしていれば，それ以外の食事が教科書通りでなくとも，試合で大崩れすることはない．宿泊施設で食べるなら高糖質食を事前にリクエストしておく必要がある．外食するなら予め高糖質食がとれる店を予約しておく．試合会場や移動のバスなどで弁当を食べるなら，高糖質メニューに調整された弁当の予約が必要である．レストランや弁当屋にリクエストが受け入れられなければ，コンビニエンスストア等でおにぎりやオレンジジュースなどの糖質供給源の調達が必要となるかもしれない．その場合，コンビニエンスストアの所在地を把握しておく必要もある．また，事前予約を受け付けてくれる場合があるので確認の上予約する．

(2) 試合当日までの食環境を整える

　試合当日を万全な体調で迎えられるよう移動中の食事，ホテル等宿泊施設での食事は栄養バランスのとれたメニューとなるよう注力する．すなわち，主食，主菜，副菜（野菜），果物，乳製品の5つの料理区分がそろった「スポーツ選手の食事の基本形」に忠実に食事をとることを心がける．特に，宿泊施設の食事や現地で調達する弁当は，野菜，果物，乳製品が不足する傾向がある．これらはビタミン，ミネラルの供給源であり，遠征中の体調管理に不可欠であるため毎食しっかりとりたい．一方で，宿泊施設の食事や弁当など遠征中の食事では，揚げ物や油脂を多く使用した料理が頻回に登場しやすい．あらかじめ宿泊施設や弁当業者に対し，5つの料理区分のそろったメニューで，かつ野菜がしっかりとれるもの，揚げ物を控えたもので準備してもらうよう要望しておくとよい．旅行代理店を介して宿泊予約を行っている場合は，代理店を通じて宿泊期間中の食事メニューを事前に入手することができる．それをあらかじめチェックし（表14-2）①料理・食品の変更，②料理・食品の追加，③食物アレルギーへの対応等を依頼するとよい．しかし，要望が受け入れられない場合や，弁当業者で適切な弁当が入手できない場合もある．その場合はチームで，または選手個人で，おにぎり，100%果汁ジュース，牛乳，ヨーグルト等を必要に応じて買い足す必要がある．

（3）海外遠征の場合

　基本的に国内遠征と考え方は同じで ①現地入りしてから試合前日までは栄養バランスのよい食事，②試合前日と当日は高糖質食（グリコーゲンローディングが必要なら36～48時間前から高糖質食），の2点を達成することが栄養摂取の目標である．しかし，海外では長時間の移動，時差の問題，食環境や生活環境の変化，衛生状態（水の安全性の問題）など，目標達成を障害する要因が複数ある．それらをクリアし目標を達成するために，国内遠征以上に事前調査，事前準備に注力することが重要である．巻末に海外遠征に向けての事前準備，携行品・備品，注意事項を一覧にまとめたので参考にされたい．

［文　　献］

1）Stellingwerff T: Case Study: Body Composition Periodization in an Olympic-Level Female Middle-Distance Runner Over a 9-Year Career. Int J Sport Nutr Exerc Metab, 28: 428-433, 2018.

2）Hao Q, Dong BR, Wu T: Probiotics for preventing acute upper respiratory tract infections. Cochrane Database Syst Rev, (2): CD006895, 2015.

3）Burke LM, Kiens B, Ivy JL: Carbohydrates and fat for training and recovery. J Sports Sci, 22: 15-30, 2004.

4）Burke LM, Hawley JA, Wong SH, et al.: Carbohydrates for training and competition. J Sports Sci, 29: S17-S27, 2011.

5）Anderson L, Orme P, Di Michele R, et al.: Quantification of training load during one-, two- and three-game week schedules in professional soccer players from the English Premier League: implications for carbohydrate periodisation. J Sports Sci, 34: 1250-1259, 2016.

6）厚生労働省：令和元年国民健康・栄養調査報告　https://www.mhlw.go.jp/content/000710991.pdf（2020年12月）

7）Hawley JA, Schabort EJ, Noakes TD, et al.: Carbohydrate-loading and exercise performance. An update. Sports Med, 24: 73-81, 1997.

8）Ahlborg B, Bergstrom J, Brohult J, et al.: Human muscle glycogen content and capacity for prolonged exercise after different diets. Försvarsmedicin, 3: 85-99, 1967.

9）Sherman WM, Costill DL, Fink WJ, et al.: Effect of exercise-diet manipulation on muscle glycogen and its subsequent utilization during performance. Int J Sports Med, 2: 114-118, 1981.

10）Bussau VA, Fairchild TJ, Rao A, et al.: Carbohydrate loading in human muscle: an improved 1 day protocol. Eur J Appl Physiol, 87: 290-295, 2002.

11）Burke LM, Jeukendrup AE, Jones AM, et al.: Contemporary Nutrition Strategies to Optimize Performance in Distance Runners and Race Walkers. Int J Sport Nutr Exerc Metab, 29: 117-129, 2019.

12）Vanhauwaert E, Matthys C, Verdonck L, et al.: Low-residue and low-fiber diets in gastrointestinal disease management. Adv Nutr, 6: 820-827, 2015.

13）Rehrer NJ, van Kemenade M, Meester W, et al.: Gastrointestinal complaints in relation to dietary intake in triathletes. Int J Sport Nutr, 2: 48-59, 1992.

14）Goulet ED: Dehydration and endurance performance in competitive athletes. Nutr

Rev, 70: S132–S136, 2012.

15) Thomas DT, Erdman KA, Burke LM: American College of Sports Medicine Joint Position Statement. Nutrition and Athletic Performance. Med Sci Sports Exerc, 48: 543–568, 2016.

16) Sawka MN, Burke LM, Eichner ER, et al.: American College of Sports Medicine position stand. Exercise and fluid replacement. Med Sci Sports Exerc, 39: 377–390, 2007.

17) Collins J, Maughan RJ, Gleeson M, et al.: UEFA expert group statement on nutrition in elite football. Current evidence to inform practical recommendations and guide future research. Br J Sports Med, 55: 416, 2021.

18) Burke L, Maughan R, Shirreffs S: The 2007 IAAF Consensus Conference on Nutrition for Athletics, Monte Carlo, Monaco, 18-20 April 2007. J Sports Sci, 25: S1–S134, 2007.

19) Coyle EF, Coggan AR, Hemmert MK, et al.: Muscle glycogen utilization during prolonged strenuous exercise when fed carbohydrate. J Appl Physiol (1985), 61: 165–172, 1986.

20) Stellingwerff T, Cox GR: Systematic review: Carbohydrate supplementation on exercise performance or capacity of varying durations. Appl Physiol Nutr Metab, 39: 998–1011, 2014.

21) Burke LM, Maughan RJ: The Governor has a sweet tooth - mouth sensing of nutrients to enhance sports performance. Eur J Sport Sci, 15: 29–40, 2015.

22) Coyle EF: Timing and method of increased carbohydrate intake to cope with heavy training, competition and recovery. J Sports Sci, 9: 29–51, 1991.

23) Jeukendrup AE: Carbohydrate and exercise performance: the role of multiple transportable carbohydrates. Curr Opin Clin Nutr Metab Care, 13: 452–457, 2010.

24) Vandenbogaerde TJ, Hopkins WG: Effects of acute carbohydrate supplementation on endurance performance: a meta-analysis. Sports Med, 41: 773–792, 2011.

25) Smith JW, Zachwieja JJ, Péronnet F, et al.: Fuel selection and cycling endurance performance with ingestion of [13C]glucose: evidence for a carbohydrate dose response. J Appl Physiol (1985), 108: 1520–1529, 2010.

26) Gonzalez JT, Fuchs CJ, Betts JA, et al.: Liver glycogen metabolism during and after prolonged endurance-type exercise. Am J Physiol Endocrinol Metab, 311: E543–E553, 2016.

27) Piehl Aulin K, Söderlund K, Hultman E: Muscle glycogen resynthesis rate in humans after supplementation of drinks containing carbohydrates with low and high molecular masses. Eur J Appl Physiol, 81: 346–351, 2000.

28) van Hall G, Shirreffs SM, Calbet JA: Muscle glycogen resynthesis during recovery from cycle exercise: no effect of additional protein ingestion. J Appl Physiol (1985), 88: 1631–1636, 2000.

29) van Loon LJ, Saris WH, Kruijshoop M, et al.: Maximizing postexercise muscle glycogen synthesis: carbohydrate supplementation and the application of amino acid or protein hydrolysate mixtures. Am J Clin Nutr, 72: 106–111, 2000.

30) Burke LM, van Loon LJ, Hawley JA: Postexercise muscle glycogen resynthesis in humans. J Appl Physiol (1985), 122: 1055–1067, 2017.

31) Betts JA, Williams C: Short-term recovery from prolonged exercise: exploring the potential for protein ingestion to accentuate the benefits of carbohydrate supplements.

Sports Med, 40: 941-959, 2010.

32) Ranchordas MK, Dawson JT, Russell M: Practical nutritional recovery strategies for elite soccer players when limited time separates repeated matches. J Int Soc Sports Nutr, 14: 35, 2017.

33) Parkin JA, Carey MF, Martin IK, et al.: Muscle glycogen storage following prolonged exercise: effect of timing of ingestion of high glycemic index food. Med Sci Sports Exerc, 29: 220-224, 1997.

34) Costill DL, Pascoe DD, Fink WJ, et al.: Impaired muscle glycogen resynthesis after eccentric exercise. J Appl Physiol (1985), 69: 46-50, 1990.

35) Doyle JA, Sherman WM, Strauss RL: Effects of eccentric and concentric exercise on muscle glycogen replenishment. J Appl Physiol (1985), 74: 1848-1855, 1993.

36) Widrick JJ, Costill DL, McConell GK, et al.: Time course of glycogen accumulation after eccentric exercise. J Appl Physiol (1985), 72: 1999-2004, 1992.

37) Jentjens RL, van Loon LJ, Mann CH, et al.: Addition of protein and amino acids to carbohydrates does not enhance postexercise muscle glycogen synthesis. J Appl Physiol (1985), 91: 839-846, 2001.

Chapter **15**

サプリメント摂取の考え方

村田　浩子

●この章で学ぶこと
・スポーツ選手が使用するサプリメントの分類と目的について学ぶ
・スポーツ選手がサプリメントを使用する前に検討すべき点について学ぶ
・サプリメントの過剰摂取による弊害とドーピング違反について理解する
●**事前学習**
・スポーツ選手がサプリメントを使用する理由を調べておこう
・パフォーマンスの向上を紹介しているサプリメントの情報を調べておこう
●**事後学習**
・サプリメントの分類と使用目的や科学的根拠のレベルについて振り返ろう
・サプリメント使用の前に検討すべき点を，サプリメントの分類ごとにフローチャートを参考にまとめよう

　現在，日本において多くの人々に知られている健康食品やサプリメントという用語には行政的な定義はない．一般的に健康食品は「健康の維持増進に資する食品全般」，サプリメントは「特定成分が濃縮された錠剤やカプセル形態の製品」が該当すると考えられ，広い意味ではサプリメントも健康食品のひとつと考えることができる[1]．また，健康食品で最も配慮されていることは医薬品との違いであり，口から摂取するもののうち医薬品（医薬部外品を含めて）以外のものはすべて食品に該当する．図15-1にあるように，特別用途食品，特定保健用食品（トクホ），栄養機能食品，機能性表示食品以外は，効果や機能の表示はできない．本章で扱うサプリメントの多くは，いわゆる健康食品を含めた一般食品に含まれ，あくまで食品である．

　スポーツ選手においてもサプリメントは広く使用されており，さまざまな競技やスポーツ活動においてトレーニングや競技力のレベルが高くなるにつれて使用が増えること，年齢と共に使用が増えること，女性より男性での使用率が高いこと，文化的な水準によって強く影響を受けることなどが報告されている[2]．また，その使用の理由については，健康状態やパフォーマンスを損ねる可能性がある栄養素の摂取不足の改善や予防，トレーニングに際してのエネルギーや栄養素の便利な供給方法として，試合での特有かつ直接的なパフォーマンスの向上のため，より効果的なトレーニング（高強度で，多くのトレーニング量）やトレーニングからのよりよい回復，ケガや病気の

食　品					医薬品 (医薬部外品を含む)
			特別用途食品		
	保健機能食品			病者用食品・乳幼児 用調製粉乳・嚥下困 難者用食品など	
一般食品 いわゆる 健康食品 その他一般食品 多くのサプリメント はここに属する	機能性表示食品 保健の機能表示 ができる （消費者庁 の審査不要， 届出必要） 許可マークなし	栄養機能食品 （規格基準型） 栄養成分の機能 表示ができる （消費者庁 の審査不要） 許可マークなし	特定保健用食品 （個別許可制） 保健の機能表示 ができる （消費者庁 の審査必要） 許可マークあり	特別の用途表示が できる （消費者庁 の審査必要） 許可マークあり	

図15-1　食品と医薬品の大まかな分類

（厚生労働省医薬・生活衛生局生活衛生食品安全部：健康食品の正しい利用法より引用改変）

リスクの軽減，そしてその結果として得られるパフォーマンスの改善，またはスポンサーからの金銭的な収入や無償提供の商品のため，万が一のためのお守り（保険）として，あるいは他のスポーツ選手や対戦相手が使用していることを意識しているからということが示されている[3]．なお，本章は，現在国際オリンピック委員会（International Olympic Committee: IOC）により示されているスポーツ選手のためのサプリメント摂取のコンセンサスステートメント[4,5]に基づく内容である．

1．サプリメントの定義と分類

　スポーツ選手が使用するサプリメントの定義は，食品，食品成分，栄養素あるいは食品ではない合成物であり，健康状態や競技力が特別に望まれるレベルに達するために，習慣的な食事とともに摂取されるものである[4]とされている．また，IOCのコンセンサスではサプリメントは図15-2に示すように大きく2つに分類されている．日本で翻訳された用語とは相違があり，混乱を招きやすい状況ではあるが，本章ではダイエタリーサプリメント（通常の食事ではどうしても目標量を達成することができないエネルギーや栄養素を補うために使用するもの）とパフォーマンスサプリメントに分類されるものとして解説する．スポーツ選手が使用するサプリメントには，表15-1に示すようにおもに4つの形態がある．

2．サプリメントの使用にあたっての科学的根拠の評価

　サプリメント使用の目的には，栄養素の摂取不足の改善や競技パフォーマンスの向上があげられる．栄養状態がよくなければ，健康状態やトレーニングの許容量，競技パフォーマンスの不調に関係する可能性がある．エネルギーや栄養素の摂取目標量に見合った食事をしている場合には，サプリメントの摂取効果を見極めることは難しいが，大会やトレーニングの前後，試合中のようにパフォーマンス発揮のために限界に近いような時（例えば，筋肉や脳へのエネルギー源補給が難しいとき）や体内環境の

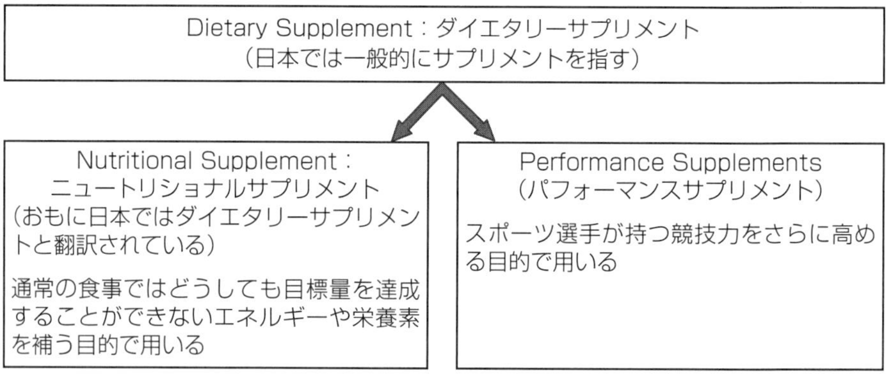

```
┌─────────────────────────────────────────────────────────┐
│   Dietary Supplement：ダイエタリーサプリメント                │
│      （日本では一般的にサプリメントを指す）                    │
└─────────────────────────────────────────────────────────┘
```

Nutritional Supplement：
ニュートリショナルサプリメント
（おもに日本ではダイエタリーサプリメントと翻訳されている）

通常の食事ではどうしても目標量を達成することができないエネルギーや栄養素を補う目的で用いる

Performance Supplements
（パフォーマンスサプリメント）

スポーツ選手が持つ競技力をさらに高める目的で用いる

図15-2　サプリメントの分類
（Maughan RJ, Burke LM, Dvorak J, et al.: IOC Consensus Statement: Dietary Supplements and the High-Performance Athlete. Int J Sport Nutr Exerc Metab, 28: 104-125, 2018）

表15-1　よく見られるサプリメントの形態

機能性食品	食品の典型的な栄養素の組成に加えて栄養素や成分が添加された食品（例：栄養素が豊富な食品と同様に，ミネラルやビタミンが強化された食品）
人工的な食品やスポーツフーズ	通常の食品よりもさらに便利な形態でエネルギーや栄養素を供給する製品・一般的な栄養サポートでの使用（例：液体食）・運動などを目的にした使用（例：スポーツドリンク，ジェル，バー）
単一の栄養素や成分が添加された製品	食品やハーブ製品から分離や濃縮された単一の栄養素や成分
複数成分の製品	前述した同じような目的を持つさまざまな製品の組み合わせ

恒常性が揺らぎかねない時（例えば，水分や塩分の損失時で補給が必要な時など）であれば，効果に気づきやすいであろう．また，パフォーマンスの向上を目的とするサプリメントは確かな科学的根拠の見地から多くの研究が必要であるが，研究が不足しており，エリートスポーツ選手への適用が保証できる質の高い研究は十分ではない．このようにパフォーマンス向上を目的としたサプリメントの効果を実証することは難しい[6]．図15-3は，パフォーマンスサプリメントの使用が有効であるかを決定する際に，検討に用いる科学的根拠の種類には階層構造があることを示した図である．その最上位に位置するメタアナリシスやシステマティックレビューは，研究者が多くの論文の中から論文を選び，それらの検討により導かれた結果が示されている質の高い，科学的根拠としては最も有用な研究である．特に，メタアナリシスは量反応関係（どのくらい摂取すれば，どのくらい変化するという量と効果の関係）が示される研究である．一方，ピラミッドの階層が下に行くにつれて限定的な研究になり，最も下に位置する研究には，予備検討や考え，専門家の意見やエピソードなどがあり科学的根拠として最も弱いものである．また，動物や細胞レベルの研究の結果は，サプリメントの作用やそのメカニズムを明らかにする際には有効だが，スポーツ選手に対する効果を示しているわけではなく，最近では，サプリメントの効果が間違って解釈されている場合もある点に注意が必要である．日常的に摂取している食事でも遺伝子発現や腸内細菌に影響を与えるため，これがサプリメント摂取の反応に影響することもあ

科学的根拠の階層

パフォーマンスサプリメントのための
科学的根拠の展開図

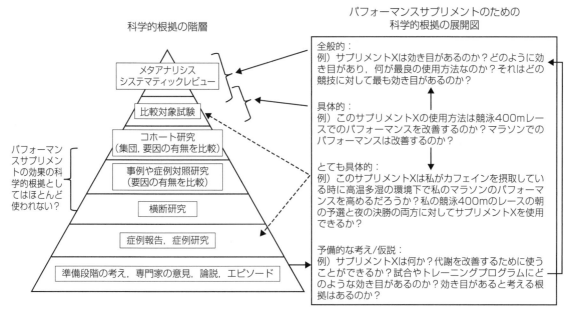

図15-3 パフォーマンスサプリメント使用の有効性についての決定に用いられる科学的根拠の異なるタイプ
(Burke LM, Peeling P: Methodologies for Investigating Performance Changes With Supplement Use. Int J Sport Nutr Exerc Metab, 28: 159-169, 2018より引用改変)

る[4,5]. 日常の食事やトレーニングなどの影響ではなく，明らかにサプリメント摂取による効果かどうかを見極める必要がある.

3. 微量栄養素の摂取不足の予防や改善に使用されるサプリメント

ビタミンやミネラルなどの微量栄養素は，エネルギー産生や体たんぱく質の構築など，スポーツパフォーマンスに対する重要な役割を果たしている. 微量栄養素の不足は，直接あるいは間接的（鉄の摂取不足から鉄欠乏性貧血の状態となり，その結果十分なトレーニングができないなど）に，競技のパフォーマンスを不調に導く可能性がある. スポーツ選手は一般の人々より不十分な食事や栄養素の摂取不足の影響を受けやすい. また, 通常の栄養状態の分類（欠乏／潜在的な欠乏／正常）とは違ったパフォーマンス発揮やスポーツ選手においての十分な摂取量といえる基準値があるかについて議論が必要で, エビデンスは不足している. 栄養不足の状態であると評価された際に, さらなる栄養素の欠乏を防ぐためにサプリメントの使用が役立つ場合もある.

スポーツ選手の栄養アセスメントは，栄養状態に関連する問題点を明らかにし，その科学的根拠を得るために重要である. そのためにも栄養アセスメントに用いる項目は，内容ごとに問題点を整理し, 客観的に示すことができる必要がある[7]. 例えば, 既往症や受傷などの医学的な履歴, 食物アレルギーや嗜好を含む栄養摂取に関わる履歴, 食事の評価, 身体計測と身体組成の分析や生化学的検査, 身体活動や消費エネルギーなどの項目を含むべきである. スポーツ選手がその場しのぎでサプリメント摂取をするのとは違い, 栄養アセスメントにより以下の点を明らかにできる.

表15-2　スポーツ選手にしばしば摂取が必要とされる微量栄養素の例

栄養素名	概要	不足状態の診断と結果	摂取の方法と結果
ビタミンD	・ほとんどの組織の遺伝子の転写の調整において重要であり，不足や欠乏状態は多くの身体システムに影響する[8] ・多くのスポーツ選手が年間を通したさまざまな時期に不足のリスクがある[9]	・ビタミンDの状態の指標である血清25-OH ビタミンD濃度の欠乏や不足，充足と耐容上限量を定義する共通見解がない ・サプリメント摂取の必要性は紫外線Bを浴びる量や肌のタイプによる	・一般人対象に状態の維持のために800IUと1,000〜2,000IU/日の間のサプリメント摂取が推奨されている ・スポーツ選手向けのビタミンDサプリメント摂取のガイドラインは，まだ確立されていない．8〜16週間の50,000IU/週あるいは，数週間の10,000IU/日などの短期間で高用量のサプリメント摂取は，欠乏状態にあるスポーツ選手においては回復のために適切かもしれないが，有毒性を避けるためにも注意深いモニタリングが必要である[10]
鉄	最適ではない体内鉄の状態は，不十分な鉄の摂取や低い生物学的利用能や不十分なエネルギー摂取，急な成長による過度な鉄必要量，高地トレーニング，月経血による損失，足底衝撃による溶血，汗や尿，便中の過度な損失の結果の可能性がある[11]	いくつかの体内鉄の評価指標を同時に測定することが最良の評価になり鉄欠乏の段階を判定できる．推奨される指標：血清鉄，トランスフェリン受容体，亜鉛プロトポルフィリン，ヘモグロビン，ヘマトクリット，平均赤血球容積[12]	・鉄不足の状態が継続しているスポーツ選手は推奨量より多くの鉄の摂取が必要かもしれない（女性：>18mg/日，男性：>8mg/日）．鉄欠乏状態のスポーツ選手は食事からの鉄の摂取を改善しながら，経口によるより多くの鉄のサプリメント摂取を含む鉄の追加摂取が必要となる臨床的な経過観察が必要である[11] ・多くの経口摂取の鉄剤は有効で，摂取されている間は効果がある[13] ・鉄欠乏状態が見られないのであれば，高用量の鉄のサプリメント摂取をすべきではない．
カルシウム	乳製品や他のカルシウムが豊富な食品を避けることや，エネルギー摂取制限と摂食異常はカルシウム不足の状態のリスクを増加させる[11]	カルシウムの状態の適した指標はない．骨密度測定は長期間の低カルシウム摂取の指標にはなるであろうが，不十分なビタミンDの状態や摂食障害を含む他の要因も重要である	1,500mg/日のカルシウム摂取と1,500〜2,000IU/日のビタミンD摂取は低エナジーアベイラビリティーや月経異常を抱えるスポーツ選手の骨の健康状態をよい状態にするために推奨される[11]

肩付きの数字は章末の文献番号.
（Maughan RJ, Burke LM, Dvorak J, et al.: IOC Consensus Statement: Dietary Supplements and the High-Performance Athlete. Int J Sport Nutr Exerc Metab, 28: 104-125, 2018 より引用改変）

・スポーツ選手が，自分の栄養計画がエネルギー，エネルギー源栄養素，微量栄養素において摂取が十分であることを確実に確かめたうえで，栄養欠乏に至った要因を特定できること．
・スポーツ選手が栄養欠乏状態を改善または予防するための短期間あるいは長期間のサプリメント摂取からメリットを得て，適切なサプリメント摂取計画を理解できること．
・処方されている薬や市販薬との相互作用も考慮したうえでサプリメントの使用に関して健康上の問題にリスクがないこと．
・スポーツ選手がサプリメントを一定の期間摂取した後に，その評価が比較できるように，サプリメント摂取をする前のアセスメント結果を持っていること．
　このような状況下でしばしばサプリメント摂取が必要となる栄養素を表15-2に示した．葉酸，ビタミンB_{12}のサプリメント摂取は，食事摂取基準に示されているように十分な摂取が必要とされる一般の妊婦や妊娠を控えた女性などで，食事からの摂取

が難しい場合には有用かもしれないが，スポーツ選手には必ずしも当てはまるわけではない．

4. エネルギーや栄養素の摂取に実用的な商品形態の サプリメント（スポーツフーズ）

　種々のスポーツ栄養のガイドラインでは，さまざまな状況においてエネルギーや栄養素の目標量を摂取することが明確に推奨されているが，スポーツ選手においては，目標のエネルギーや栄養素の摂取を通常の食品だけで摂取することは難しい場合がある．それは，食事や食品の準備や保管，トレーニングスケジュールによる時間的な制約，胃腸の状況の快適さ，利用できるエネルギー量の中で栄養素の目標摂取量を達成するなどの多くの問題があるからである．このような場合，通常より高価なものでも，スポーツフーズは便利である．表15-3に科学的根拠に基づいたサプリメントの概要を示した[4]．

5. パフォーマンスサプリメント

（1）パフォーマンスを直接向上させるサプリメント

　現在のところ，カフェイン，クレアチン（クレアチン-1水和物の形態），硝酸塩など一部のサプリメントは，わずかなパフォーマンスの向上が期待できるという見解があるが，種々のスポーツ栄養のガイドラインの科学的根拠には日本人を含むアジア人のデータは含まれておらず，副作用など使用によるリスクの可能性があることに注意が必要である．カフェインは興奮剤として知られ，作用のメカニズムとして，アデノシン受容体拮抗作用やエンドルフィン放出などにより覚醒度と注意力の改善や運動中の自覚的なつらさの減少が報告されている[15, 16]．持久系のパフォーマンスの改善[17-19]やパワー出力の改善[20, 21]の報告が見られるが，吐き気などの胃腸症状や不安，落ち着かないなどの副作用も報告されている[15]．クレアチンは，クレアチンローディングにより高強度運動のパフォーマンスの改善する報告[22, 23]から効果を期待しての使用がみられるサプリメントであるが，作用メカニズムとしては，クレアチンリン酸の再合成率を増加させ，筋肉内クレアチン貯蔵量を高めることにより短時間の高強度運動のパフォーマンスを高めるという報告がある[24]．しかしながら，最高4年間の使用までの適切な使用では健康への問題は報告されていないが[25]，それ以上の長期間の摂取に関しては安全を保障できるわけではない．さらに，副作用として水分貯留による体重増加の報告[26, 27]がある点に注意が必要である．硝酸塩は，西欧では一般的によく知られた食材のビーツなどに多く含まれることから，長時間の運動[28]から高強度の間欠あるいは短時間運動[29, 30]まで広く検討されてきた成分である．作用のメカニズムは硝酸塩（NO_3）—亜硝酸塩（NO_2）——酸化窒素（NO）の体内の代謝経路を介して，筋肉への血流量の増加など骨格筋機能の調節を行うことなどが報告されている[31, 32]．パフォーマンスへの影響として，疲労困憊までの運動時間の延長や40分未満の運動時間の競技特有のタイムトライアルの改善[31, 33]，高強度間欠運動のチームスポーツのパ

表15-3　スポーツ選手により使用される一般的なスポーツフーズと機能性食品の概要

種類	形態	典型的な組成	共通のスポーツ関連への使用
スポーツドリンク	粉末，そのまま飲める液体	糖質濃度5～8%，ナトリウム濃度10～35mmol/L，カリウム濃度3～5mmol/L	水分と糖質の同時摂取　運動中と運動後の水分補給とエネルギー補給
エネルギードリンク	そのまま飲める液体ドリンクか濃縮した1回量	一般的にそのまま飲める糖質とカフェインのドリンク　注：タウリンやビタミンB群，科学的根拠に懸念のあるものの合成物もある	運動前のカフェインサプリメント　運動中に摂取する糖質やカフェイン
スポーツゲルやゼリー菓子	ゲル：30～40gの個包装　ゼリー菓子：ゼリータイプの菓子（一般的に40～50gのパウチ入り）	個包装1個当たり糖質25g，ゼリー菓子1個あたり糖質5g（カフェインや電解質を含む）	運動中の糖質摂取
電解質補給サプリメント	粉末，個包装，タブレット	ナトリウム濃度50～60mmol/L，カリウム濃度10～20mmol/L，一般的に低糖質濃度（2～4g/100mL)	体重調整後の脱水状態への急速水分補給，長時間の持久性活動中の大幅なナトリウム損失への補給，水分とナトリウム欠乏への運動後の急速な水分補給
プロテイン	粉末（水や牛乳と混ぜる）あるいはそのまま飲める液体，高プロテインバー，通常は低糖質	動物性（ホエイ，カゼイン，牛乳，卵）か植物性（大豆）の高品質のタイプからの1回量で20～25gのたんぱく質を摂取　注）他の成分や科学的根拠のない成分が混入し，不純物のリスクが高い可能性がある	たんぱく質合成の適応が求められるトレーニングや活動での運動後の回復，成長やレジスタンストレーニングによるFFM増加の達成，多忙なスケジュールや旅行用の携帯性のよい栄養剤
液体食	粉末（水や牛乳と混ぜる）あるいはそのまま飲める液体	1～1.5kcal/mL，エネルギー比率がたんぱく質15～20%，糖質50～70%，低～中程度脂質割合，ビタミンとミネラルは500～1,000mLで推奨量が摂取できる	高エネルギー食（特に激しいトレーニング，大会や体重増加），コンパクトな補給食（試合前），多忙なスケジュールや旅行用の携帯性のよい栄養剤
スポーツバー	棒状タイプ	糖質40～50g，たんぱく質5～10g，通常は脂質と食物繊維は低含量，ビタミンとミネラルは推奨量や推奨摂取量は50～100%含まれる　注）他の成分や科学的根拠のない成分が混入し，不純物のリスクが高い可能性がある	運動中や運動後の回復（糖質とたんぱく質，エネルギー源栄養素）のための糖質源，多忙なスケジュールや旅行用の携帯性のよい栄養剤
たんぱく質強化食品	牛乳，ヨーグルト，アイスクリーム，シリアルバーやほかの食品形態	たんぱく質源の添加や製品からの脱水によって通常の食品よりも増加したたんぱく質含量，一般的にはスポーツ栄養の目標に目指した20gのたんぱく質を摂取できる大きさ	運動後の使用時のたんぱく質目標値を達成するか，スポーツ選手の食事や補食のたんぱく質含量を改善することができる付加価値食品

(Maughan RJ, Burke LM, Dvorak J, et al.: IOC Consensus Statement: Dietary Supplements and the High-Performance Athlete. Int J Sport Nutr Exerc Metab, 28: 104-125, 2018 より引用改変)

　　フォーマンス改善[29, 30]などが報告されているが，選手によっては消化器症状に不調を示す場合がある．また，十分なトレーニングをしているスポーツ選手では効果が得られにくいという報告もある[34]．

　　パフォーマンスを高めるサプリメントは，スポーツ栄養的に適切な食事を摂取した

うえで，安全で合法的であり，効果が得られる強い科学的根拠があり，使用が好ましいと考えられる場合にのみ検討されるべきである．試合時に使用しなければならない時には，できる限り試合に近い環境を模倣したトレーニングの中で適切に試しておく必要がある．サプリメント使用によるわずかな効果が，不純物の混入による意図しないドーピング違反より重要視すべきかについて，スポーツ選手は注意深くリスク分析をするべきである[4]．

（2）パフォーマンスを間接的に向上させるサプリメント

　多くのサプリメントは，スポーツ選手の健康，身体組成，過酷な練習や素早いリカバリー，最適な状態への適応，ケガの回避と予防，痛みへの忍耐力をサポートすることによる間接的なパフォーマンスの向上を主張している．トレーニングを中断させたり，選手選考の試合や大きな大会のような時に起こる体調不良は，スポーツ選手にとって重要な問題となる．練習量が増えたり，大会中，あるいは意図的か否かを問わず，エネルギー不足（例：減量など）やエネルギー源栄養素の摂取不足（例：競技力の向上を期待して，低糖質状況でのトレーニング実施や睡眠をとること），微量栄養素不足（例：冬季のビタミンD不足）では，体調不良に陥りやすくなる[35]．また，スポーツ選手は寒い時期や長距離の移動時や感染症に悩まされる時期に，免疫力へのサポートとしてサプリメントからの恩恵を受けるかもしれない．脂溶性であるビタミンDは不足状態と風邪などの上気道疾患の増加との関連が報告されており，また水溶性のビタミンCは活性酸素の消去や免疫力を増加させるメカニズムや上気道疾患予防の報告があるが，いずれも中程度以下のエビデンスレベルである．ビタミンC摂取は上気道疾患の発症後では，有益性を示したものは見あたらない[4]．さらに，牛の初乳やハーブ抽出物のエキナセアは反応のメカニズムは示されているが，ヒトを対象とした研究では，効能に対するエビデンスレベルは低いものや限定的なものが多い．オメガ-3-多価不飽和脂肪酸についても同様であるが，スポーツ選手における上気道疾患の減少を示すエビデンスは示されていない．

　また，ハードなトレーニング時のケガを予防したり，ケガからの早期復帰をサポートするサプリメントにより，試合に向けての調整を助け，競技成績を高めることもあると，サプリメント製品は効果を主張している．クレアチンは通常の食事でも摂取し，体内でも合成されるが，クレアチン-1-水和物（モノハイドレート）のサプリメントは成長因子や遺伝子発現の増加を効果のメカニズムとして示しているが，スポーツ選手に対する効果は十分に特定されておらず限定的である．アミノ酸の代謝産物であるβ-ヒドロキシ-β-メチルブチレートも，たんぱく質の分解抑制と合成の向上を効果のメカニズムとして示しているが，筋力や筋パワー，FFMの増加などを示す報告はあっても，再現性が示されず，ケガからの回復は，寝たきりの高齢男性での効果が示された報告に限られている[4,36]．このような効果を主張しているサプリメントには十分に注意が必要である．

　一般的な使用あるいはスポーツ活動のためのサプリメント市場において，FFM（特に筋肉）の増量や体脂肪量を減らす身体組成の操作は多くの競技活動や大会でのパフォーマンスに貢献できるとの説明がされているが，これらの多くはスポーツ競技に

おいて禁止されている．プロテインは増量を促すために重要視され，科学的根拠に基づいた総説でもレジスタンス運動と併用した際にFFMの増加に効果的であることを結論付けている．一方，市販されている脂肪減少のサプリメントにはピルビン酸や緑茶（カテキンとカフェイン），こんにゃく（グルコマンナン）などがあるが，これらは効果のエビデンスに乏しく，効果を決定づけるにはほど遠い状況である．

6. サプリメントの過剰摂取の問題

　サプリメントには，人工的な特定の成分の化合物をタブレットや粉末にした製品や通常の食品そのものを加工あるいは抽出するなどで特定の栄養素を高濃度で含む製品などがある．これらは適切に摂取しなければ，通常の食品からの摂取では考えられないような過剰摂取の問題が起こることがある．

　「多く摂取するほどよい」という考えが適用されて問題が生じた例としてカフェインがある．前述のようにカフェインはパフォーマンスの向上において科学的根拠が示されているが，過剰摂取の場合には吐き気や不安，心拍数の増加や不眠などパフォーマンスの向上を上回る有害な症状が現れる[14]．通常，最大の効果は体重1kgあたり3〜6mgの摂取で達成されるが，問題となる事例では，体重1kgあたり9mg以上のカフェイン摂取が共通して確認されたことが報告されている[15]．かなり危険な事例では健康な大学生を対象とした研究で，摂取量の計算ミスのために30gという致死的な量のカフェインを摂取したものがある．この事例ではすぐに病院に搬送され一命をとりとめたが極めて深刻な有害事象として報告されている[4]．これと同様のことがスポーツ選手自身や指導者にも起こり得る可能性があるため，十分に注意するとともに適正な摂取範囲に関する情報を正確に把握する必要がある．

　また，一般的に広く用いられている製品でも，適正な摂取方法ではない場合に過剰摂取の問題となる事例がある．鉄は一般的に不足しがちな微量栄養素であるが，スポーツ選手はトレーニングや求められるパフォーマンスに対し不足しがちである．しかしながら，十分な体内鉄の貯蔵量がある場合に，鉄のサプリメント摂取がされた場合には，嘔吐や下痢，腹痛などの症状が出始め，肝機能障害に至る可能性もある[4]．スポーツ選手においても，習慣的な摂取によって健康被害が生ずる可能性がある耐容上限量を超えた摂取は慎むべきである．日本人の食事摂取基準2020年版における鉄の耐容上限量は1日あたり50mg程度である[37]．食事のみでこの量を摂取することは困難であるがサプリメントでは可能であるからこそ過剰摂取に注意が必要である．

　さらに，多くのスポーツ選手に摂取されているプロテインについても通常の食事で十分に摂取されているにもかかわらず，筋肉を増量するなどの理由で摂取されている例を見かける．日本人の食事摂取基準2020年版において，耐容上限量は設定されていないが，たんぱく質からのエネルギー摂取はエネルギー摂取全体の13〜20％の範囲に収める目標量が設定されている．しかしながら，これは生活習慣病予防を目的として設定されている目標量であり[37]，スポーツ選手にとっての適正な摂取量について，現状では十分なエビデンスがない．

　以上のように，サプリメントでは通常の食品からではありえない量の摂取が可能で

あり，健康を害する過剰摂取に至る場合があるため，スポーツ選手はサプリメント摂取の前の栄養摂取状況や栄養状態の把握を十分に行い，必要とされる場合に限り適正な使用により摂取するように注意を払う必要がある．

7. サプリメント摂取とドーピング違反の問題

スポーツ選手にとってのサプリメント摂取の重要な問題にはドーピング違反に関するものがある．世界アンチドーピング機構（World Anti-Doping Agency: WADA）により毎年発表される禁止表に掲載されている成分がサプリメントに含まれている場合にはドーピング違反の対象となる．ドーピング検査の結果で陽性と判定された場合には，意図的であるかどうかに関わらず主要な大会への参加や競技活動ができなくなるだけでなく，スポーツ選手として積み上げてきた信頼も失うことになりかねない．スポーツ選手自身だけでなくサポートチームや組織により意図的にドーピング違反が行われた事例もあるが，意図的ではないドーピング違反にサプリメント摂取が関わる事例が多いことにも注意を払うべきである．スポーツ選手がサプリメントを使用する際に製品のラベルで禁止物質を認識できない失敗を犯す事例がある．スポーツ選手の中には，サプリメントを「天然由来」か「人工的なもの」かで，安全かどうかを考える場合や禁止されている物質に対する化学名の数により混乱し，それゆえに製品のラベルの認識で失敗する場合がある．最も懸念しなければならないドーピング違反の要因は，WADAの禁止表に掲載されている物質が製品ラベルの表示や情報として開示されていない場合や，製品の中に禁止成分が混入されている場合である．このような製品の安全性に関しては，それを使用するスポーツ選手自身の自己責任とされており，スポーツ選手自身がサプリメント使用にあたって十分な情報把握を求められる．しかしながら，選手自身が日々更新される情報をすべて把握することは極めて困難であり，サポートチームや指導者などの関係者が十分にサポートする体制が求められる．禁止物質の混入に関しては，監査体制を敷くなどさまざまな対策がされてきてはいるが，スポーツ選手のドーピング違反のリスク管理をサポートするような絶対的な保証はあり得ない．そのため，スポーツ選手は競技生活を終えることになりかねないドーピング違反のリスクをサプリメント摂取が上回るかを注意深く考えるべきである[4]．

8. サプリメント使用にあたっての確認フローチャート

サプリメントは現代スポーツの一分野として位置づけられており，今後もそうあり続けるであろう．スポーツ選手は摂取しているサプリメントの効果に関しての科学的根拠を必ずしも十分に理解しているとは言えない．サプリメント摂取の前に，受けられる恩恵と費用や副作用などのリスクのバランスを十分に検討する必要がある．図15-4および図15-5に栄養摂取不足の解決のために使用するダイエタリーサプリメントあるいは競技力の向上を目的として使用するパフォーマンスサプリメントの使用を検討する際のフローチャートを示した．

サプリメント摂取については栄養素の摂取不足の改善や生理学的あるいは生化学的

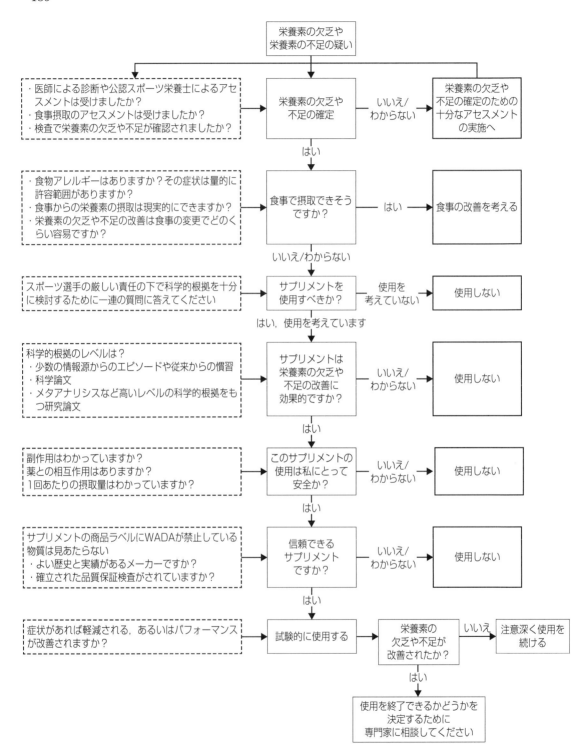

図15-4　栄養素の欠乏や不足を改善するサプリメントを使用する際の情報に基づいた決定とドーピング違反のリスク軽減のためのフローチャート

（Maughan RJ, Burke LM, Dvorak J, et al.: IOC Consensus Statement: Dietary Supplements and the High-Performance Athlete. Int J Sport Nutr Exerc Metab, 28: 104—125, 2018より引用改変）

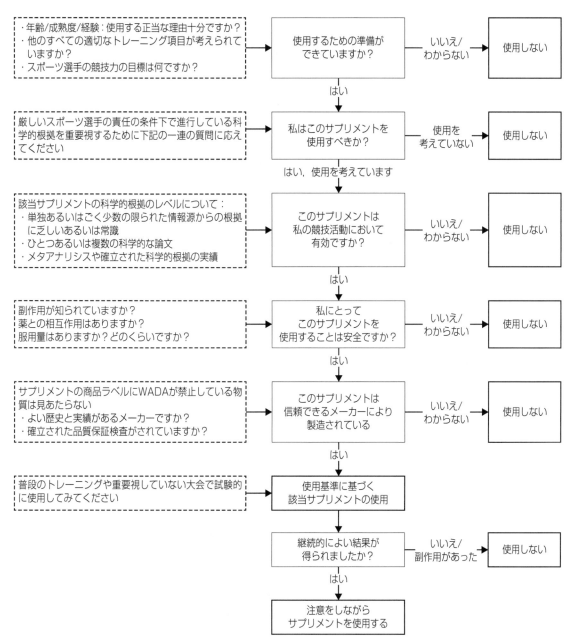

図15-5 パフォーマンスサプリメントを使用する際の情報に基づいた決定とドーピング違反のリスク軽減のためのフローチャート
(Maughan RJ, Burke LM, Dvorak J, et al.: IOC Consensus Statement: Dietary Supplements and the High-Performance Athlete. Int J Sport Nutr Exerc Metab, 28: 104-125, 2018より引用改変)

　　　　　　　　な機能を間接的にあるいは直接に高めることでパフォーマンスを高める可能性の側面
がある．一方で，栄養素の過剰摂取による健康被害やアンチドーピングのルール違反
を犯してしまう負の側面も持ち合わせている．サプリメントの中にはスポーツドリン
クやエネルギーゼリーなどの市販の製品のように広く浸透し，多くのスポーツ選手に

効果が実感され，かつ十分な科学的根拠に基づいているものもある．スポーツ選手自身だけでなく，指導者や関係するすべての人々がサプリメントを使用する意義について十分に検討する機会を持つべきである．

9. サプリメント摂取に対し十分に検討すべき点について

　この章では，サプリメントの分類や効果，科学的根拠が重要である点を説明してきた．サプリメントは手軽に購入し，摂取することが可能であるため，多くのスポーツ選手に使用されている現状がある．しかし，サプリメントの摂取を検討するきっかけとなる栄養素の摂取不足を疑う場合には，まずは，公認スポーツ栄養士のサポートを受けて食事からの栄養摂取状況を客観的に評価することが求められ，食事摂取の仕方により解決できるかどうかについてあらゆる方法を検討すべきである．どのような方法を尽くしても，食事では特定の栄養素の摂取不足の状況が改善できない場合の最後の手段として，サプリメント摂取を選択することになるであろう．安易に，野菜が嫌いだから代わりにサプリメントで必要な栄養素を摂取するということにならないよう注意が必要である．この章において述べてきたように，サプリメントに関する知識が不十分で，適切ではない摂取が行われると，過剰摂取による健康被害の可能性やスポーツ選手への信頼を裏切ることになりかねないドーピング違反の危険が潜んでいる点に十分な注意が必要である．

　とはいえ，以下のようなサプリメント摂取に頼らざるを得ない場合も考えられる．

1) 海外への遠征や合宿などで衛生状態が悪い地域に行くために，安全な食品の入手や調理が困難で，食事内容に制限が生じる時
2) 激しいトレーニングや試合終了後，リカバリーのための食事摂取が困難な場合
3) 宗教上あるいはスポーツ選手の信条などの理由により摂取できない食品があり，特定の栄養素の摂取不足になりかねない場合
4) 消化器症状を伴う感染症など体調不良により食事がとれない場合
5) 普段の練習環境とは異なる特殊な環境下での長期の遠征や合宿などのために制限のある食事内容による栄養摂取不足が生じる場合

　このようにサプリメントの摂取は食事による栄養素の摂取が困難な場合に限られる．その使用にあたっては健康上やドーピング違反のリスクが伴うことを，スポーツ選手自身や選手を取り巻く指導者や家族も知っておく必要がある．サプリメント摂取にあたっては，十分な知識をもち，日々更新される科学的根拠に基づいた摂取の判断が必要である．

［文　　献］
1) 厚生労働省医薬・生活衛生局生活衛生食品安全部：健康食品の正しい利用法　https://www.mhlw.go.jp/file/06-Seisakujouhou-11130500-Shokuhinanzenbu/0000113706.pdf
2) Maughan RJ, Depiesse F, Geyer H: The use of dietary supplements by athletes. J Sports Sci, 25: 103-113, 2007. [Erratum in: J Sports Sci, 27: 667, 2009]
3) Maughan RJ, Shirreffs SM, Vernec A: Making Decisions About Supplement Use. Int J

Sport Nutr Exerc Metab, 28: 212–219, 2018.

4) Maughan RJ, Burke LM, Dvorak J, et al.: IOC Consensus Statement: Dietary Supplements and the High-Performance Athlete. Int J Sport Nutr Exerc Metab, 28: 104–125, 2018.

5) Maughan RJ, Burke LM, Dvorak J, et al.: IOC consensus statement: dietary supplements and the high-performance athlete. Br J Sports Med, 52: 439–455, 2018.

6) Burke LM, Peeling P: Methodologies for Investigating Performance Changes With Supplement Use. Int J Sport Nutr Exerc Metab, 28: 159–169, 2018.

7) Larson-Meyer DE, Woolf K, Burke L: Assessment of Nutrient Status in Athletes and the Need for Supplementation. Int J Sport Nutr Exerc Metab, 28: 139–158, 2018.

8) Hossein-nezhad A, Holick MF: Vitamin D for health: a global perspective. Mayo Clin Proc, 88: 720–755, 2013.

9) Larson-Meyer DE, Willis KS: Vitamin D and athletes. Curr Sports Med Rep, 9: 220–226, 2010.

10) Heaney RP: Vitamin D: criteria for safety and efficacy. Nutr Rev, 66: S178–S181, 2008.

11) Thomas DT, Erdman KA, Burke LM: American College of Sports Medicine Joint Position Statement. Nutrition and Athletic Performance. Med Sci Sports Exerc, 48: 543–568, 2016. [Erratum in: Med Sci Sports Exerc, 49: 222, 2017]

12) Gibson RS: Principles of nutritional assessment. Oxford university press, 2005.

13) Auerbach M: Treatment of iron deficiency anemia in adults. https://www.uptodate.com/contents/treatment-of-iron-deficiency-anemia-in-adults

14) Peeling P, Binnie MJ, Goods PSR, et al.: Evidence-Based Supplements for the Enhancement of Athletic Performance. Int J Sport Nutr Exerc Metab, 28: 178–187, 2018.

15) Burke LM: Caffeine and sports performance. Appl Physiol Nutr Metab, 33: 1319–1334, 2008.

16) Spriet LL: Exercise and sport performance with low doses of caffeine. Sports Med, 44: S175–S184, 2014.

17) Ganio MS, Klau JF, Casa DJ, et al.: Effect of caffeine on sport-specific endurance performance: a systematic review. J Strength Cond Res, 23: 315–324, 2009.

18) French C, McNaughton L, Davies P, et al.: Caffeine ingestion during exercise to exhaustion in elite distance runners. Revision. J Sports Med Phys Fitness, 31: 425–432, 1991.

19) Talanian JL, Spriet LL: Low and moderate doses of caffeine late in exercise improve performance in trained cyclists. Appl Physiol Nutr Metab, 41: 850–855, 2016.

20) Wiles JD, Coleman D, Tegerdine M, et al.: The effects of caffeine ingestion on performance time, speed and power during a laboratory-based 1 km cycling time-trial. J Sports Sci, 24: 1165–1171, 2006.

21) Wellington BM, Leveritt MD, Kelly VG: The Effect of Caffeine on Repeat-High-Intensity-Effort Performance in Rugby League Players. Int J Sports Physiol Perform, 12: 206–210, 2017.

22) Rawson ES, Persky AM: Mechanisms of muscular adaptations to creatine supplementation: review article. International SportMed Journal, 8: 43–53, 2007.

23) Volek JS, Rawson ES: Scientific basis and practical aspects of creatine supplementation for athletes. Nutrition, 20: 609–614, 2004.

24) Buford TW, Kreider RB, Stout JR, et al.: International Society of Sports Nutrition position stand: creatine supplementation and exercise. J Int Soc Sports Nutr, 4: 6, 2007.

25) Schilling BK, Stone MH, Utter A, et al.: Creatine supplementation and health variables: a retrospective study. Med Sci Sports Exerc, 33: 183–188, 2001.

26) Deminice R, Rosa FT, Franco GS, et al.: Effects of creatine supplementation on oxidative stress and inflammatory markers after repeated-sprint exercise in humans. Nutrition, 29: 1127–1132, 2013.

27) Powers ME, Arnold BL, Weltman AL, et al.: Creatine Supplementation Increases Total Body Water Without Altering Fluid Distribution. J Athl Train, 38: 44–50, 2003.

28) Bailey SJ, Winyard P, Vanhatalo A, et al.: Dietary nitrate supplementation reduces the O2 cost of low-intensity exercise and enhances tolerance to high-intensity exercise in humans. J Appl Physiol (1985), 107: 1144–1155, 2009.

29) Thompson C, Wylie LJ, Fulford J, et al.: Dietary nitrate improves sprint performance and cognitive function during prolonged intermittent exercise. Eur J Appl Physiol, 115: 1825–1834, 2015.

30) Wylie LJ, Bailey SJ, Kelly J, et al.: Influence of beetroot juice supplementation on intermittent exercise performance. Eur J Appl Physiol, 116: 415–425, 2016.

31) Hlinský T, Kumstát M, Vajda P: Effects of Dietary Nitrates on Time Trial Performance in Athletes with Different Training Status: Systematic Review. Nutrients, 12: 2734, 2020.

32) Hoon MW, Jones AM, Johnson NA, et al.: The effect of variable doses of inorganic nitrate-rich beetroot juice on simulated 2,000-m rowing performance in trained athletes. Int J Sports Physiol Perform, 9: 615–620, 2014.

33) McMahon NF, Leveritt MD, Pavey TG: The Effect of Dietary Nitrate Supplementation on Endurance Exercise Performance in Healthy Adults: A Systematic Review and Meta-Analysis. Sports Med, 47: 735–756, 2017.

34) Jones AM: Influence of dietary nitrate on the physiological determinants of exercise performance: a critical review. Appl Physiol Nutr Metab, 39: 1019–1028, 2014.

35) Bermon S, Castell LM, Calder PC, et al.: Consensus Statement Immunonutrition and Exercise. Exerc Immunol Rev, 23: 8–50, 2017.

36) Hector AJ, Phillips SM: Protein Recommendations for Weight Loss in Elite Athletes: A Focus on Body Composition and Performance. Int J Sport Nutr Exerc Metab, 28: 170–177, 2018.

37) 厚生労働省：日本人の食事摂取基準（2020年版）　https://www.mhlw.go.jp/content/10904750/000586553.pdf

Chapter **16**

ジュニアスポーツ選手の栄養摂取と食事選択の考え方

鈴木　いづみ

●この章で学ぶこと
・ジュニア選手における栄養の意義について理解する
・ジュニア選手の栄養の現状と課題について理解する
・ジュニア選手の適切な食事のとり方を理解する
・ジュニア選手に対する栄養教育の方法と内容について学ぶ
●事前学習
・教科書を読んでおこう
・教育実習，競技指導等で，実際にジュニア選手に対する指導の現場を持っている場合は，あらかじめ選手達の食生活を観察しておこう（どんな特徴があるか）
●事後学習
・教育実習，競技指導等で，実際にジュニア選手に対する指導の現場を持っている場合は，学んだことを選手達に説明し，食事指導をしてみよう

1. ジュニア選手の栄養をケアする意義

　　ジュニア選手と呼ばれる年代がいつからいつまでなのかはっきりとした定義はないが，一般的に学童期〜思春期（10〜18歳）とされることが多い．この時期の選手は著しく身長と体重が増加する．特に男子は12歳頃，女子は10歳頃をピークとする身長発育急進期を迎える．この時期を「成長スパート」といい1年間に身長は10cm近く増加する（表16-1）[1]．また男子は成長スパートと同時期に，女子は1年ほど遅れて体重の増加が著しくなる（表16-2）[1]．よって，この時期のジュニア選手は体をつくるためのエネルギーや，体づくりの材料となる栄養素を十分に摂取する必要がある．また，適切な食態度や食行動を身に付ける必要もあるため，この時期の栄養教育は重要である．先行研究では，学童期や思春期の家族との共食頻度や食事中のコミュニケーションが成人前後の食態度，食行動と関連することが報告されている[2-4]ことから，スポーツ選手として将来の食行動を適切にするためには，特に家庭（保護者）と連携した栄養教育が重視される．

表16-1　年間発育量（身長：cm）

年齢	男子	前年齢との差	女子	前年齢との差
9歳	134.5	—	134.8	—
10歳	140.1	5.6	141.5	6.7
11歳	146.6	6.5	148.0	6.5
12歳	154.3	7.7	152.6	4.6
13歳	161.4	7.1	155.2	2.6
14歳	166.1	4.7	156.7	1.5
15歳	168.8	2.7	157.3	0.6
16歳	170.2	1.4	157.7	0.4
17歳	170.7	0.5	157.9	0.2

（文部科学省 令和2年度学校保健統計調査）

表16-2　年間発育量（体重：kg）

年齢	男子	前年齢との差	女子	前年齢との差
9歳	32.0	—	31.1	—
10歳	35.9	3.9	35.4	4.3
11歳	40.4	4.5	40.3	4.9
12歳	45.8	5.4	44.5	4.2
13歳	50.9	5.1	47.9	3.4
14歳	55.2	4.3	50.2	2.3
15歳	58.9	3.7	51.2	1.0
16歳	60.9	2.0	51.9	0.7
17歳	62.6	1.7	52.3	0.4

（文部科学省 令和2年度学校保健統計調査）

2. ジュニア選手の栄養の現状と課題

　成長期にあるジュニア選手にとって健全な食生活は，健康な心身を育むために重要である．しかし，ジュニア選手の食生活はさまざまな要因によって影響を受ける．例えば，学校生活，部活動，スポーツクラブ，学習塾，習い事，保護者の知識，意識，態度などがあげられる．また，近年は，コンビニエンスストアの品ぞろえの充実度の増加や，料理の宅配サービスの拡充など食環境にさらなる変化がみられるほか，学校では文部科学省のGIGAスクール構想の実現により1人1台のタブレットが配布され，インターネットがより身近になるなど，子どもを取り巻く環境は激変している．それに伴い，ジュニア選手の食生活においても新たな課題が顕在化している．具体的には以下の通りである．

（1）栄養バランスと食品摂取の偏り

　全国の児童生徒910人を対象とした最近の食事状況調査によると，食塩，脂質は摂取過剰で，食物繊維，カルシウム，鉄は摂取不足が報告されている[5]．食品レベルでは，7〜14歳，15〜19歳の両方の年代で野菜類，果実類，乳類が少ない[6]．またたんぱく質自体は十分にとれているものの，肉類に対して魚介類が少なく，肉類の3分の1か

ら4分の1程度となっている.

(2) 学校がない日の栄養不足

　「学校給食のある日」と「学校給食のない日」とで，児童生徒が摂取している栄養素量について比較を行った研究では，食塩を除き，男女とも，「学校給食のある日」の方がよい栄養摂取状況であったことが明らかとされている[5]．このことは給食のない高校生選手も同様で，お弁当のない夏休み中の食事よりも，お弁当のある平日の食事の方がより適切な栄養摂取となる傾向がある．つまり，栄養バランスを整えた学校給食やお弁当は児童生徒の栄養改善に貢献しているといえる．逆に休日や長期休暇中は，昼食を中心に栄養面を整えることに注力する必要がある．

(3) 朝食の欠食と食べる内容の問題

　平成28〜29年，全国122校の児童生徒18,961人を対象にした調査[7]（以下，平成28〜29サーベイランス）によると，毎日朝食をとる者の割合は，小学校5〜6年生は91.4〜92.1%，中学生は82.1〜84.5%，高校生は77.3〜80.5%となり，学年が上がるにつれ下がる傾向が見られた．特に高校生男子は欠食者の割合が最も多く，4〜5人に1人の割合で朝食を毎日とらない者がいた．朝食の重要性がうたわれる昨今ではあるが，この報告より，いまだにジュニア選手には朝食を毎日とらない者が1〜2割いることが示唆された．朝食をとらない理由の80%ほどが「時間がない」，「食欲がない」という回答であったが，注目すべきことに，小学校5〜6年生，中学生，高校生の回答の中には「太りたくないから」という理由が2〜3%あった．また，小学生の2〜4%，中学生と高校生の6〜8%に「食事が用意されていないから」という回答があった．さらに，朝食時に食べるものを調べた結果では「主食のみ」と回答した児童生徒の割合が最も高く，全体の28.0〜28.8%であった．次いで「主食と主菜のみ」が21.7〜24.9%，「主食と副菜のみ」が18.5〜20.8%であった．つまり主食，主菜，副菜をそろえて食べていない者が全体の68.2〜74.5%いたということである．毎日朝食をとっていたとしても，およそ7割の児童生徒が，必ずしも栄養バランスのよい朝食がとれているわけではないことが示唆された．

(4) 女子選手にヤセ願望の出現

　平成28〜29サーベイランス[7]によると，「やせたいと思っている」者の割合は男子26.8%，女子52.2%であった．この結果から女子児童生徒の2人に1人の割合でやせ願望があることがわかる．学年別にみると，「やせたいと思っている」女子は，小学校5〜6年生で37%，中学生で68.9%，高校生で82.5%であり，中学生からヤセ願望を持つ者が急激に増加することがわかる．極端な低体重は無月経や疲労骨折発症のリスクを高める[8]ことから，発育・発達の著しいジュニア期の選手に対しては，適切な体づくりの重要性を理解してもらうことや，適切な体づくりのための栄養と食事について教育することが重要である．

(5) 夜型生活と睡眠不足

　平成28〜29サーベイランス[7]によると，児童生徒の睡眠時間は，小学4年生まではおよそ9時間，小学校5〜6年生は男子8時間39分，女子8時間31分，中学生は男子7時間30分，女子7時間14分，高校生は男子6時間51分，女子は6時間43分であった．この報告より学年が上がるにしたがって睡眠時間は短くなることがわかった．睡眠時間が少なくなる理由として，「なんとなく夜更かしする」，「宿題や勉強で寝る時間が遅くなる」という回答が多かったが，次いで「ネットで動画を見ている」，「ゲームをしている」，「スマホで誰かと交流している」がどの年代でも多かった．令和2年内閣府の報告[9]では，児童生徒のインターネット利用状況は年々増加しており，平成26年は76.0％であったものの令和元年は93.2％と，この5年間で劇的にインターネットの利用率が増加している．中学生，高校生は部活や学習塾など夕方以降のスケジュールがタイトで睡眠時間の確保が難しくなりやすい上に，スマートフォン，携帯ゲーム機，タブレットなどさまざまな機器からインターネットにアクセスし，動画，SNS，ゲームに夢中になってしまうことが睡眠時間に影響を与えている可能性が高い．心身の健康を維持するためにも，そして運動後の回復を促すためにも睡眠時間の確保は重要であり，これまでよりさらに適切な指導やサポートが求められる．

3. ジュニア選手のための栄養と食事（推奨事項）

　ジュニア選手の食生活の現状と課題をふまえ，適切な栄養摂取に向けた推奨事項を以下にまとめた．

（1）毎食，主食，主菜，副菜，果物，乳製品がそろった食事をとる

　前述の通り，ジュニア選手は運動と成長のために多くのエネルギーと栄養素を必要とする．そのための合理的な食事とは，主食，主菜，副菜（野菜），果物，乳製品の5つの料理区分がそろった食事である（図16-1）．主食は米，パン，めん類，もち，シリアルなどの穀類から成る料理区分である．これらはおもに糖質の供給源で運動時のエネルギー源としての役割がある．主菜は肉類，魚介類，卵類，大豆・大豆製品を材料とするおかずである．おもにたんぱく質と鉄の供給源で筋肉，骨，血液など体づくりの材料となる．副菜は緑黄色野菜，その他の野菜，海藻類，いも類を材料とした野菜料理である．図16-1でいうと煮物，おひたしのほか，付け合わせ生野菜や汁物もこの区分になる．小中学校の家庭科の教科書ではいも類は「おもにエネルギーのもとになる」グループの食品とされているが，この食事形式ではいも類を副菜に含めている．むしろきちんと学校の授業を聞いている小学生はこの部分を混乱しやすいため，最初にしっかりと説明が必要である．副菜はおもにビタミンやミネラルといった微量栄養素や食物繊維の供給源で代謝調節や体調管理に不可欠である．果物は特にビタミンCの供給源である．ビタミンCはコラーゲン形成，抗酸化作用，非ヘム鉄の吸収促進，抗ストレス作用などさまざまな機能が知られている．水溶性ビタミンであるため摂り貯めができないことから，1日の中で頻回に摂取する必要がある．そのため毎食果物を食べることが大切である．乳製品は牛乳，チーズ，ヨーグルトなどであり，体

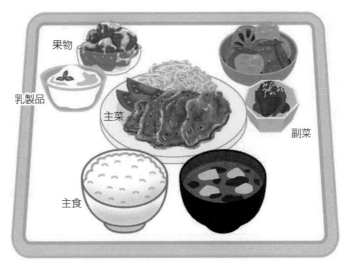

図16-1　主食，主菜，副菜，果物，乳製品のそろった食事（スポーツ選手の食事の基本形）

づくりの材料となるカルシウム，たんぱく質の主要な供給源となるほか，ビタミンB$_2$など成長に不可欠なビタミンの供給源でもある．これら5つの料理区分はそれぞれに重要な役割があるため，ジュニア選手は毎食5つそろえて食べるよう心がけたい．また，外食や購入食でもできる限り5つをそろえる工夫が必要である．なお，この5つの料理区分をそろえた食事にはさまざまな呼称がある．例えば，「スポーツ選手（アスリート）の食事の基本形」や，「スポーツ選手（アスリート）の基本の食事」などである．本稿では「スポーツ選手の食事の基本形」で統一することとする．

(2) 栄養素密度の高い食品を積極的に食べるようにする

　栄養素密度の高い食品とは単位重量あたりに含まれる栄養素の種類と量が多い食品のことを指す．わかりやすくいうと「少量で高栄養な食品」ということである．代表的な食品に，レバー，うなぎ，チーズ，ドライフルーツ（いちじく・アプリコット，レーズンなど），種子類（ごま，松の実，ひまわりの種，エゴマなど）やナッツ（アーモンド，くるみ，カシューナッツなど）などがある．低年齢のジュニア選手は1回に多量の食事をとりきれないことがあるうえ，消化吸収能も十分に発達しているわけではない．そのため，少ない食事でも栄養素密度の高い食品を加えることで効率よく栄養素を摂取することが可能となる．同様に，トレーニング量が多い時期も食欲低下により食事量が減りやすくなったり，消化吸収能が低下しやすくなるため，適宜栄養素密度の高い食品を食事にとり入れるとよい．例えば，ごはんにごまをかける，お弁当にチーズとアーモンドを添える，などである．

(3) 適切な補食をとる

　文部科学省の，児童または生徒1人1回当たりの学校給食摂取基準（以下，学校給食摂取基準）は「学校給食における児童生徒の食事摂取基準策定に関する調査研究協力者会議」によって再検討され，令和2年12月，生徒（12〜14歳）1人あたりの給与

エネルギー量は，それまでの850kcalから830kcalに改めると報告された[10]（令和3年4月1日より施行）．仮に，標準的な体格の男子中学生スポーツ選手が，給食と同じエネルギー量の食事を1日3回とったとすると，1日あたりの総エネルギー摂取量は2,490kcalとなる．一方で，日本人の食事摂取基準（2020年版）では，標準的な体格の男子中学生スポーツ選手の推定エネルギー必要量（EER）を1日あたり2,900kcalとしている．よって給食と同量の食事を1日3回とった場合1日あたり410kcalのエネルギー不足が生じることになる．実際には，さまざまな体格の選手がいて，運動量もさまざまであることからEERも不足するエネルギー量もこの限りではない．しかし，成長に必要なエネルギーと運動に必要なエネルギーの両方を確保する必要があるジュニア選手は，給食のように栄養バランスのよい食事を1日3回とっても，食事だけではエネルギーが不足するリスクがあるといえる．各種栄養素が不足するリスクも同様である．よって，不足分を補うために補食の追加が必要となる．ここでいう補食とは3食ではとり切れないエネルギーや栄養素を補うための食事であり，スナック菓子やチョコレート菓子など嗜好品を食べる機会ではない．補食に適した食べ物としては，エネルギー源やたんぱく質，カルシウムなどが確保できるものがよい．具体的には，おにぎり，サンドイッチ，果物，乳製品などである（図16-2）．また飲み物もできるだけ体づくりやコンディショニングに寄与する栄養素が含まれるものを飲むようにしたい．具体的には，牛乳，ヨーグルトドリンク，豆乳，オーツミルク，アーモンドミルク，果汁100％ジュース，野菜ジュースなどである．糖分入りの清涼飲料水は糖分の過剰摂取につながりやすく，ひいては過体重や肥満の原因となりやすい．ヨーグルトドリンク，果汁100％ジュース，果汁混合の野菜ジュースなども飲み過ぎれば同様に糖分の過剰摂取となるので注意が必要である．

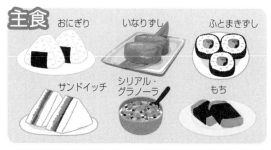
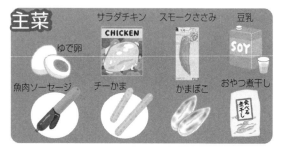
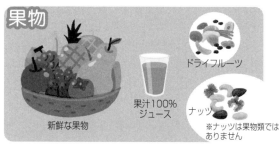
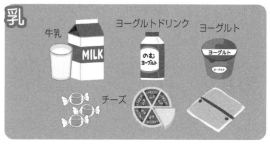

図16-2　ジュニア選手に適した補食内容

（4）しっかりとした朝食をとることが大切

　ジュニア選手の体は多くのエネルギーを要求している．それは，生命を維持するためのエネルギー，日常の生活活動のためのエネルギーのほか，成長のためのエネルギー，そしてスポーツのためのエネルギーである．これは3食しっかりとり，適宜補食を追加することで充足できる．そのため朝食の欠食は成長を障害し，十分なトレーニング量の確保をも障害する．しかし，朝食をとったからといって，ただお腹を満たすだけの内容では十分といえない．栄養バランスのよい朝食が必須であり，特に体づくりの材料となるたんぱく質摂取は重視したい．なぜなら前日のトレーニングによって亢進した筋たんぱく合成は，その後24～48時間にわたって高いレベルを維持することがわかっているためである[11]．このことから，運動翌日の朝食はパンとドリンク程度ですませず，しっかり主食，主菜，副菜，果物，乳製品のそろった「スポーツ選手の食事の基本形」（図16-1）に忠実な朝食をとることが求められる．しかし，忙しい朝にこの食事形式の実践と継続は現実的には難しい．そこで，5つの料理区分をどうしてもそろえられない場合はよい食事を目指すのではなく「悪くない食事」を目指すとよい．「悪くない食事」とはトーストやおにぎりなどの主食に「果物と乳製品を追加した食事」のことである（図16-3）．これにより，パンとドリンクだけの朝食よりもたんぱく質を確保でき栄養素全体の摂取レベルが高まる（図16-4）．

（5）給食はできる限り「おかわり」をする

　これは運動量が著しく多い場合や体を大きくしたい選手向けの推奨事項である．

　学校給食は基本的に児童生徒の人数に合わせて調製されるため，必ずしもおかわりできるわけではない．しかし，残食が出た場合や欠席者が居た場合など，状況によってはおかわりが可能となる日もある．このような場合，特に運動量の多い選手や体を大きくしたい選手は，しっかりおかわりをすることが望ましい．その理由は，通常の1人あたりの給食量ではエネルギー不足となるためである．学校給食における児童生徒1人あたりの給与エネルギー量は身体活動レベル（physical activity level: PAL）II（ふつう）をもとに算出されており，運動に必要なエネルギーが十分に加味されていない．そのため，午後のトレーニング（部活動）のためのエネルギーが足りず，十分なトレーニングが行えない可能性がある．また，低血糖によって脳へのエネルギー不足が生じることで集中力が低下し，ひいては不注意によるケガなど起こりかねない．1日の総エネルギー量も不足しやすく成長を障害するリスクがあることは言わずもがなである．そのため，学校の運動部活動を行っているジュニア選手は給食で主食を中心にしっかりおかわりし，午後のトレーニング（部活動）に備える必要がある．なお，学校給食のない高校生は，十分な主食を含むお弁当を持参する必要がある．

（6）トレーニング（部活動）前にエネルギーを補給する

　これはクラブチームに所属する選手や高校生選手向けの推奨事項である．

　クラブチームに所属する選手は，下校後いったん帰宅してトレーニングに向かうか，もしくは学校から直接トレーニング場に向かうケースが多い．そのため自宅または移動中に運動前のエネルギー補給が可能である．また，高校生選手は中学生選手と比較

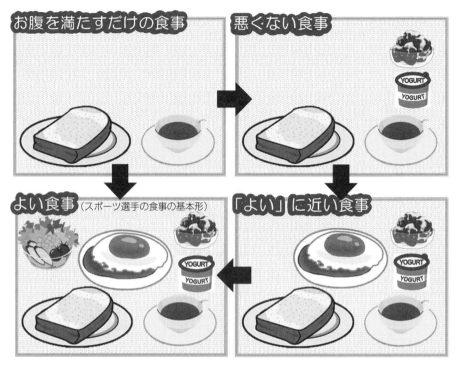

図16-3　お腹を満たすだけの食事，悪くない食事，よいに近い食事，よい食事

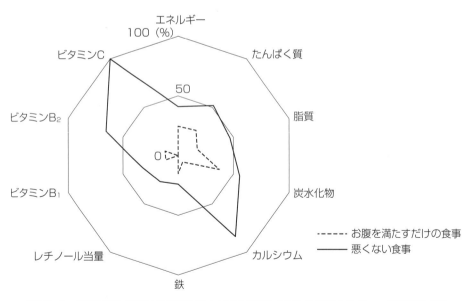

図16-4　お腹を満たすだけの食事と悪くない食事の1食あたりのエネルギー・栄養素達成率

して，学校内での飲食の自由度が高いため，同様に午後のトレーニング（部活動）の前にエネルギー補給できる．先述の通り，特に中学生は学校給食の給与エネルギー量だけでは不十分であるため，補給タイミングが確保できる選手はトレーニング前にエ

ネルギーを補給することが望ましい．タイミングはトレーニングの1時間程度前がよい．しかし，高校生の場合，授業終了から午後の部活動の開始まで30分程度しか時間がとれないことが多い．そのため午後の授業が終わり次第すぐにエネルギーを補給することが望ましい．飲食する内容は，おにぎり，パン，バナナ，エネルギーゼリーなど運動時のエネルギー源となる糖質を多く含むものがよい．このことにより，運動中の低血糖を予防し，長時間に渡る高強度運動の継続が可能となる．また，脳へのブドウ糖供給も維持されるため集中力低下も防げる．ひいては，不注意による事故も低減できる可能性が高まる．さらに，事前の十分な糖質補給によりたんぱく質の節約効果（たんぱく質の酸化分解の抑制）が期待できる．

(7) トレーニング後できるだけ早く良質のたんぱく質を含む食事をとる

運動後早期に糖質とたんぱく質を補給することで疲労回復を促進する[12]ことが知られている．また，運動直後のたんぱく質摂取は体たんぱく質の蓄積を促進する上で効果的な方法であることが複数の文献から報告されている[13-15]．そのため，トレーニングが終了したらできるだけ早く帰宅し，良質のたんぱく質を含む「スポーツ選手の食事の基本形」で食事をとるようにしたい．なお，遠距離通学をしている高校生選手や，練習会場が自宅から離れた場所にあるクラブチームの選手の場合は，トレーニング後速やかに夕食をとることは難しい．このような場合はたんぱく質を含む補食をとるとよい．内容は，さけや鶏五目のおにぎり，チキンやチーズが使用されたサンドイッチ，牛乳，ヨーグルトドリンク，豆乳などがよい．

4. ジュニア選手の栄養教育

ジュニア期に身に付けた食知識や食習慣は，良くも悪くも後の競技人生に強く影響を及ぼす．例えば，疲労骨折の既往歴のあるスポーツ選手421人を対象とした研究で，疲労骨折の好発年齢は16～17歳と報告されている[8]が，これは骨量が急速に増加する中学校期の食生活に影響を受ける可能性があると指摘されている．そのためジュニア選手には，適切な時期に適切な栄養教育を行い，栄養と食に関する知識と態度を養成し，自身の身体と食生活について自己管理能力を高めるよう導くことが望ましい．

(1) 適切な時期に適切な内容で栄養と食に関する知識を身に付けさせる

図16-5に，年代別の栄養教育内容（到達目標）をまとめた．ピラミッドの頂点は大学生，社会人など大人の選手である．その下に高校生年代，中学生年代，小学生年代が続く．おもな栄養教育の実施対象は高校生以下であり，中学生以下の選手は基本的な内容，高校生選手には応用的な内容となっている．具体的には以下の通りである．

[中学生・小学生選手]
1) スポーツ選手の食事の基本形（主食，主菜，副菜，果物，牛乳・乳製品をそろえた食事）を理解し実践できる
2) 朝食の重要性を理解し適切にとれる
3) 補食の重要性を理解し適切にとれる（内容，量，タイミング等）

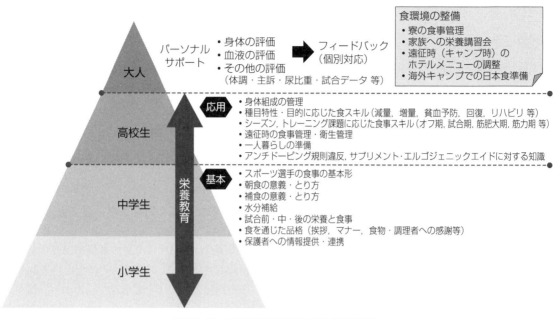

図16-5　年代別の栄養教育内容（到達目標）

4) 熱中症予防の知識を持ち適切に水分補給ができる

5) 試合前，試合中，試合後に適切な栄養補給ができる

6) 食を通じた品格形成（挨拶，マナー，食物・調理者への感謝，環境への配慮等）

7) 保護者への情報提供・保護者との連携

[高校生選手]

1) 体重・身体組成を適切に管理できる

2) 種目特性，目的に応じた食スキルを身に付ける（減量，増量，貧血予防，回復促進，リハビリ等）

3) シーズン，トレーニング課題に応じた食スキルを身に付ける（オフ期，試合期，筋肥大期，筋力期，パワー期 等）

4) 遠征（国内・海外）にて適切に食事管理・衛生管理ができる

5) 一人暮らしでの食生活が適切に運営できる

6) アンチドーピング規則違反を防ぐための知識がある

7) サプリメント，エルゴジェニックエイドに対する知識を持ち適切に利用できる

　栄養教育の方法には，レクチャー，演習，実習，個人面談，教育媒体（紙媒体・SNS・オンデマンド等）の作成・共有などがあり，適宜用いるとよい．いずれもできるだけ保護者同席で実施すると親子で同じ知識を共有でき効果的である．

　十分な栄養の知識が身に付き，適切な食行動の実践と習慣化が達成された場合，その先はしっかりとしたパーソナルサポートが望ましい．すなわち，体重・身体組成の測定結果，血液検査結果，尿浸透圧測定結果，食事調査結果等の各種パラメーターの変化を注視し，それに基づき個別に対応をするのがよい．

（2）セルフチェックの習慣を身に付けさせる

　栄養の良し悪しを評価する最も重要な指標は体重である．例えば中学生選手の場合，適切に栄養補給がなされれば1カ月に0.192〜0.425kgの体重増加が自然にみられる[1]．言い方を変えれば，体重減少が起きた場合は明らかに食事が不足していることがわかる．このような場合は，食事量を増加させる等適切な対応が必要となる．そのため，ジュニア期より毎日の体重を測定する習慣を身に付けたい．身体組成（体脂肪率）を評価できるとなおよい．体重の測定は起床時排尿後に行う．また測定条件を統一するために毎日同じ着衣で測定するのがよい．

　体重と同様に毎日の食事の記録も習慣化させたい．毎日何を食べたか記録し，体重の変化や体調とすり合わせて確認することで，自身の体調管理に役立つためである．できれば定期的に公認スポーツ栄養士よりフィードバックがあることが望ましい．食事の記録は巻末の「食事のセルフチェックシート」[16]を用いるとよい．

　なお，近年はクラウドサービスやアプリを用いて毎日の体重，体調，食事を記録する方法が多数公開されている．こういったものはデジタルネイティブ世代にはむしろ紙の記録表よりも受け入れられやすい．また入力方法も簡単であり，記録する項目も追加したり，削除したりとカスタマイズも可能である．インターネットを介して送受信するため，遠隔サポートでも素早くフィードバックできるという利点もある．さらには蓄積データをCSVに落とすことも可能なものもある．そのため，こういったサービスを利用するのもひとつの方法である．ただし注意点としては「できるだけ入力項目を少なくすること」があげられる．こういった取組みは継続が重要である．しかし，入力項目が多くなり，入力に時間を要するようになると継続が難しくなる．多忙な選手ならなおさらである．クラウドサービスやアプリは初期設定で魅力的な項目が多数ある．しかし，できるだけ知りたい情報を少数に絞って運用することが重要である．

［文　献］

1) 文部科学省：令和2年度学校保健統計調査　https://www.mext.go.jp/content/20210728-mxt_chousa01-000013187_1.pdf
2) Larson NI, Neumark-Sztainer D, et al.: Family meals during adolescence are associated with higher diet quality and healthful meal patterns during young adulthood. J Am Diet Assoc, 107: 1502–1510, 2007.
3) Neumark-Sztainer D, Eisenberg ME, Fulkerson JA, et al.: Family meals and disordered eating in adolescents, longitudinal findings from project EAT. Arch Pediatr Adolesc Med, 162: 17–22, 2008.
4) 森脇弘子，岸田典子，上村芳枝ほか：女子学生の健康状況・生活習慣・食生活と小学生時の食事中の楽しい会話との関連．日本家政学会誌，58: 327–336, 2007.
5) 文部科学省学校給食摂取基準策定に関する調査研究協力者会議：学校給食摂取基準の策定について（報告）https://www.mext.go.jp/a_menu/sports/syokuiku/1405481.htm
6) 厚生労働省：令和元年国民健康・栄養調査報告　https://www.mhlw.go.jp/stf/seisakunitsuite/bunya/kenkou_iryou/kenkou/eiyou/r1-houkoku_00002.html
7) 日本学校保健会：平成28〜29年度児童生徒の健康状態サーベイランス事業報告書　https://www.gakkohoken.jp/book/ebook/ebook_H290070/index_h5.html#1

8) 大須賀穣，能瀬さやか：アスリートの月経周期異常の現状と無月経に影響を与える因子の検討．日本産婦人科学会雑誌，68（4号付録）：4-15, 2016.

9) 内閣府：令和元年度 青少年のインターネット利用環境実態調査調査結果（速報） https://www8.cao.go.jp/youth/kankyou/internet_torikumi/tyousa/r01/net-jittai/pdf/sokuhou.pdf

10) 文部科学省：学校給食における児童生徒の食事摂取基準策定に関する調査研究協力者会議．学校給食摂取基準の策定について（報告） https://www.mext.go.jp/content/20201228-mxt_kenshoku-100003354_01.pdf

11) Phillips SM, Tipton KD, Aarsland A, et al.: Mixed muscle protein synthesis and breakdown after resistance exercise in humans. Am J Physiol, 273: E99-E107, 1997.

12) Ivy JL, Goforth Jr HW, Damon BM, et al.: Early postexercise muscle glycogen recovery is enhanced with a carbohydrate-protein supplement. J Appl Physiol (1985), 93: 1337-1344, 2002.

13) Moore DR, Robinson MJ, Fry JL, et al.: Ingested protein dose response of muscle and albumin protein synthesis after resistance exercise in young men. Am J Clin Nutr, 89: 161-168, 2009.

14) Tipton KD, Borsheim E, Wolf SE, et al.: Acute response of net muscle protein balance reflects 24-h balance after exercise and amino acid ingestion. Am J Physiol Endocrinol Metab, 284: E76-E89, 2003.

15) Churchward-Venne TA, Murphy CH, Longland TM, et al.: Role of protein and amino acids in promoting lean mass accretion with resistance exercise and attenuating lean mass loss during energy deficit in humans. Amino Acids, 45: 231-240, 2013.

16) 早稲田大学スポーツ栄養研究所編 田口素子責任編集：アスリートの栄養アセスメント．第一出版，pp. 164-165, 2017.

Chapter **17**

特殊環境〈高所・寒冷地〉

松本　恵

●この章で学ぶこと
・高所や寒冷地での競技では日常的な環境とは大きく異なるうえに，試合シーズンと
強化期の生活拠点を大きく移動することがあり，生活状況を制限されることも多い
・ここでは高所や冬季スポーツの寒冷地での競技の特徴と食環境，必要な栄養摂取に
ついて概説したい
●事前学習
・高所や寒冷地で行われるスポーツの種類について調べておこう
・自身の生活する環境やトレーニング，試合が実施される地域の気候や海抜を調べて
おこう
●事後学習
・高所や寒冷地での競技に必要な食事について考えてみよう
・特殊環境での試合やトレーニング計画に合わせて栄養摂取の準備を考えてみよう

1. 高所環境

（1）高所の身体への影響

　高所とは一般的に標高2,000m以上の環境のことをいい，冬季スポーツが行われる
山岳部や，南アメリカのメキシコシティ，アフリカのアディスアベバなどの都市も含
まれる．標高の高い環境では，標高の低い都市部よりも低気圧となり，低酸素，低湿
度の環境となる．標高が高くなればなるほど，身体への影響は大きくなり，1週間の
高所滞在で1.4kgの体重が減少したことも報告されている[1,2]．体重が減少する要因と
して，低酸素環境への適応で心拍数が上昇し，消費エネルギー量が10～17%上昇す
ることが挙げられる[3]．このとき，グリコーゲンの消費が増加することが報告されて
おり，就寝中にもエネルギーの消費量は増加するといわれている[4]．低酸素の影響は，
一過性の酸素不足によって，息切れ・頭痛・疲労感・めまいなどがおき，急性で重篤
な場合は意識障害や，循環器に重大な支障をきたす場合もある[5]．低酸素の環境へは
徐々に高度を上げることや，急激な激しい運動を避けるなどの対応が必要となる．ま
た，高所では湿度が低く，乾燥の激しい環境であることが多い．低気圧や寒冷である
ことと相まって利尿作用が促進され脱水症状を誘発することも懸念される．また，乾

表17-1　高所での体調変化と栄養摂取の工夫

チェック項目	指標となるもの	高所滞在による影響	栄養摂取の工夫
心拍数	高所順化や疲労度	起床時・運動時↑, 順化で戻る	糖分の消費量が増加するので, 主食の増量や補食, ドリンクで通常の10%程度増量する
血中酸素飽和濃度	高所順化	起床時に高所滞在初期↓, 順化で戻る	過剰摂取にならないように留意しながら, 鉄分の摂取に留意する.
血中乳酸濃度	高所順化や疲労度	高所滞在初期同一の運動強度で↑	グリコーゲンの回復のため, 運動後の速やかな糖分の摂取に留意する.
尿比重	脱水	高所滞在初期脱水に伴い↑	こまめな水分補給. 食事での汁物や野菜, 果物からも水分を十分に補給できるように留意する.
睡眠の質	高所順化や疲労度	高所滞在初期眠りが浅くなりやすい	睡眠の質をよくするために, 夕飯は消化のよい献立を工夫し, 早めに摂取する.

燥と寒冷の両方がある環境では上気道の感染症の罹患の危険も高まる[6]. 表17-1に高所での体調の変化で留意する点をまとめたので, 体調をチェックしながらトレーニング強度, 食事や補食, 飲料の摂取を調整するとよいだろう.

(2) 高所トレーニングとは

　高所では低酸素であるため, 心肺機能への負担が大きく, 標高の低い環境でのトレーニングよりも短時間の低い負荷のトレーニングでも, 有酸素トレーニングの負荷を強めることができる[7]. また, 低酸素環境への適応として, 造血反応が刺激され, 赤血球産生が促進され, 血液中のヘモグロビン量が増加することが報告されている[8]. そのため, 低所の地域に戻った時の酸素運搬能力が増強され, 持久系パフォーマンスの向上が期待される[9]. この生体反応を利用したトレーニングが高所トレーニングの基本的な考え方となる. 高所トレーニングは, 1,500〜3,000mの自然な高度で継続的に生活し, トレーニングを行う, 「リビングハイ・トレーニングハイ (LHTH)」が一般的であったが[10], 近年では, 宿泊施設を標高2,000〜2,500mの高所に置き, トレーニングは1,500m程度, 標高を下げて行うという, 「リビングハイ・トレーニングロー (LHTL)」を実施する場合もある[11]. また, 高所環境におけるトレーニング合宿は, 2〜6週間の範囲で1年を通して複数回繰り返される場合が多いが, 高所に移動してのトレーニングには時間の制約や競技, 宿泊の環境を整える必要があるため, 「低酸素ルーム」や競泳競技では「低酸素プール」などを利用するトレーニング方法も研究されるようになってきた[12].

(3) 高所トレーニングの準備

　高所トレーニングを効率的に行うためにも, コンディションを崩さないためにも, 高所への移動の前に十分な体調管理と栄養摂取を準備する必要がある. 特に, 高所での低酸素環境に適応するためにも, 造血反応による鉄の需要の増加に備えるためにも, 鉄栄養状態が良好であることが重要である. 十分な貯蔵鉄の増加には数週間から数カ月要する場合もある[13]. 高所トレーニングの数週間前には貧血の血液検査を実施し, 鉄栄養状態を確認しておくとよいだろう. 高用量の鉄分の摂取と高強度のトレーニン

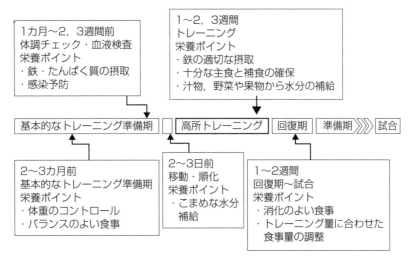

図17-1　高所トレーニングの計画と栄養摂取の留意点

グによる体内での炎症の増加はヘプシジンの上昇を伴い，鉄の消化管での吸収抑制が起こる[14-16]．炎症性の疾患でも同じく鉄の吸収は阻害され，さらには高所環境への適応も損なわれると考えられている．貧血の血液検査と合わせて，健康診断を行い，炎症性の疾患やケガのある選手は高所トレーニングの計画を変更しなければならない[14]．また，高所トレーニング後は過度な疲労の蓄積が起こらないよう，1〜2週間のテーパリング期間や，次の高所トレーニングまでは8週間以上の間隔を空けることが推奨されている[17]．一方で，高所トレーニングの効果を最大限に発揮できる試合のタイミングに関しては競技の種類や強度，個人差も大きくさまざまな見解がある[18]．このため，高所トレーニングは，年間スケジュールの中で十分な期間を設けて準備し，計画的に実施する必要がある（図17-1）．栄養管理の準備では，赤血球やヘモグロビンの増加には鉄だけでなく，適正なたんぱく質の摂取とビタミンB_{12}や葉酸の摂取も必要と考えられており，バランスのよい食事による体調管理に努めるべきである（Chapter 8参照）．さらに，高所では乾燥や高強度トレーニングによる脱水症状の危険も高まる．高所への移動の前には水分やミネラルの摂取に留意し移動中にもこまめな水分補給で備えるとよいだろう．

(4) 高所での栄養管理

　高所では，体重，特に筋グリコーゲンの減少を防ぐために，十分な糖質の摂取が必要である．また，トレーニング負荷量の増加に伴い，エネルギー摂取量の増量を考慮しなければならない．高所トレーニング中の利用可能エネルギー不足は造血反応を低下させ，疲労からの回復を遅らせることが報告されている[19]．また，高所トレーニング中では，一過性に造血反応で必要とする鉄が増加し，その必要量は1日に14mg以上とする報告もある[5]．高所での食事では十分な食事量と鉄を中心とした微量栄養素を高密度に含む栄養価の高い食事内容が望まれる．一方で，高所では低酸素環境への適応や高強度のトレーニングによる疲労から胃腸不良を伴いやすいため，消化がよく

食欲が増進される食事献立の工夫も必要である．また，感染対策や合宿生活による食中毒予防のためにも適切な衛生管理による食環境整備が強く望まれる．

2. 寒冷環境

(1) 寒冷環境と人体

　寒冷環境では，人の身体は体温が低下しないように末梢血管の収縮や寒冷ふるえなどの体温調節反応が起こり，それに付随してさまざまな生理的・心理的負担も生じる．末梢血管が収縮し，血圧が上昇，手足の末梢部（指先）の血液循環が著しく阻害され，筋肉の動きがにぶくなり，運動機能にも影響を及ぼすとされている[20]．また，冷たい空気を大量に吸入することで気管支の炎症が起こりやすくなり，気管支の慢性疾患や上気道感染症を悪化させることもある[21]．心理的ストレスでは，身体の内部の温度が低下すると，警戒心や論理的思考力が低下することも知られており，競技やトレーニング中の判断能力，心理にも影響があるかもしれない．

　寒冷に対する体温調節では，体内の水分保持にも大きく影響する．外気温の低下に対して，体温を保持するために，体水分を低下させる反応が起き，排尿の回数が増える．低気温では水分摂取の機会も低下し，気づかないうちに脱水が進行する危険も高まる．また，間接的な影響としては，防寒対策として着用する防寒服（具）のかさばりや重量増加によってパフォーマンスを低下させたり，心理的なストレスが生ずる場合もある．

(2) 寒冷環境でのスポーツ

　寒冷環境，冬季の競技スポーツとしては，山岳地帯や降雪のある緯度の高い地域で行われる各種スキーやスノーボード，ボブスレーなどの競技と，氷上で行われる各種スケート，アイスホッケー，カーリングなどの競技の大きく2種類に分けられる．各競技の特性としては，スケート競技では特にフィギュアスケートなど審美的要素が競技成績に大きく影響することが考えられ，体重コントロールがコンディショニングのポイントとなる[22]．一方で，アルペンスキー，ボブスレー，リュージュの選手は十分な筋肉量を必要としており，選手によっては増量を希望することもある．スピードスケート競技では，競技時間が数十秒から数分の瞬発力と筋持久力の両方を必要とし，クロスカントリースキーでは競技時間が十数分以上の長時間という種目もあるため，高い持久力を必要とする[23]．いずれの競技にしても，寒冷環境であることが身体に大きな影響を与えるため，特殊環境ではない環境での身体活動で必要とされる栄養学的な配慮に加えて，留意するポイントが増える．さらにスキーやスノーボードなどの雪上競技では高所環境の影響も合わせて考慮する必要がある[24]．

(3) 寒冷環境での栄養摂取

　多くの冬季スポーツのトレーニングや試合が実施される寒冷環境では，低温に対する体温保持のための代謝の変化が起きる．外部環境の気温が低いと，体表面と体深部の温度差が生じ，体温の上昇を図るためにエネルギー消費が増加するためである（表

表17-2　冬季競技の遠征時に便利な携帯品

	物品例	備考
保温のための ツール	魔法瓶	温かいスープや飲み物を試合 会場に持ち込むことができる
	サーモマグ	
	保温袋	
お湯をそそいで食 べられる携帯食品	アルファ米	白米，炊き込みご飯など
	粉末みそ汁・スープ	小袋を用意
	粉末ジュース	葛湯やレモン果汁粉末もよい
乾燥・寒冷対策	のどあめ	乾燥対策として部屋における 簡易の加湿器なども用意する とよい
	カイロ	
	マスク	
	ティッシュペーパー	

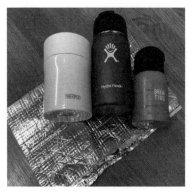

17-1)[3]．トレーニング量に合わせて，食事量，特に主食や補食での糖質量を適切に確保し，エネルギー摂取量を調整する必要がある．また，寒さによる身震いや震えは筋肉のグリコーゲンの消費を上昇させることも知られており[25]，23℃前後の環境でのトレーニングよりも糖質の消費量が多いことが考えられる．また，寒冷環境下では体温の低下を防ぐために，利尿作用が高まり，体水分の保持率が低下するが[26]，寒さのために飲水量を控えてしまう選手も少なくない．しかし，寒冷環境下でも一般的な環境下と比べて発汗量は低下するが，1kmを5分ペースのジョギングでも500mL/1時間の発汗があることが報告されており[27, 28]，トレーニングを2時間継続すると，体重の2%を超える脱水は十分に起こる可能性がある．寒冷環境下でのトレーニング中では糖質と水分の両方を効率的に補給するために，糖質と電解質が含まれる飲料を用意するとよいだろう．糖質濃度は水分吸収効率のよいとされる2〜8%濃度の範囲でも高めのものを選択することや，サーモカップなどを活用して，高い温度のホットドリンクで体温を下げずに水分補給する工夫をするとよいだろう（表17-2）．

（4）寒冷環境での食環境整備

　冬季スポーツのトップ選手はトレーニング環境を求めて，または，ワールドカップ連戦などのために，長期間にわたって海外に滞在することが多い．また，冬季競技は装具や衣類も多く荷物がかさむため，海外遠征時には十分な日本食の持ち出しができないことが多い．そのため，長期にわたって食環境が整わず，数カ月間にわたって日本食を口にできないことも多い．日本の冬季スポーツ選手のトップ選手に行った食環境調査アンケートでは，栄養サポートに要望されたオリンピックで用意してほしい献立の1位はみそ汁，2位は白飯であった．白飯はパンやシリアルなどのほかの主食に対して，高糖質，低脂質の食品であり，スポーツ選手にとっては高糖質食のための効率的な食品といえる．この白飯を入手することが困難な欧米の遠征中には日本人選手において，体重減少やコンディションを崩すことが報告されている[29]．選手が長期に遠征しなくてはならない場合は，欧米での食環境でも高糖質食を実施するために，パンやパスタ，いも類を組み合わせて摂取し，十分なエネルギー量を摂取できる食品の

選択ができるように，選手への栄養教育が重要である．

　また，雪上のスポーツでは，競技会場が都市部から離れているだけでなく，傾斜のあるレースコースや森の中のコース設計のため，水分や栄養補給ブースが十分に設置されていない場合が多い[24]．また，雪上競技の場合は，天候の悪化により，日常のトレーニングはもちろん，試合や試合前の公式練習日程の変更がたびたびある．試合会場で，数時間にわたり，天候を待つこともあり，貯蔵グリコーゲンが減少し，疲労も蓄積している状態でレースが再開されることもある．実際，アルペンスキーやスノーボードの傷害発生率は午後遅い時間に多く発生していることが報告されている[30]．栄養サポートスタッフは，天候やスケジュールを十分に考慮して，栄養補給計画を準備することが重要である．さらに，寒冷下では，飲料の温度を飲用可能な温度に保っておく工夫が必要である．

［文　　献］

1) Butterfield GE: Maintenance of body weight at altitude: In search of 500 kcal/day. In: Marriott BM, Carlson SJ, Eds.: Nutritional needs in cold and in high-altitude environments. National Academy Press, pp.357-378, 1996.

2) Butterfield GE: Nutrient requirements at high altitude. Clin Sports Med, 18: 607-621, 1999.

3) Mawson JT, Braun B, Rock PB, et al.: Women at altitude: energy requirement at 4,300 m. J Appl Physiol (1985), 88: 272-281, 2000.

4) Brooks GA, Wolfel EE, Groves BM, et al.: Muscle accounts for glucose disposal but not blood lactate appearance during exercise after acclimatization to 4,300 m. J Appl Physiol (1985), 72: 2435-2445, 1992.

5) Stray-Gundersen J, Hochstein A, deLemos D, et al.: Failure of red cell volume to increase to altitude exposure in iron deficient runners. Medicine and Science in Sports and Exercise, 24: S90, 1992.

6) Hanstock HG, Walsh NP, Edwards JP, et al.: Tear Fluid SIgA as a Noninvasive Biomarker of Mucosal Immunity and Common Cold Risk. Med Sci Sports Exerc, 48: 569-577, 2016.

7) Saunders PU, Pyne DB, Gore CJ: Endurance training at altitude. High Alt Med Biol, 10: 135-148, 2009.

8) Levine BD, Stray-Gundersen J: Point: positive effects of intermittent hypoxia (live high:train low) on exercise performance are mediated primarily by augmented red cell volume. J Appl Physiol (1985), 99: 2053-2055, 2005.

9) Saunders PU, Telford RD, Pyne DB, et al.: Improved running economy and increased hemoglobin mass in elite runners after extended moderate altitude exposure. J Sci Med Sport, 12: 67-72, 2009.

10) Friedmann-Bette B: Classical altitude training. Scand J Med Sci Sports, 18: 11-20, 2008.

11) Wilber RL: Application of altitude/hypoxic training by elite athletes. Med Sci Sports Exerc, 39: 1610-1624, 2007.

12) Czuba M, Wilk R, Karpiński J, et al.: Intermittent hypoxic training improves anaerobic performance in competitive swimmers when implemented into a direct competition

mesocycle. PLoS One, 12: e0180380, 2017.

13) Matsumoto M, Hagio M, Katsumata M, et al.: Combined heme iron supplementation and nutritional counseling improves sports anemia in female athletes. Ann Sports Med Res, 2: e1036−e1042, 2015.

14) Garvican-Lewis LA, Govus AD, Peeling P, et al.: Iron Supplementation and Altitude: Decision Making Using a Regression Tree. J Sports Sci Med, 15: 204−205, 2016.

15) Kong WN, Gao G, Chang YZ: Hepcidin and sports anemia. Cell Biosci, 4: 19, 2014.

16) Hauser A, Troesch S, Steiner T, et al.: Do male athletes with already high initial haemoglobin mass benefit from 'live high-train low' altitude training? Exp Physiol, 103: 68-76, 2018.

17) Robertson EY, Saunders PU, Pyne DB, et al.: Reproducibility of performance changes to simulated live high/train low altitude. Med Sci Sports Exerc, 42: 394−401, 2010.

18) Prommer N, Thoma S, Quecke L, et al.: Total hemoglobin mass and blood volume of elite Kenyan runners. Med Sci Sports Exerc, 42: 791−797, 2010.

19) Heikura IA, Burke LM, Bergland D, et al.: Impact of Energy Availability, Health, and Sex on Hemoglobin-Mass Responses Following Live-High-Train-High Altitude Training in Elite Female and Male Distance Athletes. Int J Sports Physiol Perform, 13: 1090−1096, 2018.

20) Castellani JW, Young AJ, Ducharme MB, et al.: American College of Sports Medicine position stand: prevention of cold injuries during exercise. Med Sci Sports Exerc, 38: 2012−2029, 2006.

21) 澤田晋一：寒冷作業環境のリスクマネジメント．産業医学ジャーナル，32（4）：31-38, 2009.

22) Meyer NL, Parker-Simmons S: Winter sports. In: Burke LM, Ed.: Practical sports nutrition. Human Kinetics, pp.335−358, 2009.

23) Rusko H: Training for cross-country skiing. In: Rusko H, Ed.: Handbook of sports medicine and science: cross-country skiing. Blackwell Science, pp.62−100, 2003.

24) Tesch PA: Aspects on muscle properties and use in competitive Alpine skiing. Med Sci Sports Exerc, 27: 310−314, 1995.

25) Haman F, Blondin DP, Imbeault MA, et al.: Metabolic requirements of shivering humans. Front Biosci (Schol Ed), 2: 1155−1168, 2010.

26) Milledge JS: Salt and water control at altitude. Int J Sports Med, 13: S61−S63, 1992.

27) Pandolf KB, Cadarette BS, Sawka MN, et al.: Thermoregulatory responses of middle-aged and young men during dry-heat acclimation. J Appl Physiol (1985), 65: 65−71, 1988.

28) Young AJ, Sawka MN, Epstein Y, et al.: Cooling different body surfaces during upper and lower body exercise. J Appl Physiol (1985), 63: 1218−1223, 1987.

29) NTC大倉山2013年度栄養サポート活動報告書．

30) Brouns F, Saris WH, Ten Hoor F: Nutrition as a factor in the prevention of injuries in recreational and competitive downhill skiing. Considerations based on the literature. J Sports Med Phys Fitness, 26: 85−91, 1986.

Chapter 18

免疫機能と栄養

松本　恵

●この章で学ぶこと
・適切な運動習慣は免疫機能を賦活して，感染症の罹患リスクを軽減したり，腸内細菌叢を改善し，おなかの調子を良くしたりすることが知られるようになってきた．一方で，厳しいトレーニングを繰り返すスポーツ選手では，身体的・心理的ストレスで免疫機能が低下し，重要な試合時に感染症に罹患する例も少なくない．この章ではスポーツ選手と免疫機能の関係，栄養摂取による感染症予防や腸内免疫機能の改善効果とコンディショニング方法について解説する
●事前学習
・免疫機能について基本的な知識を調べておこう
・自身のおなかの調子，食事内容をまとめておこう
●事後学習
・プロバイオティクス・プレバイオティクス食品にどんなものがあるか身近な食品を調べてみよう
・自身のおなかの調子や免疫機能の賦活のための食事内容や年間スケジュールに合わせた摂取方法を考えてみよう

1．免疫機能の基本知識

（1）免疫とは

　体内に侵入したウイルスや細菌のような病原体に対して，自身の身体を正常に保つために，体外異物を認識し排除する仕組みのことで，体内に侵入した病原体を貪食する白血球（好中球，マクロファージなど），病原体を排除する抗体を作るB細胞，B細胞が抗体を作るのを助けるヘルパーT細胞，感染した細胞ごと病原体を排除するキラーT細胞などの細胞が関与する（図18-1）．これらの免疫にかかわる細胞は骨髄にある造血幹細胞で生成されたり，一部，胸腺でも増殖，成熟する．免疫細胞はリンパ液から血液を介し，全身へ運ばれ，白血球の一部はリンパ節や血液中で病原体を貪食作用で無毒化するが，7割近くが消化器官に分布される．腸は常に摂取した食物や水分に混入する体外異物にさらされ，感染リスクの高い部位なので，粘膜細胞に免疫組織が配置され，腸管の粘液には抗体が分泌される．また，そのほか脾臓でもリンパ球

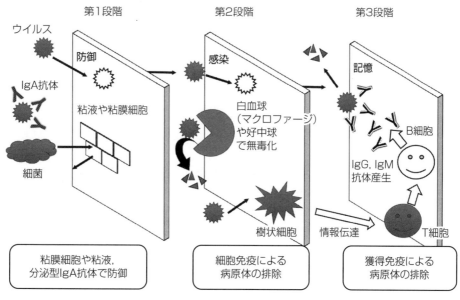

第1段階　　　　　　　第2段階　　　　　　　第3段階

ウイルス

防御

IgA抗体

粘液や粘膜細胞

細菌

感染

白血球
（マクロファージ）
や好中球
で無毒化

記憶

B細胞

IgG, IgM
抗体産生

樹状細胞　　　情報伝達　　　T細胞

粘膜細胞や粘液,
分泌型IgA抗体で防御

細胞免疫による
病原体の排除

獲得免疫による
病原体の排除

図18-1　免疫の仕組み

や抗体が生成され，免疫機能を助けている．

（2）免疫と感染リスク

　免疫にはウイルスや細菌の侵入に対して防御する第1機能と，防御が間に合わず病原体が体内に侵入してしまい増殖して，いわゆる感染となってから排除しようと戦う第2機能の2段階がある．感染してから免疫細胞が活動し，病原体を排除しようとすることが免疫反応で，このときに病原体に対して作られる抗体などの記憶が獲得免疫として，同じ病原体に感染しにくくなる．このしくみを利用したものがワクチンである．感染して免疫反応が起こると，消化管では嘔吐や下痢で病原体を排除しようとしたり，白色細胞の貪食作用が起こると炎症を伴うため，発熱したりリンパ節のある関節で痛みが生じたり，のどや鼻腔粘膜の炎症による咳やのどの痛み，鼻汁，くしゃみが伴ったりする．感染してしまってからの免疫反応は体調を著しく崩す原因となるため，スポーツの現場では，防御機能を強化して，感染しないことが重要である[1-3]．防御機能の代表として，口腔や鼻汁，腸管に分泌される粘液に含まれるIgA抗体がある．IgA抗体は粘液中でウイルスや細菌に付着して排泄するのを助けたり，細胞免疫機能を賦活する働きがあり，感染予防の最前線といえる[4]．IgAの唾液への分泌量が低下すると，上気道感染症に罹患するリスクが高まることが知られており，IgAの分泌を増加させるメカニズムの研究が進められてきた[5]．

2. 腸内環境と免疫

（1）腸管のバリア機能

　鼻や口腔から体内へ侵入したウイルスは粘液によって粘膜細胞へ直接触れないよう

に防御されているし，胃酸は病原菌を無毒化するためにも機能している．これらの防御機能を超えて，ウイルスや病原菌が小腸や大腸に到達してしまい，栄養素や水分とともに体内へ侵入しないよう，腸壁にはパイエル板という免疫細胞が集まっている組織があり，抗体の産生・分泌によって，感染を予防している．パイエル板から分泌される代表的な抗体のIgAやその後の免疫応答には，経口摂取した食物繊維成分やオリゴ糖，乳酸菌などの腸内微生物や発酵食品が消化管の免疫細胞に働きかけることが明らかとなってきた[6,7]．

(2) 腸内菌叢と構成プロファイル

小腸や大腸といった消化管には，胃で消化され徐々に栄養が吸収された食べ物の残りの他に腸内細菌が生息している．特に大腸には1,000種類100兆個の細菌が生息しており，異なる種類同士で互いに影響し合い，腸内細菌叢という一種の生態系を形成している．この腸内細菌叢は大きく分けて3つの勢力で構成されていて，その内訳は免疫機能の賦活や腸内環境を改善する善玉菌や病原菌や毒素を分泌する悪玉菌と，それらの優勢な方に加勢する日和見菌に分けられる[8]．腸内環境がよい状態とは，これらの存在比が最適であることと，構成プロファイルが多様であるということがわかってきている．腸内細菌叢の構成プロファイルのバランスが崩れたり，多様性が小さくなると，免疫機能の低下をはじめとして，アレルギー症状の悪化や肥満，生活習慣病の原因のひとつとなり，宿主の健康状態にも影響を与える[9]．腸内細菌叢は体外から摂取したウイルスや病原細菌，身体的ストレス，病気や炎症，加齢などによって影響を受ける[10]．

(3) プロバイオティクス・プレバイオティクス

腸内細菌叢の勢力バランスを効率的に整えるにはプロバイオティクスやプレバイオティクスの摂取が有効とされている．プロバイオティクスは代表的なものに乳酸菌やビフィズス菌などの微生物があり，プレバイオティクスはそれらの微生物の餌となる，食品成分のことを言い，食物繊維やオリゴ糖などがあげられる（表18-1)[6,7]．

プロバイオティクスはおもに大腸で増殖したり有機酸を分泌し大腸内のpHを低下させ，悪玉菌の生育しにくい環境に整える．また，腸管粘膜のエネルギー源として使われる短鎖脂肪酸を分泌したり，免疫機能を賦活する働きも注目されている．これらの両方が複合的に含まれる食品のことをシンバイオティクスと呼び，健康志向の高まりの中，活発に開発が進められている[11]．

3. 運動と腸内環境

適度な運動習慣は短鎖脂肪酸を分泌する腸内細菌の増殖を促し，腸内細菌叢を変化させることが報告されており，大腸がんの発症リスクを軽減させると考えられている[12-14]．また，便通を改善する効果や腸管のバリア機能の改善にもよい効果をもたらすことが期待されている．スポーツ選手と一般の運動習慣のない人の腸内細菌叢を調べた研究では，スポーツ選手で腸内細菌叢の構成プロファイルが多様であり，最大酸

表18-1　プロバイオティクスとプレバイオティクスの特徴と代表的な食品

	種類	特徴	注意点	代表的な食品
プロバイオティクス	乳酸菌・ビフィズス菌など腸内微生物	・腸で増殖したり，有機酸・短鎖脂肪酸などを発生し，腸内環境を整える。 ・免疫細胞に働きかけて，防御機能を助ける。	乳糖や乳酸で下痢を誘発することがある。	ヨーグルト チーズ 漬物，納豆 などの発酵食品
プレバイオティクス	食物繊維 オリゴ糖など	・プロバイオティクスの餌となる。便のかさを増やして，便通を良くする。病原微生物や毒素を排泄しやすくする。	大量の摂取で消化不良や膨満感を生じることがある。	玄米や全粒粉，根菜類の野菜，果物（ドライフルーツ），きのこ，海藻など

素摂取量と相関していることが報告されている[15]．一方で，マラソンなどの高強度，長時間の持久運動では消化管の虚血再灌流障害により胃腸障害や消化管出血，下痢などによって一過性に腸内細菌叢の悪化が引き起こされるため注意が必要である[16]．また，運動による脱水症状は，消化管の内容物からの水分の再吸収が増進され，便の水分含有率が低下し，便秘の原因ともなり得る[17]．

4. スポーツ選手の免疫力と感染リスク

適度な運動習慣は免疫力を高め，感染リスクを低下させると考えられてきたが，スポーツ選手では高強度のトレーニングの繰り返しや心理的ストレスによって免疫機能の低下が感染リスクを高めることがわかってきた[18]．試合前のピーキングトレーニングを実施したトライアスロン選手では，試合前日の唾液IgA分泌量の低下が見られたり[19]，ラグビーの強化合宿時の上気道感染症罹患率の増加やスポーツ現場でのクラスター感染の事例が報告されている[20, 21]．冬季競技など，寒冷環境下でのスポーツ活動は上気道感染症のリスクが高まることも知られている[22]．また，過度な体重コントロールやトレーニングによる利用可能エネルギー不足，減量による食事制限は免疫機能を低下させる[23, 24]．免疫機能の低下には，疲労や代謝機能の低下，腸内細菌叢の変化や免疫細胞生産組織の機能低下などいくつかの要因が関係しているため，その影響が一過性である場合と，数日から数週間後に体調不良が生じる場合がある．特に感染による発症はウイルスや病原菌によって罹患まで時差がさまざまなため，重要な試合や遠征時に大きく体調を崩したり，クラスター感染の原因となることもある．

5. 免疫機能と栄養素摂取

（1）エネルギー・糖質

極端なエネルギー制限や数日間にわたる1.1g/kg 体重/日を下回るような低糖質食は血中のコルチゾールや炎症性サイトカインを増加させ，白血球や好中球，リンパ球数を低下させることが報告されている[25]．一方で，連日の高強度トレーニング中の高糖質食は血中のグルタミン濃度を保ち，ストレスホルモンの分泌を低下させ免疫機能を維持すると報告されている[26]．しかし，長距離ランニングトレーニング中の糖質の

補給はIgA分泌量とは関係がなかったという報告もあり[27]，単回摂取のような，短期的な対応には効果が十分に望めない場合があるため，注意が必要である．

（2）たんぱく質の摂取量

　免疫細胞や抗体の生成にはたんぱく質が原料となるため，たんぱく質の摂取不足は日和見感染のリスクが増加することが報告されている[28]．スポーツ選手は日常的なトレーニングによってたんぱく質の必要量が増加しているため，免疫機能を維持するためのたんぱく質摂取量に留意する必要がある．特に，減量や食事制限でたんぱく質摂取量が不足している期間，筋量増加のためのトレーニングによりたんぱく質必要量が増大している期間は免疫機能の低下に注意が必要である[29]．

（3）ビタミン・その他の栄養成分

　ビタミンCは粘膜の保護や疲労回復効果，抗酸化機能などを有していることから免疫機能と関係するビタミンとして期待されている．しかし，スポーツ選手の現場での免疫機能改善に関する証拠となるような研究は不足していることや大量摂取による弊害も考慮して，適切な量を野菜や果物から摂取することが推奨されている[30]．一方，ビタミンDは近年，骨代謝のほかに免疫機能とも大きく関わっていることが報告されるようになった[31]．ビタミンDは炎症性のサイトカインの発現を抑制することや，獲得免疫のB細胞やヘルパーT細胞の生成を促す働きがあると考えられている[32]．スポーツの現場では血中の活性型ビタミンD（25(OH)D＜30nmol/L）の低下によって上気道感染症の罹患率が増大することが報告されおり[33]，冬季にそのリスクが高まることも報告されている[34]．しかし，皮下での活性型ビタミンDの生成に関して，肌の色や地域による日照時間の差，屋内競技と屋外競技の違いなどは研究報告が不足しているため，今後の解明が待たれている[35]．その他の栄養成分として，非必須アミノ酸であるグルタミンはリンパ球や白血球のエネルギーとなるため，免疫機能に関わる栄養素として期待されてきた[36]．スポーツ選手では運動負荷後の免疫機能の低下や上気道感染症罹患を防ぐ効果が報告されている[37]．しかし，スポーツ選手での血中グルタミン濃度と直接的な関係を示す研究報告が不足しており，今後の研究が待たれる．

6．免疫機能とペリオダイゼーション

（1）準備期の栄養戦略

　重要な試合や競技会で感染症を患わないためにも，免疫力について考慮した栄養素を摂取する必要がある（表18-2）．これまでに，スポーツ選手の腸内環境を改善したり，腸管免疫機構に働きかけることを期待して，乳酸菌を利用したスポーツフーズが開発されるようになり，上気道感染症の罹患リスクを軽減することが報告されている[38,39]．しかし，これらの乳酸菌製品を摂取して，腸内細菌叢が変化するまでは，数週間程度必要とすることが考えられる．いくつかの症例研究では，「おなかの調子」が健康なスポーツ選手は乳酸菌製品の摂取頻度が高いことが観察されたが[40,41]，その腸内細菌叢の変化は短時間では顕著ではなく，また，個人差も大きいことが考えられる[42]．実

表18-2　免疫機能と栄養戦略

期分け	準備期	試合・競技会の多い時期（シーズンイン）	休息から強化トレーニング実施期（オフシーズン）
免疫機能から考慮すべき事項	おなかの調子や下痢，感染症の罹患履歴をチェック．	心理・身体ストレスによる免疫低下．移動，競技会での感染予防．	疲労からの回復．リフレッシュ．強化トレーニングや合宿の実施による免疫機能低下に留意する．
栄養摂取の戦略	プロバイオティクス，プレバイオティクスの摂取の見直し．免疫機能賦活のための食品の摂取開始．	高糖質食と消化のよい食事を留意する．試合後のリカバリーのため，できるだけ早く炭水化物とたんぱく質摂取を準備する．こまめな水分摂取による脱水と感染予防．	トレーニングに合わせた食事量の調整．強化トレーニング前の栄養バランスの見直し．合宿時の感染予防．

際にプロバイオティクスを摂取させ，スポーツ選手を対象に上気道感染症リスクを軽減させたいくつかの研究では，11〜16週間の摂取期間を設けている．これらのことより，スポーツの現場では，試合や競技会が集中するシーズンを前に，数週間単位で計画的に腸内環境を整える準備を食物繊維や乳酸菌製品の摂取量や種類を試して調整する必要があるだろう．

（2）試合期の食事管理

　試合期も引き続き感染対策や免疫機能の維持に努めて食事管理することが求められるが，プロバイオティクスやプレバイオティクスと呼ばれる食品には，消化管での異常発酵や下痢を誘発する成分も含まれるため，注意が必要である．乳製品に多く含まれる乳糖は，消化管での分解酵素の不足による乳糖不耐症を先天的，または後天的に発症する場合がある[43]．乳糖不耐症では乳糖を摂取することによって，下痢や軟便，腹痛のほかに，疲労感や頭痛などの報告もある[44]．オリゴ糖やペクチンなどの水溶性の食物繊維も一度に大量に摂取することによって，消化不良を起こしやすい．また，乳酸菌食品に含まれる乳酸も消化管の蠕動運動を刺激し，下痢や頻発便意を誘発する場合がある[45]．これらの食品は試合前日や胃腸が過敏な状態のとき，または疲労の蓄積が強いときには摂取を控え，日常的に食べなれていない食品は避けるべきである．疲労やストレスによる免疫機能の低下に留意し，エネルギーや糖質摂取量が不足しないように食事量を確保するとともに，下痢や軟便による腸内細菌叢の悪化を防ぐため，消化吸収のよい献立を工夫するべきである．また，免疫機能と関係があるとされるビタミン類の摂取のために，食事バランスに留意する．また，脱水症状は上気道の粘膜のウイルス感染リスクを高めることから[46]，こまめな水分補給と野菜や果物，汁物からの水分の補給なども考慮したい．

［文　献］

1) Nieman DC: Exercise, upper respiratory tract infection, and the immune system. Med Sci Sports Exerc, 26: 128-139, 1994.
2) Spence L, Brown WJ, Pyne DB, et al.: Incidence, etiology, and symptomatology of upper respiratory illness in elite athletes. Med Sci Sports Exerc, 39: 577-586, 2007.
3) Hellard P, Avalos M, Guimaraes F, et al.: Training-related risk of common illnesses in

elite swimmers over a 4-yr period. Med Sci Sports Exerc, 47: 698–707, 2015.

4) Brandtzaeg P: Secretory IgA: Designed for Anti-Microbial Defense. Front Immunol, 4: 222, 2013.

5) Szabo NJ, Dolan LC, Burdock GA, et al.: Safety evaluation of Lactobacillus pentosus strain b240. Food Chem Toxicol, 49: 251–258, 2011.

6) Sanders ME, Merenstein DJ, Reid G, et al.: Probiotics and prebiotics in intestinal health and disease: from biology to the clinic. Nat Rev Gastroenterol Hepatol, 16: 605–616, 2019.

7) Liu RT, Walsh RFL, Sheehan AE: Prebiotics and probiotics for depression and anxiety: A systematic review and meta-analysis of controlled clinical trials. Neurosci Biobehav Rev, 102: 13–23, 2019.

8) Flint HJ, Duncan SH, Scott KP, et al.: Links between diet, gut microbiota composition and gut metabolism. Proc Nutr Soc, 74: 13–22, 2015.

9) Qin J, Li Y, Cai Z, et al.: A metagenome-wide association study of gut microbiota in type 2 diabetes. Nature, 490: 55–60, 2012.

10) Arumugam M, Raes J, Pelletier E, et al.: Enterotypes of the human gut microbiome. Nature, 473: 174–180, 2011.

11) Frei R, Akdis M, O'Mahony L: Prebiotics, probiotics, synbiotics, and the immune system: experimental data and clinical evidence. Curr Opin Gastroenterol, 31: 153–158, 2015.

12) Matsumoto M, Inoue R, Tsukahara T, et al.: Voluntary running exercise alters microbiota composition and increases n-butyrate concentration in the rat cecum. Biosci Biotechnol Biochem, 72: 572–576, 2008.

13) Hagio M, Matsumoto M, Yajima T, et al.: Voluntary wheel running exercise and dietary lactose concomitantly reduce proportion of secondary bile acids in rat feces. J Appl Physiol (1985), 109: 663–668, 2010.

14) Singh B, Hayes SC, Spence RR, et al.: Exercise and colorectal cancer: a systematic review and meta-analysis of exercise safety, feasibility and effectiveness. Int J Behav Nutr Phys Act, 17: 122, 2020.

15) Dalton A, Mermier C, Zuhl M: Exercise influence on the microbiome-gut-brain axis. Gut Microbes, 10: 555–568, 2019.

16) Schaub N, Spichtin HP, Stalder GA: Ischemic colitis as a cause of intestinal bleeding after marathon running. Schweiz Med Wochenschr, 115: 454–457, 1985.

17) Rehrer NJ: Fluid and electrolyte balance in ultra-endurance sport. Sports Med, 31: 701–715, 2001.

18) Malm C: Susceptibility to infections in elite athletes: the S-curve. Scand J Med Sci Sports, 16: 4–6, 2006.

19) Matsumoto M, Satoh K, Kushi H, et al.: Salivary Immunoglobulin A Secretion Rate During Peak Period Conditioning Regimens in Triathletes. J Strength Cond Res, 35: 1389–1396, 2021.

20) Moreira A, Delgado L, Moreira P, et al.: Does exercise increase the risk of upper respiratory tract infections? Br Med Bull, 90: 111–131, 2009.

21) Cunniffe B, Griffiths H, Proctor W, et al.: Illness monitoring in team sports using a Web-based training diary. Clin J Sport Med, 19: 476–481, 2009.

22) Svendsen IS, Gleeson M, Haugen TA, et al.: Effect of an intense period of competition on race performance and self-reported illness in elite cross-country skiers. Scand J Med Sci Sports, 25: 846–853, 2015.

23) Fagerberg P: Negative Consequences of Low Energy Availability in Natural Male Bodybuilding: A Review. Int J Sport Nutr Exerc Metab, 28: 385–402, 2018.

24) McKay AKA, Peeling P, Pyne DB, et al.: Six Days of Low Carbohydrate, Not Energy Availability, Alters the Iron and Immune Response to Exercise in Elite Athletes. Med Sci Sports Exerc, 54: 377–387, 2022.

25) Bishop NC, Walsh NP, Haines DL, et al.: Pre-exercise carbohydrate status and immune responses to prolonged cycling: I. Effect on neutrophil degranulation. Int J Sport Nutr Exerc Metab, 11: 490–502, 2001.

26) Gleeson M, Blannin AK, Walsh NP, et al.: Effect of low- and high-carbohydrate diets on the plasma glutamine and circulating leukocyte responses to exercise. Int J Sport Nutr, 8: 49–59, 1998.

27) Nieman DC, Henson DA, Fagoaga OR, et al.: Change in salivary IgA following a competitive marathon race. Int J Sports Med, 23: 69–75, 2002.

28) Tarnopolsky M: Protein requirements for endurance athletes. Nutrition, 20: 662–668, 2004.

29) Witard OC, Turner JE, Jackman SR, et al.: High dietary protein restores overreaching induced impairments in leukocyte trafficking and reduces the incidence of upper respiratory tract infection in elite cyclists. Brain Behav Immun, 39: 211–219, 2014.

30) Nieman DC, Henson DA, McAnulty SR, et al.: Influence of vitamin C supplementation on oxidative and immune changes after an ultramarathon. J Appl Physiol (1985), 92: 1970–1977, 2002.

31) He CS, Aw Yong XH, Walsh NP, et al.: Is there an optimal vitamin D status for immunity in athletes and military personnel? Exerc Immunol Rev, 22: 42–64, 2016.

32) von Essen MR, Kongsbak M, Schjerling P, et al.: Vitamin D controls T cell antigen receptor signaling and activation of human T cells. Nat Immunol, 11: 344–349, 2010.

33) He CS, Handzlik M, Fraser WD, et al.: Influence of vitamin D status on respiratory infection incidence and immune function during 4 months of winter training in endurance sport athletes. Exerc Immunol Rev, 19: 86–101, 2013.

34) Larson-Meyer DE, Willis KS: Vitamin D and athletes. Curr Sports Med Rep, 9: 220–226, 2010.

35) Farrokhyar F, Tabasinejad R, Dao D, et al.: Prevalence of vitamin D inadequacy in athletes: a systematic-review and meta-analysis. Sports Med, 45: 365–378, 2015.

36) Castell LM, Newsholme EA: The effects of oral glutamine supplementation on athletes after prolonged, exhaustive exercise. Nutrition, 13: 738–742, 1997.

37) Castell LM, Newsholme EA: Glutamine and the effects of exhaustive exercise upon the immune response. Can J Physiol Pharmacol, 76: 524–532, 1998.

38) Pyne DB, West NP, Cox AJ, et al.: Probiotics supplementation for athletes - clinical and physiological effects. Eur J Sport Sci, 15: 63–72, 2015.

39) Gleeson M, Bishop NC, Oliveira M, et al.: Effects of a Lactobacillus salivarius probiotic intervention on infection, cold symptom duration and severity, and mucosal immunity in endurance athletes. Int J Sport Nutr Exerc Metab, 22: 235–242, 2012.

40) Itou M, Kajita H, Matsumoto M: Effect of continuous intake of sports drinks containing lactic acid bacteria on the summer condition of female college lacrosse players. The Journal of Strength and Conditioning Research, 28 (2): 12-17, 2021.

41) 鬼澤秀典, 松本　恵：陸上長距離種目における走行中の下腹部トラブルについて. 陸上競技研究, 93: 38-41, 2013.

42) Gleeson M, Bishop NC, Oliveira M, et al.: Daily probiotic's (Lactobacillus casei Shirota) reduction of infection incidence in athletes. Int J Sport Nutr Exerc Metab, 21: 55-64, 2011.

43) Costa RJS, Snipe RMJ, Kitic CM, et al.: Systematic review: exercise-induced gastrointestinal syndrome-implications for health and intestinal disease. Aliment Pharmacol Ther, 46: 246-265, 2017.

44) Turnbull JL, Adams HN, Gorard DA: Review article: the diagnosis and management of food allergy and food intolerances. Aliment Pharmacol Ther, 41: 3-25, 2015.

45) van Wijck K, Lenaerts K, Grootjans J, et al.: Physiology and pathophysiology of splanchnic hypoperfusion and intestinal injury during exercise: strategies for evaluation and prevention. Am J Physiol Gastrointest Liver Physiol, 303: G155-G168, 2012.

46) Killer SC, Svendsen IS, Gleeson M: The influence of hydration status during prolonged endurance exercise on salivary antimicrobial proteins. Eur J Appl Physiol, 115: 1887-1895, 2015.

Chapter **19**
スポーツ選手の摂食障害

髙田　和子

●**この章で学ぶこと**
・摂食障害が健康やパフォーマンスに及ぼす影響を理解する
・摂食障害の予防のために選手が知っておくべきことを理解する
・摂食障害の予防のために指導者が知っておくべきことを理解する
●**事前学習**
・エネルギー摂取不足の影響について復習する
・最低体重の考え方について復習する
・エネルギー必要量の考え方について復習する
●**事後学習**
・スポーツ選手が自己効力感を高めるようなアプローチ方法について調べる
・スポーツ選手のストレス対処法について調べる

1. スポーツ選手の摂食障害

　スポーツ選手では，やせている方がパフォーマンスがよい，あるいは新体操やフィギュアスケートのような見た目やスタイルなどの美しさが得点に影響する種目では細い方が見た目がよくなると考えられることで，極端に減量を試みる場合がある．また，体重階級制スポーツでは，階級にあわせるための無理な減量が行われることもある．さらに，競技成績や試合メンバーに選抜されることへのプレッシャーが過度な食事制限につながることもある．摂食障害は，もともと，まじめないい子が起こしやすいとされているが，パフォーマンス向上に向かって地道な努力を繰り返すことができるスポーツ選手は摂食障害のリスクが高い集団といえる．

　一方で，スポーツ選手は，もともとよくトレーニングすることで細身の体型であり，筋肉量が多いことにより見た目よりも体重が重いこともあり，体重や見た目からの摂食障害のリスクの判断が難しい．栄養の重要性が強調されている中で，自己コントロールが求められ，過度の食事のコントロールが逆に摂食障害のリスクを高めてしまうこともある．

2. 摂食障害の種類

　摂食障害には複数の病態があり，スポーツ選手に多い病態には，神経性食欲不振症（anorexia nervosa），神経性過食症（bulimia nervosa），特定不能の摂食障害（Eating disorder not otherwise specified）がある．神経性食欲不振症は，エネルギー摂取量を極端に制限することで，過度な低体重になる．また，体重が増えることに対して過度に恐怖を感じ，自分の体型の認識は低く，病態に対する深刻さは感じていない．神経性過食症は，特定の時間帯などに通常ではありえないような量を食べ，過食することに対する意識は低い．体重の増加を避けるために，吐く，下剤や利尿剤の使用，断食，過度の運動などをすることがある．神経性食欲不振症と同様に病態の認識や自分の体型の認識の欠如や，体重増加への強い恐怖を持つこともある．特定不能の摂食障害では，エネルギー摂取量を極端に制限するが，過度のやせには至っていない．神経性過食症でみられるほどの頻度ではないが，稀に過食をすることもあり，過食後には下剤などを使用することもある．

3. スポーツ選手における摂食障害の実態

　日本人スポーツ選手における摂食障害の頻度を示すデータとして，いくつかの研究では食嗜好調査（Eating Attitude Test: EAT）の短縮版であるEAT-26を使用した調査がなされている．EAT-26は，国際的には20点以上が神経性食欲不振症のリスクが高いと判断されるが，日本人では15点以上を使用する方がよいとする報告もある[1]．ここでは，日本人女性スポーツ選手に対してEAT-26を使用した調査から，日本人スポーツ選手における摂食障害の発生状況を紹介する．なお，これらの調査では国際的な基準に従い20点以上をリスクありとしている．

　19〜31歳の日本人女性スポーツ選手について，競技別に調査した結果では，EAT-26が20点以上のスポーツ選手は全体で17%であり，特に審美系や持久系の競技で多いことを報告している（図19-1）[2]．他の報告においても，EAT-26が20点以上の大学生スポーツ選手は，持久系種目で21%，新体操で19%，体操で15%であり，スポーツ選手でない大学生における3%よりも高い頻度で摂食障害がみられている[3]．大学生女性短距離および跳躍の競技レベルの高いスポーツ選手を対象とした調査では，14.1%が20点以上であった[4]．いずれの調査でも，選手における摂食障害の可能性は15〜20%あり，スポーツ選手でない対象に比べると高いと推測される．また，日本人男性スポーツ選手対象の調査はみあたらないが，男性スポーツ選手でも摂食障害はおきており，長距離や自転車などの持久系スポーツ，審美系スポーツであるフィギュアスケート，ボディービルディング，階級制スポーツであるレスリングや乗馬において摂食障害の例が報告されている[5]．

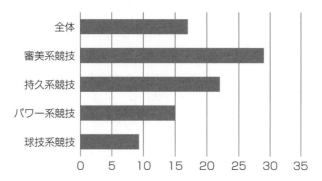

図19-1　日本人女性スポーツ選手におけるEAT-26が20以上
　の割合
（Ishizu T, Torii S, Taguchi M: Habitual dietary status and
stress fracture risk among Japanese female collegiate athletes. J
Am Coll Nutr, Online first, 2021.）

表19-1　摂食障害による健康やパフォーマンスへの影響

健康への影響	パフォーマンスへの影響
・エネルギー産生栄養素および微量栄養素の不足（鉄不足を含む） ・低エナジーアベイラビリティー ・電解質異常 ・貧血 ・無月経，月経不順 ・低骨密度 ・オーバーユース症候群と疲労骨折 ・脱水，熱中症のリスクの増加 ・ホルモンバランスの乱れ ・疾病や感染リスクの増加 ・不整脈，心不全 ・腎障害，肝障害	・除脂肪量の減少 ・スピードの低下 ・有酸素性能力の低下 ・筋力とパワーの低下 ・反応時間の低下 ・回復力の低下 ・協調性の低下 ・易疲労性 ・集中力の低下

4. 摂食障害による健康やパフォーマンスへの影響

　摂食障害において，極端なエネルギー摂取量制限をすることは，相対的なエネルギー摂取量不足の状態であり，Chapter 2で触れている女性選手の三主徴や相対的エネルギー不足と共通する健康やパフォーマンスへの影響がある．表19-1には，摂食障害で生じる可能性のある健康への影響とパフォーマンスへの影響をまとめた．

　摂食障害を経験した大学生スポーツ選手の引退後2～6年後の調査を行った結果では，臨床的に摂食障害と診断される，あるいは無症状の摂食障害であったスポーツ選手の約半数が引退後に摂食障害であった．一度，摂食障害を起こすとスポーツ選手活動を終えても長く影響すると考えられる[6]．

5. 摂食障害の誘因

（1）よりよいパフォーマンスの追求
　適切な食事の摂取や身体のコントロールは競技成績を上げるための重要な要素のひとつである．特に，やせている方が有利とされる持久系スポーツ，見た目の美しさが求められる審美系スポーツ，体重階級制のスポーツでは，食事やトレーニングの調整により体重をコントロールすることが必要である．一方で，過度なトレーニングは食欲を減退させる場合もある．過度な食事制限によりパフォーマンスが低下すると，さらにトレーニングを増やすという悪循環に陥ることもある．高い目標に向かって邁進しすぎることが，自己批判や落ち込みを引き起こす．
　特に思春期や成長期の体型が変わる時期には，今までよりも体型が丸みをおびる，体型の変化により回転ができない，スピードが出ないなどをきっかけに過度な減量を試みる場合がある．

（2）指導者からのプレッシャー
　スポーツ選手によい成績を出してもらいたいあまり，指導者側も過度の細さを求めることがある．また，パフォーマンスの向上や体重階級をあわせるためには，多少の無理な減量や食事制限は仕方ないという意識を持っていることもある．階級制スポーツでは，チーム内の各階級のスポーツ選手の状況，他チームの強いスポーツ選手のいる階級などを考慮して，無理な階級で試合に臨む場合もある．チームによっては，定期的に指導者の前で体重を測定する習慣があることもあり，励ますつもりの些細なひと言や，他のスポーツ選手に向けた言葉を別のスポーツ選手が聞いて，劣等感をもってしまうこともある．
　摂食障害の誘因を考えると，やせる指導の場合のみと考えがちであるが，多く食べさせるような指導が誘因となる場合もある．スタミナをつける，体重を増やしてパワーをつけるなどさまざまな理由でチームの全員に一定の多い量を食べるように指示するような場面もある．食べることができる量や消化吸収能力には個人差がある．食事をとることに関連する過剰なストレスやプレッシャーは摂食障害の誘因となりうる．

6. 摂食障害の予防

（1）選手に対する予防対策
　よりよいパフォーマンスの追求はスポーツ選手として当然ではあるが，摂食障害を予防するためには，冷静に健康を維持できる範囲の食事制限，トレーニング量であるかを見つめなおす必要がある．特に目標体重設定については，指導者とも考え方を共有し，無理のない目標体重（Chapter 3，最低体重参照）や減量・増量時には無理のない減量計画（Chapter 12，13参照）を立てる必要がある．やせることが必ずしもパフォーマンスを向上するのではなく，場合によってはパフォーマンスを低下しうる場合があることも理解すべきである．もし，スポーツ選手自身が，うまくコントロー

表19-2　摂食障害スクリーニングテスト（SCOFF）

・あなたは，心地よい満腹感を超えてしまい，吐いたりすることがありますか？
・あなたは，食べる量についてコントロールできていないと心配になりますか？
・最近3カ月で6.3kg以上体重減少がありましたか？
・あなたは，他の人にやせすぎだといわれるが，自分が太っていると思いますか？
・食べ物があなたの生活を支配しているといえるでしょうか？

（日本摂食障害協会：摂食障害：医学的ケアのためのガイド．AEDレポート2016第3版，2016）

ルできない時に，サポートを求めることは「負け」や「自己管理能力の欠如」を示すものではない．さまざまなスタッフによるチームとしてのサポートが通常のトレーニング時でも，摂食障害などに陥った時でも必要である．

　摂食障害の予防のためには，スポーツ選手自身が正しい栄養学的な知識をもち，自分がどの程度の量の食事をとることが必要かに関する知識を持つことが必要である．また，普段からスポーツ選手が摂食障害を起こすリスクや症状についても情報を提供し，摂食障害が起こりうるものであること，どのような状態が摂食障害であり助けが必要かをあらかじめ理解しておく．摂食障害のスクリーニングの質問にはさまざまなものがあるが，最も質問数が少ないものとして，表19-2に5問からなるSCOFFを示した[7]．これは2問以上の該当でリスクが高いと評価される．このようなことが自覚される場合には，リスクがあることを普段から理解しておくことも重要である．

（2）指導者側の予防

　目標とする体重には，個人差がある．骨や筋肉の重さには個人差があり，チームで同じ体重を目標とする，身長が同じくらいであれば同じ体重を目標とすることは無理である．また，戦術上，少し無理のある体重階級に出場させたい場合もあるが，体脂肪をすべて無くしても達成できないような体重階級を目指すべきではない．スポーツ選手個別に，どの程度の体重が最も適切かを身体組成の値などに基づいて検討し（Chapter 3，最低体重参照），選手ともその根拠や目標値を共有すべきである．また，減量や増量の計画においては，無理のない速度で実施できるように，期間とそのための食事やトレーニングの計画をたてる（Chapter 12，13参照）．

　指導者やトレーナーはスポーツ選手のコンディションを継続的に観察できる立場にある．きちんと食べているのか，女性スポーツ選手であれば生理は規則的にきているのか，スポーツ選手自身が過度な減量を行っていないか，摂食障害のサインとなる変化はみられないか（表19-3）[8]など，早期にリスクを把握することを心がける．指導者の前での定期的な体重計測，体格に関連する不用意な発言は，勝つための指導であっても，スポーツ選手に過度のプレッシャーを与えることがある．

　スポーツ栄養の重要性が高まってから，食事もトレーニングの一部とされているが，基本的には，「しっかり食べて，しっかりトレーニングする」ことを大切にし，さらに食事の場が楽しく，リラックスできる場となるように注意する．減量，増量のいずれの場面でも，食事の場面がつらい場またはストレスやプレッシャーを感じる場になるべきではない．

表19-3　スポーツ選手の摂食障害に気づくきっかけとなるサイン

・必要以上に食にこだわるようになる
・周囲から見ると過剰なトレーニングスケジュールを立てて実行している
・体重変動が大きすぎる
・食事やトレーニングにおいて，他の人との接触をさけるようになる
・生活全般において，孤立傾向が目立つ
・睡眠リズムなど，生活リズムの乱れがめだってきた

(小原千郷：アスリートと摂食障害．（日本摂食障害協会：チームで取り組む摂食障害治療・支援ガイドブック．第2版，2020))

7. 早期治療

　スポーツ選手の摂食障害は予防が重要であるが，摂食障害を起こしていることが疑われる場合は，早期に専門家のサポートを得る必要がある．摂食障害の治療においては，専門家のチーム（医師，栄養士，心理カウンセラー）の介入と指導者や家族のサポートが重要である．摂食障害に対しては，体の状態を戻すための医療的ケアや栄養士による栄養状態の改善のサポートだけでは足りない．スポーツ選手がストレスに対処する能力の向上や自己肯定感を高めるような心理的なサポートが重要である．また，トレーニングをどうしていくかも含め，指導者と摂食障害の専門家のチームの連係が必要である．極端な体重の変化が，パフォーマンスを向上するための戦術であると考えて，治療の開始が遅れると，健康とパフォーマンスは悪化し続けることになる．スポーツ選手自身が問題があることを受け入れられず，治療を望まないかもしれないが，身近な指導者や家族が，スポーツ選手の話をよく聞くことが治療の一歩といえる．

Column *

　引退後の選手が摂食障害の経験を公表する場面が時々見受けられる．いずれもパフォーマンスの向上，試合に出るチャンスをつかむために，過度に追い込まれた状態にある．下記に競技別に摂食障害を起こしている場面を紹介する．
（ケース1）
　女性長距離選手において，第二次性徴を機に体が丸みをおびる，体重の増加や身長の伸びにより，スピードが低下することがある．そのために，「太ってはいけない」，「体重を減らせば速く走れる」，「自己管理をしっかりしないといけない」と思いこむ．
（ケース2）
　フィギュアスケートや新体操，体操など審美系

の競技では，見た目の美しさも点数に影響するため，やせた体型を目指すことが多い．思春期の腰幅や体重の増加はジャンプ時の脚への負担の増加や回転のパフォーマンスにも影響するため，体重増加を避けようとする．
（ケース3）
　先輩やチームメイトから「やせた方がよい」といわれる．他のチームメイトが指導者から「よく絞れてきたね」と言われたことが，自分は太っているので，ほめられないと感じてしまう．「女はすぐ太る」，「太ったら動けないよ」というような心無い言葉がきっかけとなる．
（ケース4）
　階級制の種目で，無理な階級を目指すことで，

試合前に毎回のように嘔吐や下剤・利尿剤を使用している場合がある．試合後には，それを打ち消すように過食し，嘔吐することを繰り返す例が男性スポーツ選手でも見られる．
（ケース5）

　男性スポーツ選手のチームでは，成長期や新人の時に，体を大きくするために多く食べることが求められることがある．「食べないと大きくなれないぞ」，「大きくならないと強くなれない」などの言葉かけから食事を負担に感じるようになり，食べては吐くという行動につながる．

　初めのきっかけはさまざまであるが，まじめに競技に取り組んでいればいるほど，練習や競技ができないと自分自身の存在感を失うと感じがちである．スポーツ推薦で進学をしている場合には，競技をとったら何も残らなくなってしまうと考えることも多い．

＊ Column ＊

［文　献］
1）中井義勝：Eating Attitudes Test（EAT）の妥当性について．精神医学, 45: 161–165, 2003.
2）Ishizu T, Torii S, Taguchi M: Habitual dietary status and stress fracture risk among Japanese female collegiate athletes. J Am Coll Nutr, Online first, 2021.
3）Okano G, Holmes Z, Mu Z, et al.: Disordered eating in Japanese and Chinese female runners, rhythmic gymnasts and gymnasts. Int J Sports Med, 26: 486–491, 2005.
4）Tsukahara Y, Mason RA, Macznik A: Training and physiological characteristics of American and Japanese female track and field athletes. J Sports Med Phys Fitness, Online first, 2022.
5）Eichstadt M, Luzier J, Cho D, et al.: Eating disorders in male athletes. Sports Health, 12: 327–333, 2020.
6）Thompson A, Petrie T, Tackett B, et al.: Eating disorder diagnosis and the female athlete: a longitudinal analysis from college sport to retirement. J Sci Med Sport, 24: 531–535, 2021.
7）日本摂食障害協会：摂食障害：医学的ケアのためのガイド．AEDレポート2016第3版, 2016.
8）小原千郷：アスリートと摂食障害．（日本摂食障害協会：チームで取り組む摂食障害治療・支援ガイドブック．第2版, 2020）

Chapter 20
栄養に関連する特別なケア

髙田　和子

●この章で学ぶこと
・外傷・障害時の食事の注意点について理解する
・スポーツ選手に関連しやすい食事療法について理解する
●事前学習
・自分自身，またはスポーツ選手が取り組んでいる食事方法について調べる
・他の科目で食事と体調や健康状態に関連して学んだことを復習する
●事後学習
・加工食品のアレルギー表示を確認してみる
・スポーツ選手が食事について記載している記事を探し，その内容について吟味する

1．外傷・障害

　外傷・障害はスポーツ選手にとって身近な問題であるが，受傷後の悪化予防，パフォーマンスの維持，回復などに対する栄養的なケアについては，不明な点が多い．基本的には，各栄養素の通常トレーニング期の必要量の考え方に準じるが，受傷後に有効な栄養のあり方についても検討がすすめられている．それらは，動物を対象とした研究や，ヒトを対象としたベッドレスト（bed rest）や不使用（disuse）の研究であり，臨床的な効果は不明である．しかし，いくつかの栄養素について筋肉を使わない時の筋肉量の低下を抑える，炎症を抑える，または回復を早める可能性が示されている．外傷・障害に関連するレビュー[1,2]をもとに，外傷・障害時に配慮が必要そうな，あるいは有効な可能性のある栄養素について示していく．

（1）エネルギー
　受傷直後の安静をとっている時期には，エネルギーの消費量は明らかに少なくなっている．その時期に普段どおりの量を食べると体重増加を招き，予後のパフォーマンスに影響する可能性がある．しかし，近年は特にスポーツ選手の受傷後には早期から，健側の筋力低下予防や患側の早期復帰を目指したリハビリテーションが積極的に行われる．また，炎症や手術はエネルギー消費量を増加させる．そのため，エネルギー消費量の低下はそれほど大きくない可能性がある．エネルギー摂取量の不足は，たんぱ

く質利用を悪くし，また，筋肉のたんぱく質新生には多くのエネルギーが必要である．さらに骨の修復にとっても悪影響を与える．そのため，エネルギー摂取不足は避けたいが，その判断は難しい．現時点では，身体組成を含む体重の定期的な測定や回復の程度を丁寧に観察するしかないだろう．

(2) たんぱく質

　通常のトレーニング期に準じた，たんぱく質の量や1日に数回に分けての摂取などの配慮が必要であると考えられる（Chapter 5参照）．不活動時にも十分量のたんぱく質を摂取することが，不活動に伴う筋たんぱく質の同化作用の低下や骨密度の低下を予防する可能性がある．ロイシンは，筋たんぱく質新生を促進し，分解を抑制する．また，骨のコラーゲンのたんぱく質新生も，たんぱく質の供給に伴って亢進する．受傷後のゼラチンや加水分解コラーゲンの投与による筋肉や筋量の回復を早める可能性も指摘されているが，検討途上だろう．3-ヒドロキシ-3-メチルブチレート（HMB）は，ロイシンの代謝産物であり，スポーツ選手や高齢者を対象に筋量や筋肉の増加を示す研究や筋の不使用時の筋量低下を予防する可能性が示されているが，外傷・障害時の回復を早めるかはわかっていない．

(3) ビタミンD

　小腸や腎臓でカルシウムとリンの吸収を促進することから，骨の修復には重要なビタミンであると考えられる．ビタミンDは，食品からの摂取だけでなく，皮膚にある7-デヒドロコレステロールが紫外線によってプレビタミンD_3に転換されて，体内で利用される．そのため，通常，屋外で活動しているスポーツ選手が，入院等により室内での生活を余儀なくされた場合，普段どおりの摂取量では不足のリスクが高まる．受傷後では，ビタミンDの摂取は炎症や酸化ストレスの軽減，不使用時の筋力低下の予防，筋線維の新生に影響するとされている．

(4) n-3系多価不飽和脂肪酸（n-3 polyunsaturated fatty acid: n-3 PUFA）

　運動により生じた筋肉の負荷を軽減することに役立つ可能性が指摘されている．筋肉の不使用時や受傷時には，アミノ酸の同化作用を刺激することや炎症を抑える可能性も指摘されている．そのため，受傷時にn-3 PUFAの摂取が有効な可能性が指摘されているが，スポーツ選手が摂取すべき適量など詳細はまだ不明である．

(5) その他の栄養素

　不使用時の筋肉・筋量の低下からの回復には，基本的な栄養素であるビタミンC，ビタミンAやカルシウム，亜鉛などは十分量の摂取が必要であろう．カルシウム，ビタミンD，ビタミンKは，骨の回復に必要である．また，筋肉たんぱく質の分解に伴う酸化ストレスを考慮すると，抗酸化物質であるビタミンCやビタミンE，n-3 PUFAの摂取も有効な可能性もある．また，クレアチン摂取による筋肉の不使用時の筋力や筋肉低下の遅延や炎症の減少の可能性が指摘されている．

2. 運動時の胃腸障害

　高強度の運動は，胃腸の動きや機能を低下し，スポーツ選手がさまざまな胃腸症状を訴えることは多い．運動が生理学的に胃腸系にあたえる影響には，血流の再分配により消化器系への血流量が低下し，骨格筋への血流量を増加させること，そして交感神経系の亢進のために副交感神経系が抑制されることがあげられる．そこに，さらに心理的なプレッシャーや運動前の食事時間，食事内容による胃腸系への負担が加わる．消化器系の虚血は小腸の上皮細胞での吸収の低下や炎症を生じやすくする．また，運動時は，腸の機能や内容物の移動は低下しており，消化されなかった食物の分子は，小腸内の浸透圧を上昇させ，濃度が高く多量の内容物によって糞便が緩くなったり下痢を起こす．大腸においては，不消化の内容物は発酵性が高く，大腸内の内容物の容量や圧を高める．運動時の胃腸症状は，不快なだけでなく，栄養素の吸収，利用を悪くしている．練習や試合時間に応じた食事時間の選択や多量の食事や消化の遅い食品をさけることなどはこれまでも考慮されていたが，胃腸症状を引き起こす疾病に対する食事療法が，応用される例が増えてきた[3,4]．

（1）グルテンフリー食（Gluten free diet: GFD）
　グルテンは植物中に含まれる貯蔵たんぱく質で，グルテニンとグリアジンの合成物で，小腸の酵素によって分解されにくいたんぱく質である．セリアック病は，グルテン摂取による自己免疫性疾患とされており，グルテンの構成分であるグリアジンが小腸の炎症反応を起こす．セリアック病でなくても，グルテンや小麦たんぱく質に敏感な場合もあり，そのような症状と強度な運動による胃腸症状を区分することは難しい．そのため，運動時の胃腸症状がグルテンによるものと信じて，GFDをとりいれているスポーツ選手も多くみられる．特に海外では，スポーツ選手がエネルギーや炭水化物の摂取量を多くするために，小麦製品（パン，パスタ，エネルギーバーなど）を普通の人よりもかなり多く摂取している．そのため，強度な運動のストレスにより，グリアジンが小腸の上皮を通過するストレスやグルテンにより引き起こされる炎症反応が重なって，運動時の胃腸症状の誘因になっているのではないかと考えられている．しかし，日本人スポーツ選手については，エネルギー摂取量や炭水化物摂取量を増やす際に，小麦製品よりも米への依存が大きい傾向にあるので，海外のスポーツ選手よりは，グルテンによる影響は少ないと予測される．
　GFDは小麦製品を避けるために，野菜，果物，全粒粉を主体としたグルテンフリー食品を多くとるようになる．野菜，果物の高摂取は望ましいことと言えるが，GFDでは，鉄，ビタミンB群，たんぱく質，亜鉛，マグネシウム，カルシウム，ビタミンDが不足しがちで，糖や脂肪の摂取過剰になりやすい．近年は，さまざまなGFD用の食品が市販されてきており，それらを活用することで栄養素の過不足の心配も減ってきている．

表20-1　FODMAP食

	低FODMAP食品	高FODMAP食品
穀物	米, 大麦, 餅, そば, オートミール	うどん, パスタ, ケーキ, パン, シリアル
乳・乳製品	バター, ハードタイプのチーズ (パルメザン, チェダー)	牛乳, ヨーグルト, アイスクリーム, ソフトタイプのチーズ (クリームチーズ, カッテージチーズ)
豆・豆製品	味噌, ポップコーン, 豆乳	大豆, 納豆, 絹ごし豆腐, レンズ豆, インゲン豆, ひよこ豆
野菜	ほうれん草, ブロッコリー, 人参, 大根, カボチャ, ピーマン, なす, キュウリ, トマト, レタス	玉ねぎ, にんにく, 葱, ごぼう, ニラ, カリフラワー, マッシュルーム
芋類	じゃがいも, さつまいも	
フルーツ	オレンジ, バナナ, ぶどう, キウイ, いちご, ブルーベリー	りんご, すいか, ドライフルーツ, グレープフルーツ, 梨, サクランボ, 桃, フルーツジュース
種実	マカデミアナッツ, ピーナッツ, 松の実	カシューナッツ, ピスタチオ
その他	肉, 魚, ダークチョコレート, メープルシロップ	フラクトース・ソリビトール・キシロースを含むジュースや菓子, はちみつ

(Collins J, Maughan RJ, Gleeson M, et al.: UEFA expert group statement on nutrition in elite football. Current evidence to inform practical recommendations and guide future research. Br J Sports Med, 55: 416, 2021, Close GL, Sale C, Baar K, et al.: Nutrition for the prevention and treatment of injuries in track and field athletes. Int J Sport Nutr Exerc Metab, 29: 189-197, 2019 および MONASH University. The low FODMAP diet (https://www.monashfodmap.com/) より作表)

(2) 低FODMAP食

　FODMAPは, Fermentable (発酵性), Oligosaccharides (オリゴ糖, 特にガラクトオリゴ糖とフルクタン), Disaccharides (二糖類, 特に乳糖), Monosaccharides (単糖類, 特にフラクトース), Polyols (ポリオール, 特にソリビトール, マンニット, マルチトール, キシリトール, イソマルターゼ) の略で, 小腸において吸収されにくく, 浸透圧活性が高く, 消化管の細菌により発酵しやすい食品群を示す (表20-1). 低FODMAP食は過敏性腸症候群 (Irritable Bowel Syndrome: IBS) における食事療法のひとつで, IBS患者の腸内細菌叢や代謝産物を変化させるとされている.

　IBSの治療に用いられる低FODMAP食品をスポーツ選手が取り入れることについての関心が高まっている. 特に持久性のランナーにおいて, 低FODMAP食品を選択することによる胃腸症状の軽減が期待されている. しかし, 高FODMAP食品はそれ自体が胃腸症状を引き起こすわけではなく, 他の要因による胃腸症状の誘因となるものである. また, IBSでない対象において, 高FODMAPのすべての食品をうまく消化できないわけではない. 高FODMAP食品は, スポーツ選手では通常, 多く食べられている食品であり, エネルギーの要求を満たすためにも重要である. 一方で, 健康な胃腸に対しては, 低FODMAP食は腸内細菌, 短鎖脂肪酸生成に影響する可能性も指摘されている.

3. 乳糖不耐症

　牛乳に含まれる糖質である乳糖をグルコースとガラクトースに分解する乳糖分解酵素 (ラクターゼ) の活性が低下していると, 乳糖を分解できず小腸粘膜を通過できな

表20-2　乳製品中の乳糖の量

食品名	目安量	乳糖（g）
普通牛乳	1本200g	8.8
乳糖加水分解乳＊	1本200g	1.4
コーヒー乳飲料	1本200g	4.8
スキムミルク	大さじ1杯4g	1.9
生クリーム	大さじ1杯15g	0.4
乳脂肪タイプの粉末コーヒー用ミルク	スティック1本3g	1.7
無糖ヨーグルト	カップ1個100g	2.9
加糖ヨーグルト	カップ1個100g	3.6
ドリンクヨーグルト	1本120g	4.2
乳酸菌飲料	1本65g	1.0
カテージチーズ	スプーン1杯10g	0.1
クリームチーズ	1個20g	0.5
プロセスチーズ	スライス1枚18g	0.0
高脂肪アイスクリーム	小カップ1個100g	4.3
普通脂肪アイスクリーム	カップ1個175g	8.1

＊雪印メグミルク「アカディ」のメーカー標示値より
（文部科学省：科学技術・学術審議会資源調査分科会日本食品標準成分表2020
年版　炭水化物成分表編より作表）

い．哺乳類では生後一定期間はラクターゼ活性は非常に高く，授乳期を過ぎると活性が生理的に低下するが，特に乳製品摂取の歴史が浅いアジア人では成人期にラクターゼ活性が低い．ラクターゼ活性が低い場合，乳糖は吸収されずに大腸に送られ，その一部は腸内細菌によって発酵される．吸収されなかった乳糖が，大腸に達しても通常は症状として現れないが，微生物による発酵のための鼓脹，浸透圧性下痢，腸の痙攣のような胃腸症状を起こすことがあり，これらの症状の総称として乳糖不耐症とよばれている．乳糖を分解できなくても，症状がない場合には乳糖は腸内細菌の餌として作用しており，プレバイオティックのように有益な微生物の増加，活性化に貢献している．

　牛乳には乳糖が含まれるが，乳糖は水分部分に多いので，バターやクリームのように脂肪分のみを取り出す場合には，乳糖の量は少ない（表20-2）．牛乳の発酵製品であるヨーグルトでは，発酵により乳糖の量が減少する．また，微生物がβガラクトシターゼを産生し，体内でも乳糖の分解を助けている．乳清部分を除去しているハードチーズは乳糖の大部分が乳清と一緒に除去され，さらに熟成中に微生物の代謝により乳糖が分解されている．カテージチーズは乳清をあまり取り除いていないので，チーズの中では乳糖が多い．一方で，牛乳が主原料でない加工品でもシリアル，スープ，焼き菓子に乳糖や乳製品が使用されていたり，薬物において乳糖が充填剤として使用されていることがある．

　スポーツ選手にとって牛乳・乳製品は，良質なたんぱく質およびカルシウム源として重要な食品である．乳糖不耐症のために乳製品が取れない場合でも，症状の程度によっては乳糖の少ない食品を選択することで，乳製品からのカルシウムをとれるよう

にしたい．あるいは，他のカルシウム源となる小魚，豆乳・大豆製品，アーモンドミルクなどを積極的に摂取して，カルシウムが不足しないようにしたい．必要に応じて，カルシウム強化食品やサプリメントの活用も検討する．

4．食物アレルギー

　食物アレルギーは，体内に吸収された食物に対して，免疫グロブリンE（IgE）が作られ，その状態で再び同じ食物が体内に入った際に，過剰に免疫が働いて有害な症状を引き起こす症状をおもに示している．多くの場合は，アレルギーの反応は対象とする食物を食べた後2時間以内に起こる即時型アレルギーであるが，2時間以上経過後に症状がでる非即時型もある．なかでも複数の臓器に強い症状がおきることをアナフィラキシー，血圧の低下や意識障害を伴う場合をアナフィラキシーショックと呼ぶ．特殊なタイプとしては，原因となる食物を摂取して運動をすると症状が誘発される食物依存性運動誘発アナフィラキシーがある．この場合は，原因となる食物の摂取や運動の一方のみでは症状がなく，また毎回，症状があらわれるとは限らない．運動により，腸管上皮の透過性が亢進することで，アレルギー物質の吸収が促進され生じると考えられている．発症頻度の多い食品は，小麦，甲殻類，果物であるが，食物依存性運動誘発アナフィラキシーが疑われる場合は専門医を受診して原因食物を確定することが必要である．原因食物が明らかになれば，運動前には原因食物を食べない，あるいは食べた後は2時間以上たってから運動をするなどの対応が可能である．

　アレルギーの専門医を対象とした調査[5]によると，受診者の約6割は2歳以下であるが，7〜17歳が約15％，18歳以上が約5％いる．18歳以上における新規発症の原因物質は，甲殻類（17.1％），小麦（16.2％），魚類（14.5％）が上位を占めている．全年齢をあわせると，症状には，皮膚症状，呼吸器症状，粘膜症状が多くみられるが，ショックを起こした例が約10％みられ，ショックを起こした原因物質は，カシューナッツ（18.3％），小麦（17.0％），くるみ（16.7％），そば（16.5％）が多い．

　現在は，各種の加工食品では，食品表示法によりアレルギー表示が義務付けられている．特に発症頻度の高いえび，かに，小麦，そば，卵，乳，落花生の7品目は表示義務が，アーモンド，あわび，いか，いくら，オレンジ，カシューナッツ，キウイフルーツ，牛肉，くるみ，ごま，さけ，さば，大豆，鶏肉，バナナ，豚肉，まつたけ，桃，やまいも，リンゴ，ゼラチンの21品目については，表示するように努めることになっている．また，注意喚起として，製造工程上，混入される可能性がある場合は，「本品製造工場では○○を含む製品を生産しています」といった注意喚起表示がなされている．アレルギー表示が義務付けられている食品の種類は，国によって異なるので，海外遠征の場合には，加工食品にアレルギー表示の記載がなくても含まれている場合があるので，注意が必要である．食物アレルギーが多くみられる食品を含む加工品，その食品を避けた場合に不足しやすい栄養素，栄養素の不足をきたさないようにするための食品について表20-3にまとめた．

表20-3 食物アレルギーを起こしやすい食品と除去により不足しやすい栄養素

アレルギー源となる食品	アレルギー源となる食品を含む加工食品	不足しやすい栄養素	代わりに取りたい食品
卵	マヨネーズ、かまぼこ・はんぺんなどの練り製品、ハム、ウインナー、パン、揚げ物、ハンバーグ、洋菓子類	良質たんぱく質	肉、魚、大豆・大豆製品などを組み合わせて食べる.
牛乳	ヨーグルト、チーズ、バター、生クリーム、粉乳、乳酸菌飲料、アイスクリーム、カレーやシチューのルウ、ハム・ウインナー、洋菓子類、チョコレート、ホエイプロテイン	カルシウム	豆乳、アーモンドミルク、大豆製品、小魚
小麦	パン、うどん、スパゲティ、中華麺、麩、お好み焼き、揚げ物、カレーやシチューのルウ、菓子類	炭水化物	ごはん、米粉や雑穀粉の麺やパン
落花生	ジーマーミー、佃煮、和菓子、カレールー、菓子類、ピーナッツクリーム、ピーナッツバター		
木の実	菓子類、ドレッシング		
大豆	豆腐、納豆、おから、油揚げ、きな粉、豆乳、大豆由来のプロテイン、たんぱく質加水分解物	たんぱく質	肉、魚、卵、乳製品などを組み合わせて食べる.
そば	ガレット、ソバボール、菓子類、こしょう	炭水化物	ご飯、そば以外の麺類、パン
甲殻類	調味料中のエキス、スープ、スナック菓子		

5. さまざまな食事法に取り組む際の注意

　　　特定の食品を摂取することにより何らかの体調不良が生じる場合には、もちろん、該当する食品を除去することが必要である. 一方で、何かを控えるタイプの食事療法では、何らかの栄養素の摂取不足や過剰摂取のリスクがあること、食事を制約することが精神的なストレスになり摂食障害のリスクになりうることにも注意が必要である. それぞれの症状と食事療法の正確な関連を把握し、食事療法は、専門家と相談の上、適切に取り入れる必要がある.

Column　　　　　　　　　　　　　　　　　　　　　　　　　　　*

　ベジタリアンの食事をとる人も増えてきており、海外のスポーツ栄養の書籍をみるとベジタリアンのスポーツ選手という章がある場合が多い. ベジタリアンの食事の種類には、一切の動物性食品を含まないVegetarian-vegan meal（VGML）、肉や魚は含まないが卵や乳製品を含むVegetarian lacto-ovo meal（VLML）、動物性食品のほか、にんにく・人参・玉ねぎ・ジャガイモなど地下にできる野菜やキノコ類を含まないVegetarian Jain meal（VJML）などさまざまな種類がある. また、生野菜・果物のみで加熱した食材を含まないRaw vegetable meal（RVML）もある.

　これらのベジタリアンの食事ができるレストランやリクエストが出せるホテルなども増えてきている. 意外にバリエーションが多いのは機内食で、上記の各種ベジタリアン食のほか、インド風の味付けのベジタリアン食（Asian vegetarian meal: AVML）、アジア地域風（中国、日本を含むアジア地域）の味付けのベジタリアン食（Vegetarian oriental meal: VOML）のような味付けの違うものや、アレルギー対象食品を除いたメニュー、糖尿病や腎臓病など疾病に対応した食事、グルテンフリーなど、航空会社によるが複数の種類に対応が可能な場合が多い. 事前の予約は必要であるが、

誰でも追加料金なくリクエストが可能である．試合時間にあわせて，食事時間を調整している場合や減量中などに，軽めに食べたいときなどのコンディショニングにも活用できる．

　何らかの食事制限がある人にとって，遠征や合宿時あるいは移動中の食事には苦労する場合が多い．最近は，食事の制限に対応することもサービスのひとつとされる場合もあるので，リクエストは伝えてみる方がよい．また，食事療法や食事制限に対応しているレストランなどの情報収集もネットを通じて可能である．普段はベジタリアンでなくても，野菜不足が気になる時など，必要に応じて，これらのメニューも活用してみたい．

*	*Column **

［文　　献］
1) Collins J, Maughan RJ, Gleeson M, et al.: UEFA expert group statement on nutrition in elite football. Current evidence to inform practical recommendations and guide future research. Br J Sports Med, 55: 416, 2021.
2) Close GL, Sale C, Baar K, et al.: Nutrition for the prevention and treatment of injuries in track and field athletes. Int J Sport Nutr Exerc Metab, 29: 189-197, 2019.
3) Lis DM: Exit Gluten-Free and Enter Low FODMAPs: A Novel Dietary Strategy to Reduce Gastrointestinal Symptoms in Athletes. Sports Med, 49: 87-97, 2019.
4) Lis DM, Kings D, Larson-Meyer DE: Dietary practices adopted by track-and field athletes: gluten-free, low FODMAP, vegetarian, and fasting. Int J Sport Nutr Exerc Metab, 29: 236-245, 2019.
5) 今井孝成，杉崎千鶴子，海老澤元宏：消費者庁「食物アレルギーに関連する食品表示に関する調査研究事業」平成29（2017）年即時型食物アレルギー全国モニタリング調査結果報告．アレルギー，69: 701-705, 2020.
6) 日本小児アレルギー学会食物アレルギー委員会：食物アレルギー診療ガイドライン（JGFA）2021．協和企画，2021.

Chapter 21
スポーツ選手の日常の実践的食事管理

御所園　実花

●この章で学ぶこと
・スポーツ選手の適切な食事のあり方について理解する
・食事の工夫や実践的な調整方法について学ぶ
●事前学習
・あなたの1日の食事を記録しておこう
●事後学習
・現在のあなたの食事の改善点についてまとめてみよう

1. スポーツ選手の食事の基本

　スポーツ選手は，自分の身体に適した食事を選んで食べる努力や工夫をすることが必要である．そこで覚えておきたいのが，①主食，②主菜，③副菜，④牛乳・乳製品，⑤果物の5つを組み合わせた「スポーツ選手の食事の基本形」（図21-1）である．主食は身体を動かすエネルギー源になる糖質を豊富に含むため，スポーツ選手は毎食欠かさずに摂取したい．主菜は筋肉や骨，血液などの身体をつくるもとになるたんぱく質を多く含むおかずである．副菜は体調を整えるビタミン，ミネラル，食物繊維を多く含むおかずや汁物であり，毎食2品は組み合わせたい．特に緑黄色野菜は，スポーツ選手に欠かせないビタミンやミネラルが豊富に含まれているため，積極的に摂取したい．これらに，日本人が不足しがちなカルシウムを多く含む牛乳・乳製品と果物を組み合わせたスポーツ選手の食事の基本形に近づけることで，質的側面からスポーツ選手に必要なエネルギーや栄養素を整えやすくなる．

　食事の選び方は競技特性や体格，目的により異なる．なぜなら，運動時に利用されるエネルギーや栄養素の量と種類は，運動時間や運動強度によっても異なるためである．持久系競技では，長時間トレーニングを行うことが多いため，エネルギー源として筋グリコーゲンを多く利用する．筋グリコーゲンを回復させるための糖質摂取と，糖質が代謝される際に不可欠なビタミンB群を豊富に含む食品を摂取する．女性選手は特に貧血になりやすいため，たんぱく質と鉄，鉄の吸収を高めるビタミンCを含む食品も積極的に取り入れることがポイントとなる．筋力・瞬発系競技では，パワー発揮のために十分な骨格筋量が必要となるため，エネルギー源となる糖質とたんぱく質

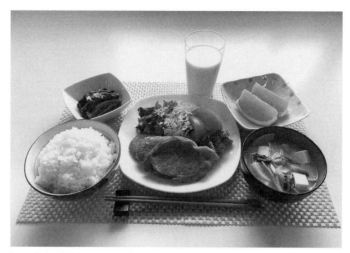

① 主食（ご飯，パン，麺類，もちなど）　　　　：白飯
② 主菜（肉，魚，卵，大豆製品など）　　　　　：豚肉のしょうが焼き
③ 副菜（野菜，きのこ，海藻，いもなど）　　　：具だくさん汁，ほうれん草のお浸し，付け合わせ
④ 牛乳・乳製品（牛乳，ヨーグルト，チーズ）：牛乳
⑤ 果物（オレンジ，りんご，バナナなど）　　　：グレープフルーツ

図21-1　スポーツ選手の食事の基本形の例

を十分に摂取する．一方で，たんぱく質の多い食品には脂質も多く含まれるため，食品や肉の部位の選び方に注意する．また，体重や骨格筋量の維持・増加に必要なたんぱく質量は3食の食事から十分確保できる量であるため，プロテインサプリメントに頼りすぎず，食事を中心として1日の食事を組み立てる．球技系競技では，試合やトレーニング時間が長いため，十分なエネルギー量を確保する．当たり負けしない身体づくりを行うとともに，ケガの予防のためにカルシウムやビタミンを意識して摂取したい．審美系競技では，競技特性に応じた体型を維持する必要があるが，極端なエネルギー制限を伴う減量ではビタミンやミネラルの摂取量も少なくなり，貧血や骨密度の低下などが生じる危険性がある．緑黄色野菜やきのこ類などを組み合わせて，ボリュームは落とさずにエネルギーは抑えた栄養密度の高い食品を摂取する．

　巻末付表の5つの皿のチェックシートを使用し，食べたものを5つの皿に分類して色を塗り確認することで，日々の食事の傾向を知ることができる．過不足があった場合には，数日から1週間単位で調整するとよい．身体は日々作り替えられているため，食事として出されていても口にしなければ意味がない．このような「質的」評価に加えて，「量的」側面からも食事を整えることが必要である（推定エネルギー必要量（EER）の求め方については，Chapter 2および巻末の付表4参照）．

2.　住環境別の食事実践方法

（1）家族と同居の場合

　スポーツ選手は日々トレーニングを行うため，一般の人と比較して1日のエネルギー

Step1　1日に必要な糖質量を算出する

現在の体重　　　　　糖質量　　　　　1日に必要な糖質量

□ kg × □ g = □ g/日

スポーツ選手が1日に必要な糖質摂取量の目安[1]

トレーニング状況	糖質摂取の目安量
低強度または技術練習	3～5g/kg 体重/日
中等度のトレーニング（約1時間/日の運動）	5～7g/kg 体重/日
高強度のトレーニング（1～3時間/日の運動）	6～10g/kg 体重/日
超高強度トレーニング（4～5時間以上/日の運動）	8～12g/kg 体重/日

Step2　1食に必要な糖質量を算出する

1日に必要な糖質量　　　　　　　　1食に必要な糖質量

□ g/日 ÷ 3 = □ g/日

Step3　1食あたりのご飯の目安量を算出する（1食に必要な糖質量をご飯のみで摂取する場合）

1食に必要な糖質量　　　　　　　1食にあたりのご飯の目安量

□ g/日 ÷ 35* = ＿＿＿＿＿ g/食

※ご飯100gには糖質約35gが含まれる

1食あたりのご飯の目安量の例

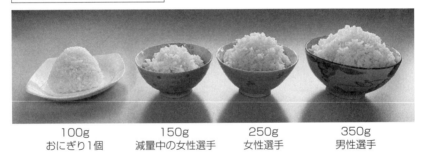

| 100g | 150g | 250g | 350g |
| おにぎり1個 | 減量中の女性選手 | 女性選手 | 男性選手 |

図21-2　1食あたりのご飯の目安量

消費量が多くなる．家族と同じ食事量では，トレーニング量に見合ったエネルギーや栄養素を摂取できない可能性があるため，主食量や主菜量を増やす，副菜の品数を増やす，牛乳・乳製品と果物を組み合わせることで調整する．

1）主食量を調整する

肝臓や骨格筋に貯蔵できるグリコーゲン量には限りがあるため，主食はご飯やパン，麺などから毎食欠かさず摂取したい．スポーツ選手が1日に必要な糖質摂取の目安量は，体格とトレーニング状況により異なる．図21-2では，体重とトレーニング状況から1食あたりのご飯の目安量を算出できる．算出したご飯の目安量は，必要な糖質

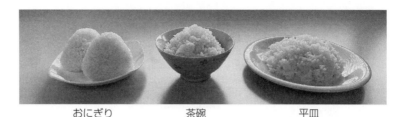

おにぎり　　　　　茶碗　　　　　　平皿

図21-3　200gのご飯の比較

量のすべてをご飯のみから摂取した場合の量である．実際の食事では，副菜に含まれるいも類やかぼちゃ，バナナやりんごなどの果物，砂糖などの調味料からも糖質は摂取できる．1食あたりのご飯の目安量を参考にしたうえで，体重や身体組成の変動，トレーニング状況により調整する．1日に必要な量を3食でとりきれない場合には，補食での摂取も検討する．

　図21-3では，200gのご飯をおにぎり，茶碗，平皿にそれぞれ盛り付けた．平皿に盛られたご飯が茶碗に盛られたご飯に比べて多く見えるように，皿の種類や盛り方により，見た目の量と実際の量が乖離することがある．自分の感覚だけで判断しては，身体に必要な量が不足していることもあるため，見た目や食欲だけで判断せず，自分の身体にとっての適量をはかりで計ってみるとよいだろう．

2）主菜量を調整する

　たんぱく質を多く含むおかずである主菜も毎食必ず組み合わせたい．主菜は，豚肉のしょうが焼き3枚を5枚に増やす，肉の量を1.5倍に増やすなど，メインとなる主菜の量を増やすことで調整できる．魚一切れがメインの日など，メインの主菜量を増やすことが難しい場合には，豆腐や納豆，卵などの調理不要なたんぱく質源を組み合わせることで，より望ましい食事内容にレベルアップできる．

3）食事の注意点

　家族で食事をする際，大皿に盛られた料理から自分が食べる量だけを取り分けて食べることもある．その場合，バランスのよい食事が出されていても，嫌いなものには手を付けず，偏った食事となってしまうことがある．また，どれだけ食べたのかを可視化できないため，必要な量をとれていなくても気付きにくい．食べているものに偏りがないか，身体の大きさやトレーニング量に見合った量を食べられているかは，小皿に取り分けることで確認できる．

（2）一人暮らしの場合

　一人暮らしの場合，図21-1のスポーツ選手の食事の基本形の組み合わせを参考に，無理なく継続できる方法で食事を整える．

1）手軽に調理可能かつ栄養価の高い食品を常備しておく

　疲れている時や時間のない時は，図21-4の改善前のような主食と飲み物のみを組み合わせた食事になりやすい．そんな時には，図21-5の食品と調味料，調理機器を活用し，①量を増やす，②耐熱容器に入れて電子レンジで加熱する，③調理不要な食

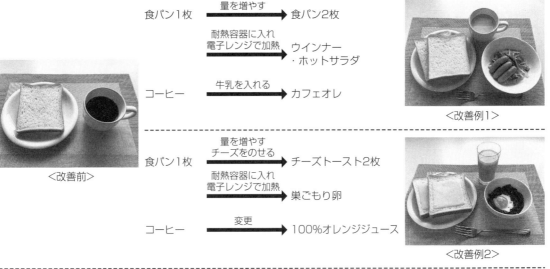

食パン1枚 　→（量を増やす）→　食パン2枚

　　　　　→（耐熱容器に入れ 電子レンジで加熱）→　ウインナー・ホットサラダ

コーヒー　→（牛乳を入れる）→　カフェオレ

＜改善例1＞

＜改善前＞

食パン1枚 　→（量を増やす チーズをのせる）→　チーズトースト2枚

　　　　　→（耐熱容器に入れ 電子レンジで加熱）→　巣ごもり卵

コーヒー　→（変更）→　100％オレンジジュース

＜改善例2＞

＜改善前＞

おにぎり1個 　→（量を増やす）→　おにぎり2個

　　　　　→（1品追加）→　ゆで卵

お茶　→（変更 乾物追加）→　カップみそ汁 ＋乾燥わかめ・高野豆腐

＜改善例3＞

図21-4　食事の改善例

品を加える，④牛乳や100％オレンジジュースを加えるなど，ひと手間を加えるだけでスポーツ選手にとってより望ましい食事内容にレベルアップできる．

　一人暮らしの場合，図21-5に示した手軽に調理可能かつ栄養価の高い食品を常備しておきたい．ご飯はキリのよい分量で炊き，余りは容器に入れる，またはラップに包んで冷凍保存する．1食分の分量で小分けにして保存しておけば，電子レンジで温め解凍するだけですぐに食べられる．たんぱく質源を加えた炊き込みごはんにすれば，一品でスポーツ選手に欠かせない糖質とたんぱく質を摂取できる．炊飯器は食材を入れて加熱するだけで，煮物やカレー，シチューを作ることも可能である．卵や納豆，豆腐，ハム，魚の缶詰は調理不要でいざという時に助かる一品．カット野菜やミニトマトは包丁を使わずに準備可能で手軽に摂取できる食品である．電子レンジで温めるだけで副菜になる冷凍野菜も活用しやすい．野菜ジュースや100％オレンジジュースは，野菜や果物をとりにくい場合に活用できる．

　図21-5に示した調味料や調理機器は使い勝手がよく，そろえておくと便利である．塩とこしょうに加えて，焼き肉のタレ，めんつゆなど1本で味が整う万能調味料は常備しておきたい．鍋やフライパンがあれば，焼く，炒める，茹でる，煮るなどと調理の幅が広がる．電子レンジ調理器は火を使わず調理ができ，食材を入れて加熱するだけで手間いらず．ご飯や麺類，卵料理，野菜料理とさまざまな料理に対応可能である．

一人暮らしに便利な常備したい食品			

冷蔵庫
□卵　　　　　　　□ほうれん草
□納豆　　　　　　□小松菜
□豆腐　　　　　　□トマト，ミニトマト
□ハム　　　　　　□ブロッコリー
□チーズ　　　　　□にんじん
□ヨーグルト　　　□カット野菜
□牛乳
□野菜ジュース
□オレンジジュース

冷凍庫
□冷凍野菜
□冷凍うどん

常温
□米
□スパゲティ
□乾燥わかめ
□高野豆腐
□缶詰（魚・あさり）
□即席みそ汁
□レトルト食品

そろえておくと便利な調味料		便利な調理機器	

□砂糖　　　　　□顆粒中華だし
□塩　　　　　　□顆粒和風だし
□しょうゆ　　　□顆粒コンソメ
□みそ　　　　　□焼肉のタレ
□めんつゆ　　　□ルウ
□サラダ油

□フライパン　　　□耐熱容器
□鍋　　　　　　　□電子レンジ調理器
□包丁　　　　　　　蒸し器
□まな板　　　　　　ご飯一合炊き
□キッチンバサミ　　パスタ調理器
□電気ケトル

図21-5　常備したい食品と便利な調味料，調理機器

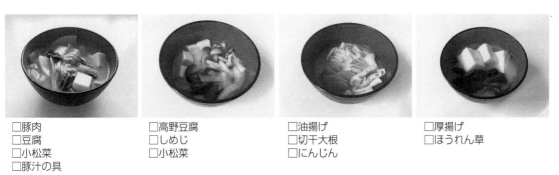

□豚肉　□豆腐　□小松菜　□豚汁の具　　□高野豆腐　□しめじ　□小松菜　　□油揚げ　□切干大根　□にんじん　　□厚揚げ　□ほうれん草

図21-6　具だくさんみそ汁の具材の例（具が見やすいよう汁の量は減らした）

キッチンバサミはまな板いらずの必需品で，肉や野菜など，何にでも使用可能であるためそろえておくと便利である．

2）具だくさん汁を取り入れる

一人暮らしの場合，主食や主菜は意識してとれていても，副菜の摂取は疎かになりやすい．そんな時には，具だくさん汁を取り入れたい．みそ汁の具を増やすことで，各栄養素の摂取量を増やせることが報告されている[2]．図21-6には，みそ汁の具材の例を示した．カルシウムや鉄が豊富な小松菜，鉄が豊富なほうれん草や油揚げ，カルシウムが豊富な木綿豆腐や厚揚げ，高野豆腐，切り干しだいこんなどの栄養価の高い食品は，具だくさん汁に取り入れたい具材である．具だくさん汁のほかにも，主菜と副菜を兼ねる具だくさんのポトフやカレー，シチューを一度にまとめて作り置きしておくと，忙しい日でも主食と組み合わせるだけで簡単に栄養バランスのよい食事を食べることができる．

3）食事のアレンジ方法を知る

同じ食品を使用した同じ味付けの料理を食べ続けると飽きてしまう．しかし，同じ

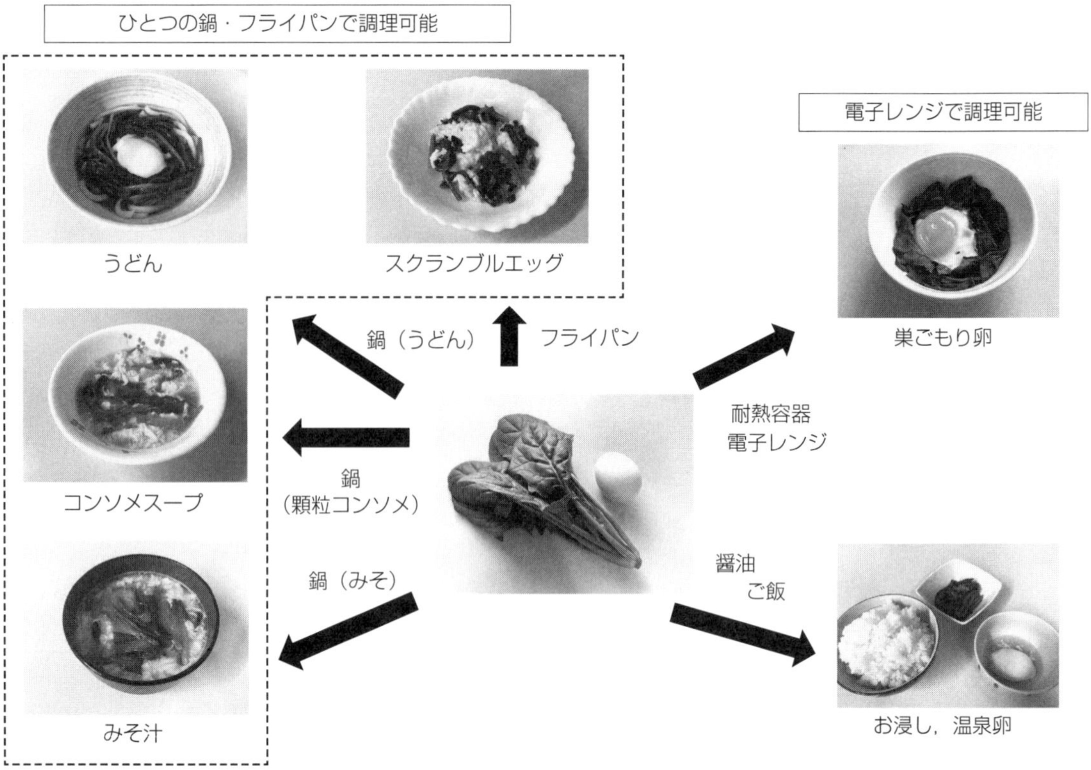

うどん

スクランブルエッグ

電子レンジで調理可能

巣ごもり卵

コンソメスープ

鍋（うどん）　フライパン

耐熱容器
電子レンジ

鍋
（顆粒コンソメ）

鍋（みそ）

醤油
ご飯

みそ汁

お浸し，温泉卵

図21-7　ほうれん草と卵を使用した簡単料理の例

食品を使っても調理機器や味付けを少し変えるだけで，料理のレパートリーを増やすことができる．図21-7には，ほうれん草と卵を使用した簡単料理の例を示した．みそ汁とコンソメスープ，うどん，スクランブルエッグは，鍋かフライパンがひとつあれば簡単に作ることができる．麺類を茹でる際に，野菜を一緒に茹でることで時短になる．それぞれの料理に，肉やきのこを加える，味付けを変える工夫をするだけで，レパートリーはさらに広がる．

　ひとつの料理を複数の料理にアレンジすることも可能である．ポトフはカレールウを加えればカレーに，シチュールウと牛乳を加えればシチューに，トマトジュースを加えればミネストローネに変身．手間をかけず，飽きずに食べられる工夫を行うことが料理のコツである．

4）食材の選び方を知る

　エネルギー消費量の多いスポーツ選手は，疲労回復の観点からもビタミンB_1を豊富に含む豚肉や豚肉製品を積極的に食事に取り入れたい．ただし，肉の部位によりエネルギーやたんぱく質，脂質量が大きく異なる．図21-8に，ばら肉ともも肉のエネルギーとたんぱく質，脂質量の比較を示した．同じ100gの肉でも，ばら肉はもも肉の2倍以上のエネルギー，3倍以上の脂質がとれることになる．スポーツ選手が脂質をとってはいけないということはないが，ばら肉ばかりを摂取した場合，たんぱく質は少なく，必要以上にエネルギーと脂質を摂取してしまう可能性がある．豚肉は赤身

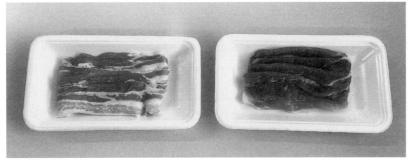

ばら肉　　　　　　　　　　　もも肉

100gあたり

エネルギー	366kcal	エネルギー	171kcal
たんぱく質	14.4g	たんぱく質	20.5g
脂質	35.4g	脂質	10.2g

図21-8　豚肉の部位によるエネルギーと栄養素の比較

の多い部位（ももやヒレ）を選ぶことで高たんぱく質かつ低脂質となる.

（3）寮や合宿所生活の場合

　食事の提供回数（朝食・昼食・夕食）や提供時間（各食事を何時から何時まで摂取可能か），提供形式（ビュッフェタイプまたは定食タイプ）は寮や合宿所により異なる.食事の提供時間は決まっているため，朝遅くまで寝ていて朝食を食べられない状況は避けたい.寮や合宿所の食事は，トレーニング量や身体の大きさにかかわらず同じ献立が提供される場合が多いため，自分でトレーニング量に見合った食事内容に調整する必要がある.選手が調理を行う場合には衛生面に配慮し，手指消毒や体調管理を徹底し，食品の保存状態に注意する.献立を立てる際には，スポーツ選手に不足しやすいがしっかりとりたい鉄やビタミンB_1が多く含まれる食品を使用する.献立の改善が必要な際には，チームと管理栄養士や調理担当者が話し合って改善していくことが望ましい.

1）量や内容を調整する

　ビュッフェタイプの場合には，図21-1のスポーツ選手の食事の基本形をもとに食事を組み立てる.定食タイプの場合には，主食をおかわりすることで量を調整する.ご飯がすすむよう，ふりかけ，のり，鮭フレーク，梅干し，キムチなど好みのご飯のお供を見つけ，常備しておくとよい.主菜の量を増やすことが難しい場合には，納豆や卵，豆腐などの保存しやすく調理不要なたんぱく質源を常備しておき，食事に追加する.牛乳・乳製品と果物は不足しやすいため，寮・合宿所飯で提供されない場合には各自で購入して食事に追加したい.減量中などでエネルギーや脂質量を調整したい場合は，オイル入りドレッシングやマヨネーズをノンオイルドレッシングやポン酢に変えたり，牛乳を低脂肪乳に変更することで調整できる.昼食を各自で準備する場合には，（2）一人暮らしの場合の項を参考にし，栄養面で好ましい食事となるよう工夫する.

3. 外食・中食の活用法

　外食とは，学生食堂やレストランなどの飲食店で食事をとること．中食とは，コンビニエンスストアやスーパー，フードデリバリーサービスなどを利用し，弁当や総菜などの調理済み食品を購入して自宅などで食べることである．外食・中食は手軽で便利である一方，脂質量が多くなり，ビタミンやミネラルをとりにくく偏った献立になりやすい．外食・中食利用時にもスポーツ選手の食事の基本形をもとに食事を組み立てることが望ましい．

(1) 和食・洋食・中華料理・ファストフードの注意点

　和食は魚や肉がメインの定食タイプのメニューを選べば，副菜もとりやすく，外食で不足しがちなビタミン・ミネラルを確保しやすい．一方で，うどんやそばは主食のみ，丼物の単品メニューでは主食と主菜のみとなりやすい．さらに，揚げ物がメインのメニューでは高脂質となり，食事が偏りやすくなる．

　洋食はフライがメインのメニュー，油やバターを多く使用した料理が多く，オイル入りドレッシングやマヨネーズの使用も多いため，高エネルギーかつ高脂質になりやすい．付け合わせも淡色野菜が多く，ビタミンやミネラルは不足しやすい．サラダバーを活用することで，野菜や果物をとりやすくなる．

　中華料理は多量の油を使用して炒める料理が多く，高エネルギーかつ高脂質になりやすい．一方で，彩り豊かな野菜をたっぷり含み主菜と副菜を兼ねる料理が多いため，具材の多いメニューを選ぶことがポイントである．

　ファストフードは，ハンバーガーとフライドポテトのセットメニューを選んだ場合，脂質量が多くなるうえビタミンやミネラルが不足しやすい．このような食事が続いた場合，スポーツ選手に必要な栄養素が足りなくなってしまう．揚げ物の入っていないバーガーを選ぶ，フライドポテトを野菜に変更する，飲み物は牛乳や野菜ジュース，100％オレンジジュースを選ぶことで脂質量を抑えつつ，必要な栄養素がとりやすくなる．

(2) 外食利用時の注意点

1) 定食タイプのメニューを選ぶ

　定食タイプのメニューを選ぶことで，栄養バランスは整いやすくなる．定食に付く小鉢を選べる場合には，緑黄色野菜の入ったメニューを選ぶとよい．みそ汁は豚汁に変更することで具だくさん汁になる．定食タイプのメニューでも牛乳・乳製品，果物は摂取しにくいため，他の食事や補食で補うこと．近年，朝定食を提供している店も増えているため，朝食の準備が難しい場合には活用してもよいだろう．

2) 単品の場合は具だくさんメニューを選ぶ

　醤油ラーメンを単品で食べると，主食と主菜しか摂取できない．単品メニューにも小鉢を追加する，もしくは五目タンメンのような具だくさんメニューを選ぶことで，糖質やたんぱく質，ビタミン，ミネラルを摂取することができ，栄養面でより好まし

2,500kcal/日の昼食例

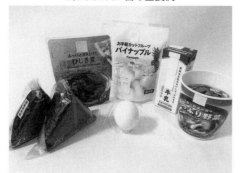

3,500kcal/日の昼食例

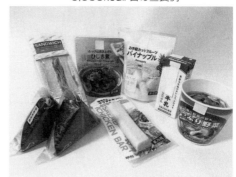

主食	おにぎり2個	1品追加 →	主食	おにぎり2個 サンドイッチ
主菜	ゆで卵	内容変更 →	主菜	サラダチキン
副菜	カップみそ汁 ひじき煮		副菜	カップみそ汁 ひじき煮
牛乳・乳製品	牛乳		牛乳・乳製品	牛乳
果物	パイナップル		果物	パイナップル

図21-9　コンビニを利用した献立例とその展開例

い内容に近づけることができる.

(3) 中食利用時の注意点

1) メニューの選び方

　弁当を選ぶ際は,食品数が多いものを選び,揚げ物ばかりに偏った弁当は避ける.麺類を選ぶ際は,ざるそばなど主食中心のメニューよりも,冷やし中華などのいろいろな具が入っているメニューを選ぶことが望ましい.コンビニで購入する場合には,図21-1を参考に自分に必要な量を確保できるよう組み合わせを考える（図21-9）.必要な食品を加えることにより,自分の身体に適した量に調節するスキルを身に付けたい.副菜をそろえにくい場合には,他の食事で多くとることも方法のひとつである.飲み物を選ぶ際は,甘い清涼飲料水よりも牛乳・乳製品や100％柑橘系ジュース,野菜ジュースを選ぶことを心がける.フードデリバリーを利用する場合,注文時の写真だけでは量が把握しにくい.食事の量が少ない場合には,図21-5に示した食品を組み合わせて必要な量を確保する.

2) 補食を活用する

　補食は食事でとりきれないエネルギーや栄養素を補う「食事」であり,菓子類をさしているわけではない.図21-10に示したような,糖質,たんぱく質,ビタミン・ミネラルがとれる補食を目的に応じて組み合わせる.暑い時期には,保冷剤を活用するなど衛生面に配慮する.飲料類を凍らせておき,持ち運びの際に保冷剤代わりとしても便利である.

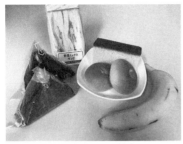
糖質がとれる補食

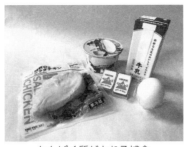
たんぱく質がとれる補食

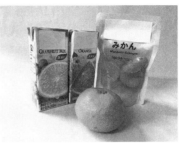
ビタミン・ミネラルがとれる補食

図21-10　コンビニで購入できる補食の例

4. 菓子類・アルコールとの付き合い方

　スポーツ選手が食べてはいけない食品はないが，菓子類ではビタミンやミネラルがとりにくいため，菓子類ばかりを食べて食事が十分にとれないことがないよう注意したい．食べすぎてしまう場合には，自分の中で決まりごとをつくるのも方法のひとつである．デニッシュペストリーなどの菓子パンやポテトチップスは，脂質量が多く，高エネルギーである．クッキー，ケーキ，チョコレートなどの洋菓子類は脂質が多いが，ようかん，カステラ，まんじゅうなどの和菓子類は脂質が少なく，糖質を補う目的で補食としても活用可能である．炭酸飲料はお腹を膨らましやすく，食前に飲むと食事が十分に食べられないこともあるため摂取する量とタイミングに注意する．

　アルコールは分解されるまでに時間がかかるうえ，利尿作用があり脱水を引き起こしやすい．翌日のトレーニングや生活に影響がないよう摂取するアルコールの種類と量に十分配慮し，水分摂取も忘れずに行いたい．アルコールの種類によっては高エネルギーで，予想以上にエネルギーをとれてしまうことがあるが，筋運動のためのエネルギー源とはならない．また，アルコールを飲む際には，主食や副菜をとりにくく，揚げ物メニューなど高脂質のおつまみが多くなりやすい．飲酒の際には枝豆や冷奴，刺身など，高たんぱく質かつ低脂質のメニューを選ぶことが望ましい．

5. 生活リズムと食事の整え方

　1時間毎のエネルギーバランスを評価したLeeらの研究[3]では，1日のうちトレーニング終了時と休日に特にエネルギーバランスが大きく負の状態となることが示されている．つまり，トレーニング量に応じて十分なエネルギーをトレーニング後に摂取することが大切である．

（1）朝食摂取のすすめと朝食欠食の改善方法
　約1,000人の女性スポーツ選手を対象とした調査[4]では，朝食を「毎日食べる」と回答したスポーツ選手はおよそ7割で，3割近いスポーツ選手が朝食を週に1回以上欠食していた．朝食摂取は朝食欠食時と比較し，午前中の知的作業に対して疲労を予

防し，集中力を高めることが明らかになっている[5]．普段は自分のリズムで生活することができても，合宿や遠征時にも同じように生活することは難しい．普段のトレーニングは午後に実施しているが，試合は午前中に行われることもあるだろう．食事の内容以前に，食べる機会が少ないことでエネルギーや栄養素を十分に摂取できない状況は避ける必要があるため，朝食欠食はすぐにでも改善したい食習慣である．

1）生活リズムを見直す

　夜遅くまで起きていると，翌朝早く起きることができず朝食を食べる時間がなくなってしまう．まずは生活リズムを見直し，早寝早起きを心がける．食欲がないために朝食を食べられない場合は，夕食や夜食をとりすぎていないか，摂取量を見直すことも必要である．

2）食べやすいものから食べ始める

　食べやすいものや手軽に準備できるものを食べることから始める．なかでも，具だくさん汁（図21-6）はビタミンやミネラル，食物繊維を豊富にとることができるため，朝食に組み合わせたい一品である．

(2) 朝練習がある場合の食事の整え方

　早朝にトレーニングを実施する場合には，図21-1のようなスポーツ選手の食事の基本形をそろえた食事を食べることが難しいこともある．その場合，トレーニング前には，おにぎりやパンなど糖質を多く含む主食をとる．トレーニング後に残りの食事をとることで，トレーニング前後の2食でスポーツ選手の食事の基本形に近づける．睡眠中は発汗もしているため，トレーニング前には水分補給も忘れずに行いたい．

(3) トレーニング後，帰宅時間が遅くなる場合の食事の整え方

　日本の食生活は夕食に重きを置かれがちであるが，遅い時間にたくさんの食事をとると消化吸収にも負担がかかり，疲れが取れにくくなることもある．そんな時は，トレーニング直後におにぎりで主食を食べ，帰宅してから消化のよいおかずを食べるなどの工夫をするとよい．夕食で1食分の量を食べられない場合には，次の日の朝食や昼食，補食で補う．量とタイミングを見直し，自分の生活に合った食事のとり方を見つけることがポイントである．

6．体重・体組成とコンディションを把握する

　トレーニング量に見合った量を食べられているかは，体重と身体組成を測定することで確認する．体重は毎日，身体組成は週に1回，同じ機器を使用し，同じ条件で測定するとよい．日々体重の変化を確認することで，試合の翌日や夏場のトレーニング時など，体重が落ちやすいまたは増えやすいタイミングや時期を把握することができ，食事戦略を立てるうえで重要な資料になる．

　巻末付表のコンディショニングチェックシートを使用して，コンディションを確認し，体調の変化を確認する．日々のコンディションを継続的にチェックすることにより，自分自身の身体とコンディションの変化を知ることができる．

スポーツ選手がパフォーマンスの向上を目指して日々トレーニングを行うように，食事も毎日の積み重ねが大切である．各項目を把握して評価することで，自分の身体やトレーニング量にあった食事のとり方を見つけたい．また，良好なコンディションを維持するために，食事・栄養面で困ったことがあれば，公認スポーツ栄養士（管理栄養士）に相談するとよいだろう．

[文　　献]
1) Burke LM, Hawley JA, Wong SHS, et al.: Carbohydrates for training and competition. J Sports Sci, 29: S17–S27, 2011.
2) 田口素子，遠藤有香，原　丈貴ほか：小学生を対象とした包括的支援体制による食育と体力向上プログラムの開発及びその試み．日本食育学会誌，15: 197–208, 2021.
3) Lee S, Moto K, Han S, et al.: Within-Day Energy Balance and Metabolic Suppression in Male Collegiate Soccer Players. Nutrients, 13: 2644, 2021.
4) 田口素子：平成27-28年度 スポーツ庁委託事業 低エネルギー状態が女性アスリートのスポーツ・健康リスク及びパフォーマンスに及ぼす影響 データ集．早稲田大学女性アスリート育成・支援プロジェクト，24, 2016.
5) 樋口智子，濱田広一郎，今津屋聡子ほか：朝食欠食および朝食のタイプが体温，疲労感，集中力等の自覚症状および知的作業能力に及ぼす影響．日本臨床栄養学雑誌，29: 35–43, 2007.

付表1　各栄養素を多く含む食品・料理

たんぱく質の多い食品・料理

食品・料理名	目安	可食部重量（g）	たんぱく質（g）
肉類			
鶏むね（皮なし）	1/2枚	150	35.0
鶏もも（皮なし）	1/2枚	150	28.5
鶏ささみ	2本	100	23.9
豚ヒレ	3枚	100	22.2
豚もも（皮下脂肪なし）	薄切り6枚	100	21.5
牛もも	薄切り5枚	100	21.2
豚ロース	厚切り1枚	100	19.3
魚介類			
かつお	刺身5切れ	80	20.6
まぐろ（赤身）	刺身8切れ	80	19.4
さけ	切り身1枚	80	17.8
さば	切り身1枚	100	17.2
ぶり	切り身1枚	80	17.1
ツナ缶（油漬）	1缶	70	12.4
豆類			
木綿豆腐	1/2丁	150	10.5
絹ごし豆腐	1/2丁	150	8.0
納豆	1パック	40	6.6
調整豆乳	コップ1杯	200	6.4
卵類			
鶏卵	1個（Mサイズ）	50	6.1
乳類			
普通牛乳	コップ1杯	200	6.6
ヨーグルト	1個	75	2.7

脂質の多い食品・料理

食品・料理名	目安	可食部重量（g）	脂質（g）	n-3系脂肪酸（g）	n-6系脂肪酸（g）
油脂類					
オリーブ油	大さじ1杯	12	12.0	0.1	0.8
ごま油	大さじ1杯	12	12.0	0.0	4.9
サラダ油	大さじ1杯	12	12.0	0.8	4.1
マーガリン	大さじ1杯	12	10.0	0.1	1.4
バター	1個	8	6.5	0.0	0.1
あまに油	小さじ1杯	4	4.0	2.3	0.6
えごま油	小さじ1杯	4	4.0	2.3	0.5
魚介類					
さば	切り身1枚	100	26.8	6.6	0.6
さんま	1尾	100	25.6	5.6	0.6
ぶり	切り身1枚	80	14.1	2.7	0.3
めかじき	切り身1枚	80	6.1	0.7	0.2
いわし	1尾	60	5.5	1.3	0.2
種実類					
くるみ	5粒	14	9.6	1.3	5.8
アーモンド	10粒	14	7.3	0.0	1.7

糖質の多い食品・料理

食品・料理名	目安	可食部重量（g）	糖質（g）
穀類			
ごはん	どんぶり1杯	300	106.8
ごはん	茶碗1膳	150	53.4
おにぎり	1個	100	35.6
スパゲッティ（乾）	1人前	100	67.7
うどん（ゆで）	1玉	200	40.6
そば（ゆで）	1人前	160	37.0
コーンフレーク	1カップ	40	32.5
食パン	6枚切り1枚	60	25.3
切り餅	1個	50	25.2
いも類			
さつまいも	Mサイズ1/2本	120	36.4
じゃがいも	中1個	120	7.3
果実類			
りんご	中1個	250	35.3
果汁100%オレンジジュース	コップ1杯	200	21.0
バナナ	1本	90	19.3
菓子類			
あんぱん	1個	120	61.2
カステラ	1切	50	30.7
みたらし団子	1本	60	26.8

糖質は炭水化物から食物繊維総量を差し引いて算出

カルシウムの多い食品・料理

食品・料理名	目安	可食部重量（g）	カルシウム（mg）
乳類			
普通牛乳	コップ1杯	200	220
チーズ	6P　1個	18	113
ヨーグルト	1個	75	90
魚介類			
さば（水煮缶）	中1缶	150	390
さけ（水煮缶）	1缶	150	285
さんまの蒲焼（缶詰）	1缶	100	250
ししゃも	2尾	50	165
魚肉ソーセージ	1本	70	70
しらす干し	大さじ1杯	5	26
豆類			
生揚げ	大1/2枚	120	288
木綿豆腐	1/2丁	150	140
調整豆乳	コップ1杯	200	62
納豆	1パック	40	36
野菜類			
チンゲン菜	1株	100	100
小松菜	1株	50	85
水菜	1株	40	84
ほうれんそう	1株	40	20
藻類			
ひじき（ステンレス釜　乾燥）	ひじき煮小鉢1個分	5	50

鉄の多い食品・料理

食品・料理名	目安	可食部重量（g）	鉄（mg）
肉類			
鶏レバー	焼き串2本	60	5.4
牛もも	薄切り5枚	100	2.6
魚介類			
まぐろ（赤身）	刺身8切れ	80	1.6
かつお	刺身5切れ	80	1.5
あさり（むき身）	10個	30	1.1
豆類			
生揚げ	大1/2枚	120	3.1
調整豆乳	コップ1杯	200	2.4
納豆	1パック	40	1.3
高野豆腐（乾）	1枚	15	1.1
野菜類			
小松菜	1株	50	1.4
水菜	1株	40	0.8
ほうれんそう	1株	40	0.8
藻類			
ひじき（鉄釜　乾）	ひじき煮小鉢1個分	5	2.9
ひじき（ステンレス釜　乾）	ひじき煮小鉢1個分	5	0.3
卵類			
鶏卵	1個（Mサイズ）	50	0.8

ビタミンAの多い食品・料理

食品・料理名	目安	可食部重量（g）	ビタミンA（μgRAE）
野菜類			
かぼちゃ	煮物小鉢1個分	80	264
にんじん	乱切り5個	30	216
ほうれんそう	1株	40	140
小松菜	1株	50	130
乳類			
普通牛乳	コップ1杯	200	76
チーズ	6P　1個	18	47
卵類			
鶏卵	1個（Mサイズ）	50	105
肉類			
鶏レバー	焼き串2本	60	7,800
魚介類			
うなぎかば焼き	1枚	120	1,800

ビタミンDの多い食品・料理

食品・料理名	目安	可食部重量（g）	ビタミンD（μg）
魚介類			
べにざけ	切り身1枚	80	26.4
しろさけ	切り身1枚	80	25.6
いわし	1尾	60	19.2
さんま	1尾	100	16.0
ぎんざけ	切り身1枚	80	12.0
ぶり	切り身1枚	80	6.4
しらす干し	大さじ1杯	5	3.1

ビタミンDの多い食品・料理（つづき）

食品・料理名	目安	可食部重量（g）	ビタミンD（μg）
きのこ類			
まいたけ	1パック	100	4.9
エリンギ	1パック	100	1.2
しいたけ（乾）	1個	5	0.9
きくらげ（乾）	1個	0.2	0.2
卵類			
鶏卵	1個（Mサイズ）	50	1.9
乳類			
普通牛乳	コップ1杯	200	0.6

べにざけ：おもに北太平洋で漁獲され，冷凍輸入される．身の色は鮮紅色．
しろさけ：一般的に日本でさけと呼ばれているもの．漁獲される時期によっ
　　　　　て「時鮭」や「秋鮭」と呼ばれる．身の色が白っぽい．
ぎんざけ：国内では養殖されたものが多く流通する．身の色はべにざけより
　　　　　やや薄い．

ビタミンB₁の多い食品・料理

食品・料理名	目安	可食部重量（g）	ビタミンB₁（mg）
肉類			
豚ヒレ	3枚	100	1.32
豚もも（皮下脂肪なし）	薄切り6枚	100	0.96
豚ロース	厚切り1枚	100	0.69
ロースハム	2枚	20	0.14
ウィンナー	2本	40	0.14
魚介類			
うなぎかば焼き	1枚	120	0.90
まだい（養殖）	切り身1枚	80	0.26
べにざけ	切り身1枚	80	0.21
穀類			
玄米ごはん	1パック	200	0.32
ライ麦パン	6枚切り1枚	60	0.10
豆類			
木綿豆腐	1/2丁	150	0.14
大豆（ゆで）	水煮1/4パック	30	0.05
種実類			
ごま	ごま和え小鉢1個分	9	0.04

ビタミンB₂の多い食品・料理

食品・料理名	目安	可食部重量（g）	ビタミンB₂（mg）
魚介類			
さば（水煮缶）	中1缶	150	0.60
魚肉ソーセージ	1本	70	0.42
ぶり	切り身1枚	80	0.29
さわら	切り身1枚	80	0.28
乳類			
普通牛乳	コップ1杯	200	0.30
ヨーグルト	1個	75	0.11
チーズ	6P 1個	18	0.07
豆類			
納豆	1パック	40	0.22

ビタミンB₂の多い食品・料理（つづき）

食品・料理名	目安	可食部重量（g）	ビタミンB₂（mg）
卵類 　鶏卵	1個（Mサイズ）	50	0.19
野菜類 　ほうれんそう	1株	40	0.08
肉類 　鶏レバー	焼き串2本	60	1.08

ビタミンCの多い食品・料理

食品・料理名	目安	可食部重量 （g）	ビタミンC （mg）
果実類			
キウイフルーツ　黄肉種	1個	80	112
果汁100%オレンジジュース	コップ1杯	200	84
キウイフルーツ　緑肉種	1個	80	57
グレープフルーツ	1/2個	120	43
オレンジ	1個	100	40
いちご	中4個	60	37
みかん	1個	70	22
野菜類			
赤パプリカ	1/5個	30	51
ブロッコリー	2房	30	42
かぼちゃ	煮物小鉢1個	80	34
小松菜	1株	50	24
ピーマン	1個	30	23
水菜	1株	40	22
ほうれんそう	1株	40	14
キャベツ	サラダボウル小1皿	30	12
ミニトマト	2個	30	10
いも類			
じゃがいも	中1個	120	34
さつまいも	Mサイズ1/2本	120	30

ビタミンB₁₂，葉酸を多く含む食品（100g中に含まれる含有量）

食品名	ビタミンB₁₂ （μg）	食品名	葉酸 （μg）
しじみ	62.4	鶏レバー	1,300
あかがい	59.2	牛レバー	1,000
すじこ	53.9	豚レバー	810
牛レバー	52.8	うなぎ（きも）	380
あさり	52.4	うに	360
ほっき貝	47.5	えだまめ	260
鶏レバー	44.4	モロヘイヤ	250
あんこうのきも	39.1	パセリ	220
いわし	29.3	芽きゃべつ	220
はまぐり	28.4	からし菜漬け	210
かき（生）	28.1	ほうれんそう	210
さんま	19.3	あさつき	210

●付表1は，文部科学省：日本食品標準成分表2020年版（八訂）より作成.

付表2　食事のセルフチェックシート

月　　日〜　　月　　日

今週の食事の目標

日　付	朝　食	昼　食	夕　食	食事の反省	自己評価	練習状況・その他
（例）	果物　牛乳・乳製品　副菜1　主菜　主食　副菜2	果物　牛乳・乳製品　副菜1　主菜　主食　副菜2	果物　牛乳・乳製品　副菜1　主菜　主食　副菜2	昼食は果物と牛乳・乳製品が食べられなかった．明日，補食で果物と牛乳・乳製品を食べる．	4	午前練習（2時間）19時〜アルバイト
月曜日　月　日	果物　牛乳・乳製品　副菜1　主菜　主食　副菜2	果物　牛乳・乳製品　副菜1　主菜　主食　副菜2	果物　牛乳・乳製品　副菜1　主菜　主食　副菜2			
火曜日　月　日	果物　牛乳・乳製品　副菜1　主菜　主食　副菜2	果物　牛乳・乳製品　副菜1　主菜　主食　副菜2	果物　牛乳・乳製品　副菜1　主菜　主食　副菜2			
水曜日　月　日	果物　牛乳・乳製品　副菜1　主菜　主食　副菜2	果物　牛乳・乳製品　副菜1　主菜　主食　副菜2	果物　牛乳・乳製品　副菜1　主菜　主食　副菜2			
木曜日　月　日	果物　牛乳・乳製品　副菜1　主菜　主食　副菜2	果物　牛乳・乳製品　副菜1　主菜　主食　副菜2	果物　牛乳・乳製品　副菜1　主菜　主食　副菜2			
金曜日　月　日	果物　牛乳・乳製品　副菜1　主菜　主食　副菜2	果物　牛乳・乳製品　副菜1　主菜　主食　副菜2	果物　牛乳・乳製品　副菜1　主菜　主食　副菜2			
土曜日　月　日	果物　牛乳・乳製品　副菜1　主菜　主食　副菜2	果物　牛乳・乳製品　副菜1　主菜　主食　副菜2	果物　牛乳・乳製品　副菜1　主菜　主食　副菜2			
日曜日　月　日	果物　牛乳・乳製品　副菜1　主菜　主食　副菜2	果物　牛乳・乳製品　副菜1　主菜　主食　副菜2	果物　牛乳・乳製品　副菜1　主菜　主食　副菜2			

目標達成はできましたか？
あなたの評価は？　⇒（　　　　　　）
○＝できた　△＝まあまあできた　×＝できなかった

1週間の反省点，改善点，気がついたことを書きましょう

※自己評価…1＝悪い　2＝まあまあ悪い　3＝ふつう　4＝まあまあ良い　5＝良い

（早稲田大学スポーツ栄養研究所編，田口素子責任編集：アスリートの栄養アセスメント．第一出版，pp.164-165, 2017）

付表3　体重・除脂肪量のモニタリングシート

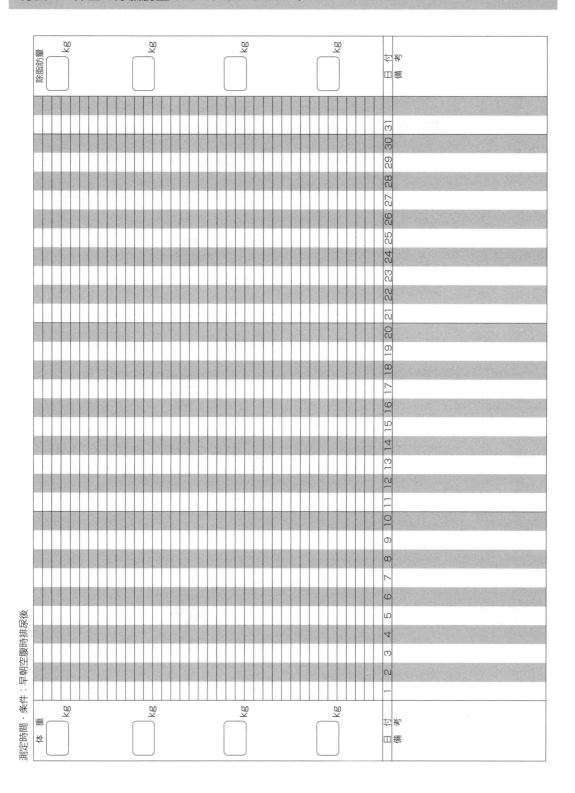

付表4　スポーツ選手の推定エネルギー必要量（EER）の算出のしかた

Step 1 身体組成の測定	体重　　　　　　　　　　[　　　　　] kg 体脂肪率　　　　　　　　[　　　　　] % 体脂肪量　　　　　　　　[　　　　　] kg 除脂肪量（FFM）　＝　　体重　　　－　　体脂肪量 　　　　　　　　　＝　[　　　　　]　－　[　　　　　] 　　　　　　　　　＝　[　　　　　] kg
Step 2 基礎代謝量の推定	基礎代謝量　＝　　27.5　　×　　FFM 　　　　　　＝　　27.5　　×　[　　　　　] 　　　　　　＝　[　　　　　] kcal／日 （田口ほか，2011）
Step 3 PALの見積り	スポーツ選手のPAL　：　[　　　　　] スポーツ選手のPAL 以下の表を参照

スポーツ選手のPAL

種目カテゴリー	オフトレーニング期	通常練習期
持久系	1.75	2.00～3.00
筋力・瞬発系	1.75	2.00～2.50
球技系	1.75	2.00～2.50
その他	1.50	1.75～2.00

Step 4 EERの算出	EER　＝　[　基礎代謝量　]　×　PAL 　　　　＝　[　　　　　]　×　[　　　　　] 　　　　＝　[　　　　　] kcal／日

ただし，トレーニング状況や身体的状況を考慮しながら調整して食事管理に生かすこと

付表5　コンディションチェックシート

年　月　日（　）							
起床時							
脈　拍							拍/分
体　重							kg
体　調	1	2	3	4	5	6	7
疲労度	1	2	3	4	5	6	7
練習後							
練習時間	朝　練	: 〜 :					
	午後練	: 〜 :					
練習強度	1	2	3	4	5	6	7
練習量	1	2	3	4	5	6	7
負担度	1	2	3	4	5	6	7
就寝前							
疲労度	1	2	3	4	5	6	7
コメント							

年　月　日（　）							
起床時							
脈　拍							拍/分
体　重							kg
体　調	1	2	3	4	5	6	7
疲労度	1	2	3	4	5	6	7
練習後							
練習時間	朝　練	: 〜 :					
	午後練	: 〜 :					
練習強度	1	2	3	4	5	6	7
練習量	1	2	3	4	5	6	7
負担度	1	2	3	4	5	6	7
就寝前							
疲労度	1	2	3	4	5	6	7
コメント							

年　月　日（　）							
起床時							
脈　拍							拍/分
体　重							kg
体　調	1	2	3	4	5	6	7
疲労度	1	2	3	4	5	6	7
練習後							
練習時間	朝　練	: 〜 :					
	午後練	: 〜 :					
練習強度	1	2	3	4	5	6	7
練習量	1	2	3	4	5	6	7
負担度	1	2	3	4	5	6	7
就寝前							
疲労度	1	2	3	4	5	6	7
コメント							

年　月　日（　）							
起床時							
脈　拍							拍/分
体　重							kg
体　調	1	2	3	4	5	6	7
疲労度	1	2	3	4	5	6	7
練習後							
練習時間	朝　練	: 〜 :					
	午後練	: 〜 :					
練習強度	1	2	3	4	5	6	7
練習量	1	2	3	4	5	6	7
負担度	1	2	3	4	5	6	7
就寝前							
疲労度	1	2	3	4	5	6	7
コメント							

年　月　日（　）							
起床時							
脈　拍							拍/分
体　重							kg
体　調	1	2	3	4	5	6	7
疲労度	1	2	3	4	5	6	7
練習後							
練習時間	朝　練	: 〜 :					
	午後練	: 〜 :					
練習強度	1	2	3	4	5	6	7
練習量	1	2	3	4	5	6	7
負担度	1	2	3	4	5	6	7
就寝前							
疲労度	1	2	3	4	5	6	7
コメント							

年　月　日（　）							
起床時							
脈　拍							拍/分
体　重							kg
体　調	1	2	3	4	5	6	7
疲労度	1	2	3	4	5	6	7
練習後							
練習時間	朝　練	: 〜 :					
	午後練	: 〜 :					
練習強度	1	2	3	4	5	6	7
練習量	1	2	3	4	5	6	7
負担度	1	2	3	4	5	6	7
就寝前							
疲労度	1	2	3	4	5	6	7
コメント							

年　月　日（　）							
起床時							
脈　拍							拍/分
体　重							kg
体　調	1	2	3	4	5	6	7
疲労度	1	2	3	4	5	6	7
練習後							
練習時間	朝　練	: 〜 :					
	午後練	: 〜 :					
練習強度	1	2	3	4	5	6	7
練習量	1	2	3	4	5	6	7
負担度	1	2	3	4	5	6	7
就寝前							
疲労度	1	2	3	4	5	6	7
コメント							

記入上の注意

①脈拍は起床時に布団の中で測定してください

②体重は早朝空腹時排尿後に測定してください

③体調・疲労度：
1 非常に悪い，4 普通，7 非常に良い

④練習強度・練習量・負担度：
1 低い（少ない），4 普通，7 高い（多い）

⑤③・④で当てはまるものに○を付けてください

⑥コメントには気づいたことを記入してください

付表6　海外遠征に向けての事前準備，携行品・備品，注意事項

出国前の確認事項と準備	

・水の安全性の確認（水道水が飲めるか）
・軟水のボトルウォーターがあるか，あればその銘柄の確認
・宿泊施設の食事形式の確認（ビュフェスタイルか定食形式か）
・宿泊施設の献立の入手と要望のフィードバック（旅行代理店を通じて）
・試合当日，試合前の食事をとる場所，とる時間，とる内容
・試合当日の補食を入手できる店，所在地，営業時間
・利用可能な食事場所（レストラン）の調査（チーム全員で食事がとれるか）
・現地で入手可能な日本食材の調査（日本大使館・領事館，現地観光局，現地日本人会，旅行代理店等を通じて）
・現地へ持ち込み可能な日本食材の確認（各国の在日大使館，現地の日本領事館，現地観光局，現地日本人会，旅行代理店等を通じて）
・日本から持参する食品の準備
【自炊する場合】
・食品・食材調達を予定している店の休業日，営業時間
・調理設備，調理器具，食器が整っているかどうか
・日本から調理器具（炊飯器，湯沸かし器等）を持ち込む場合の電圧の確認

日本から持参すると役に立つ食品	
(機内持ち込み時に追加料金が発生する場合があるので重量を気にしながら必要最小限のものを準備する)	
主食となるもの	レトルトごはん(赤飯，玄米，白米)，アルファ化米(お湯を注ぐだけで食べられる)，レトルト粥，もち
主食が食べやすくなるもの	ふりかけ，梅干し，お茶漬けの素，味付け海苔，パスタソース，レトルト食品（カレー，親子丼，牛丼など），魚缶詰（さんま蒲焼缶，さば味噌煮缶など）
汁物と飲み物	インスタントみそ汁，フリーズドライの野菜入りスープ，ティーバッグ（緑茶，麦茶，ほうじ茶など）
調味料	しょうゆ（現地で入手可能なことが多いが味が異なることがある），ポン酢，焼肉のたれ
スポーツフード，サプリメント	エネルギーゼリー，粉末スポーツドリンク，ビタミン・ミネラルのサプリメント
自炊する場合の調理器具	炊飯器，海外対応ポット，簡易調理器（米，肉，野菜を入れてスイッチを押すだけのようなもの）

日本から持参すると便利なもの	

・保温ボトル（寒冷地では温かい飲み物，暑熱対策ではドリンクの保冷に）
・形態性のよいマイバッグ，買い物袋（袋を出してくれない場合が多い）
・除菌ジェル，除菌シート
・食品用ラップフィルム（衛生管理が不十分な食環境では食品を盛り付ける前に皿を覆って用いる）

積極的にとりたい食行動	

・飛行機内ではこまめな水分補給とマスク着用（機内の乾燥対策および感染症対策）
・こまめな手洗いと手指消毒（除菌シート，除菌ジェルを携行する）
・主食，主菜，副菜（野菜），果物，乳製品のそろった食事をとる
・特に緑黄色野菜，果物を積極的に食べてビタミンを確保する
・欧米では脂質エネルギー比が高く糖質エネルギー比が低くなりやすいので，主食量の確保を意識する
【ビュフェ形式の食事】
・まず全体を確認して何があるのか理解してから，次いでバランスよく料理選択する
・試合が近付いたらできるだけ細菌汚染リスクの低い食べ物を選択する（例：ライブクッキングの料理，調理したての料理，自分でトーストできるパン，個包装のヨーグルトやドリンクなど）

水の安全性が担保されない国での注意事項	

・生水・水道水は飲まない
・氷を食べない，氷の入ったドリンクを飲まない
・サラダなどの生野菜は食べない（水道水で洗浄しているため）
・カットフルーツは食べない（水道水が付着しているため）
・露店での飲食はしない
・ボトルウォーターは蓋がしっかり閉まっているものを購入
・ヨーロッパでは硬度の低い軟水を購入する（硬度120未満が軟水／日本の水道水は硬度60）

［より深く学びたい学生のための参考資料］

■スポーツ栄養の国際コンセンサス

・IOC スポーツ栄養コンセンサス冊子

Nutrition for Athletes: A practical guide to eating for health and performance: based on an international consensus conference held at the IOC in Lausanne in October 2010.

・IOC スポーツ栄養コンセンサス冊子（冬季競技選手向け）冊子

IOC Powered Nutrition Winter, Nutrition for Athletes.

・IOC スポーツにおける相対的エネルギー不足

Mountjoy M, Sundgot-Borgen JK, Burke LM, et al.: IOC consensus statement on relative energy deficiency in sport (RED-S): 2018 update. Br J Sports Med, 52: 687–697, 2018.

・アメリカスポーツ医学会　栄養と競技パフォーマンス合同声明

Thomas DT, Erdman KA, Burke LM: American College of Sports Medicine Joint Position Statement. Nutrition and Athletic Performance. Med Sci Sports Exerc, 48: 543–568, 2016.

・国際陸上競技連盟（IAAF）陸上選手のための栄養コンセンサス

Burke LM, Castell LM, Casa DJ, et al.: International Association of Athletics Federations Consensus Statement 2019: Nutrition for Athletics. Int J Sport Nutr Exerc Metab, 29: 73–84, 2019.

・Collins J, Maughan RJ, Gleeson M, et al.: UEFA expert group statement on nutrition in elite football. Current evidence to inform practical recommendations and guide future research. Br J Sports Med, 55: 416, 2021.

■理論編の書籍

・髙田和子，田口素子編著：エビデンスに基づく競技別・対象別スポーツ栄養．建帛社，2021．

・日本スポーツ栄養学会監修，髙田和子，海老久美子，木村典代編著：エッセンシャルスポーツ栄養学．市村出版，2020．

・寺田　新：スポーツ栄養学最新理論〈2020年版〉．市村出版，2020．

・早稲田大学スポーツ栄養研究所　田口素子編：アスリートの栄養アセスメント．第一出版，2017．

■実践編の書籍

・田口素子監修，早稲田大学スポーツ栄養研究所，エームサービス著：アスリートのための朝食術．女子栄養大学出版部，2020．

・日本陸上競技連盟医事委員会編著：今より強く！を目指して：アスリートの身体づくりと食のエッセンス．ライフサイエンス出版，2019．

索　引

[あ]

アイススラリー　122, 169
亜鉛　95
赤身の肉や魚　96
アセスメント　146
アデノシン三リン酸　60
アナフィラキシー　231
アビジン　104
アレルギー　212
安静時代謝量　6
安全な減量　151

[い]

医薬品　176
インターロイキン-6　107
インピーダンス　25

[う]

ウイルス　210
ウエイトコントロール　64

[え]

栄養アセスメント　1, 151, 154
栄養介入　160, 173
栄養教育　199
栄養・食事管理　3
栄養素密度　195
栄養バランス　192
栄養不足　147, 193
栄養ペリオダイゼーション　125
栄養補助食品　97
エナジーアベイラビリティー　12
エネルギー　32
エネルギー消費量　137, 226
エネルギー摂取不足　48
エネルギー摂取量　13
エネルギーバランス　14, 141, 146
エネルギー付加量　135, 140
エネルギー不足　12, 83, 197
エネルギー補給　167, 169
エネルギー密度　156
炎症　211, 226
炎症性サイトカイン　90, 213

[お]

おなかの調子　214
オリゴ糖　212

[か]

階級　222
貝類　96
科学的根拠　178
獲得免疫　107, 211
過酸化脂質　106
カゼイン　51, 53
風邪予防　162
加速度計法　10
活性型ビタミンD　214
活性酸素　106
過敏性腸症候群　229
カフェイン　181
カルシウム　80, 95, 180
肝グリコーゲン　33
間食　155
感染　211
寒冷　203, 206, 213

[き]

球技系　37
給食　193, 196, 197
巨赤芽球性貧血　103, 104
キラーT細胞　210
筋グリコーゲン　33
筋合成　197
筋面積　23

[く]

空気置換法　24
クエン酸鉄　94
クラスター感染　213
グリコーゲン　33, 54, 66
グリコーゲンローディング　165
グリセロール　60
グルコース　33
グルタミン　214
クレアチン　181
クロスカントリースキー　206

[け]

経口鉄剤　95
血液　88
月経不順　96
血漿　88
血小板　88
血糖　33
ケトジェニック食　69
ケトン体　68, 69
下痢　213
健康食品　176
減量　64
減量計画　149, 153, 222
減量速度　48
減量中　96
減量方法　148

[こ]

高強度運動　38
抗酸化作用　106
高脂肪食　69
高所トレーニング　204
抗体　107
公認スポーツ栄養士　4, 188
合理的な食事　194
小魚　96
骨格筋　134
骨粗鬆症　77, 96
骨代謝マーカー　77
骨密度　54
ごはん　37
小松菜　96
コルチゾール　39, 213
コレステロール値　70

[さ]

再アセスメント　154
細菌　210
菜食主義　110
細胞外液／細胞内液　117
サプリメント　54, 96, 134, 176
酸化ストレス　106
酸素運搬能力　88, 90
3-ヒドロキシ-3-メチルブレート　227

[し]

試合前食　167
持久系　36
脂質エネルギー比　155
脂質制限　64
脂質の過剰摂取　64
自然免疫　107
脂肪酸　60, 62
主食　37, 39, 157
出血　90
瞬発系　36
消化管出血　213
上気道性感染症　107, 214
硝酸塩　181
脂溶性ビタミン　60
小胞体　106
静脈注射　95
食事改善　96
食習慣　199
食事誘発性熱産生　6, 137
食中毒対策　162
食品表示法　55, 231
食物繊維　212
除脂肪軟組織量　21
除脂肪量　8, 134, 146
女性スポーツ選手　96
女性選手の三主徴　12, 96, 221
暑熱環境下　114
神経管閉鎖障害　103
身体活動によるエネルギー消費量　6
身体活動レベル　14
身長補正値　28
シンバイオティクス　212
心拍法　10

[す]

水中体重測定法　24
推定エネルギー必要量　14, 142
水分補給　168, 169
睡眠時間　194
頭痛　90
スノーボード　206
スポーツ選手の食事の基本形　195, 234
スポーツドリンク　121
スポーツ貧血　90
スポーツフーズ　181, 182

[せ]

成長期　20
成長スパート　27, 191
世界アンチドーピング機構　185
赤血球　88
摂食障害　151
摂食障害スクリーニングテスト　223
摂食タイミング　139
セリアック病　228
セルフチェック　201
センサー式　93
潜在性鉄欠乏　90
蠕動運動　215

[そ]

総エネルギー消費量　6
造血幹細胞　210
相対的エネルギー不足　221
増量　134

[た]

ダイエタリーサプリメント　177
体温上昇　115
体温調節　206
体脂肪率　152
体脂肪率下限　152
体脂肪量　146
体重階級　223
体重階級制競技　147, 151
体重階級制種目　20
体重管理　161
体水分の減量　149
大豆たんぱく質　53
体たんぱく質　39
耐容上限量　89
唾液IgA　213
脱水　118
多糖類　38
だるさ　90
タレント発掘　20
短鎖脂肪酸　212
単純脂質　60
単糖類　38
たんぱく質　83

[ち]

窒素出納法　47
中鎖脂肪酸　68
朝食　193, 197, 244

[腸]

腸内細菌叢　212
腸内微生物　212
貯蔵鉄　89
貯蔵鉄欠乏　90

[て]

低エナジーアベイラビリティー　147
低気圧　203
低骨密度　77
低残渣食　163, 166
低酸素　203
低湿度　203
適時栄養　125
鉄　89, 180
鉄栄養状態　204
鉄吸収阻害　90
鉄欠乏性貧血　90
鉄の過剰摂取　95
鉄補強食品　96
電解質　116
電子伝達系　106

[と]

冬季競技　206, 213
糖質　32, 164
糖質アベイラビリティー　126, 160
糖質制限食　138
糖質摂取ガイドライン　162, 167
糖質貯蔵量　160
糖質補給　32
ドーピング違反　183, 185
トランス脂肪酸　63
トランスフェリン　89
トランスポーター　170
トリグリセリド　60
トレーニング　32
トレーニングピリオド　91

[な]

ナイアシン　103
ナトリウム　121

[に]

二重エネルギーX線吸収測定法　77
25-ヒドロキシビタミンD25（OH）D　102
日常生活におけるエネルギー消費量　10
二糖類　38

日本食品標準成分表　　55
乳酸菌　212
乳糖不耐症　　215
乳糖分解酵素　　229
尿比重　118
認知症　67

[ね]
粘液細胞　211

[は]
白血球　88, 210
発酵食品　212
パフォーマンス　37
パフォーマンスサプリメント　177,
　181
パントテン酸　103

[ひ]
ビーガン　110
ピーキングトレーニング　213
ビオチン　104
皮下脂肪厚　23, 28
ビタミンA　101
ビタミンB1　102
ビタミンB2　102
ビタミンB6　103
ビタミンB12　94, 104
ビタミンC　94, 104, 214
ビタミンD　44, 82, 101, 180, 214
ビタミンE　102
ビタミンK　82, 102
必須脂肪酸　60, 61
一人暮らし　237
肥満　68
微量栄養素　179
疲労感　90
疲労骨折　96
疲労性骨損傷　75
ピロリン酸鉄　95
貧血　89
貧血予防改善　96

[ふ]
フェリチン　89
複合脂質　60
副作用　181
不飽和脂肪酸　61

フルクトース　40
プレバイオティクス　212, 230
プロテイン　139, 183
プロバイオティクス　162, 212
プロビタミンA　101
プロポーション　21, 28
分食　38

[へ]
β-カロテン　101
ヘプシジン　90
ヘモグロビン　88
ペリオダイゼーション　124
ヘルパーT細胞　210

[ほ]
飽和脂肪酸　60
ホエイ　49, 51, 53
補酵素A　103
補食　41, 155, 195, 196
骨のリモデリング　76
ホモシステイン　103

[ま]
マウスリンス　169

[み]
ミオグロビン　89
ミクロソーム　106
ミトコンドリア　69

[む]
無月経症候群　96
無酸素性　32

[め]
メタアナリシス　178
メタボリックシンドローム　135
メッツ　11
免疫　39, 210

[や]
ヤセ願望　193

[ゆ]
有害事象　184
有酸素性　32
誘導脂質　60

[よ]
溶血　90
葉酸　103

[り]
リカバリー　39, 147, 170
利尿作用　203
硫酸鉄　94
利用効率　126, 127
緑黄色野菜　96
リン脂質　60

[ろ]
ロイシン　53, 227

[欧文索引]
ATP　60, 66
B細胞　210
CoA　103
DHA　67
DIT　6, 137
DLW法　10
EAT-26　220
EER　14, 142
EPA　67
EPA/AA　71
FFM　8, 134, 146
HDLコレステロール　63
IgA抗体　211
IGF-1　44
IL-6　107
Indication Amino Acid Oxidation
　(IAAO)法　47
LDLコレステロール　60, 63
METs　11
mTOR　44
n-3系多価不飽和脂肪酸　227
NEAT　10, 138
PAEE　6
PAL　14
REE　6
SMI　27
train high　128
train low　128
Vegan　110
WADA　185

体育・スポーツ・健康科学テキストブックシリーズ

スポーツ栄養学 ―理論と実践―
定価（本体3,000円＋税）

2022年　9月　23日　初版1刷
2024年　6月　18日　2刷

編著者
田口　素子

発行者
市村　近

発行所
有限会社　市村出版
〒114-0003　東京都北区豊島2-13-10
TEL03-5902-4151・FAX03-3919-4197
http://www.ichimura-pub.com・info@ichimura-pub.com

印刷・製本所
株式会社　杏林舎

ISBN978-4-902109-61-0　C3047
Printed in Japan